シミュレイション内科

糖尿病を探る

編著

河盛 隆造
順天堂大学 教授

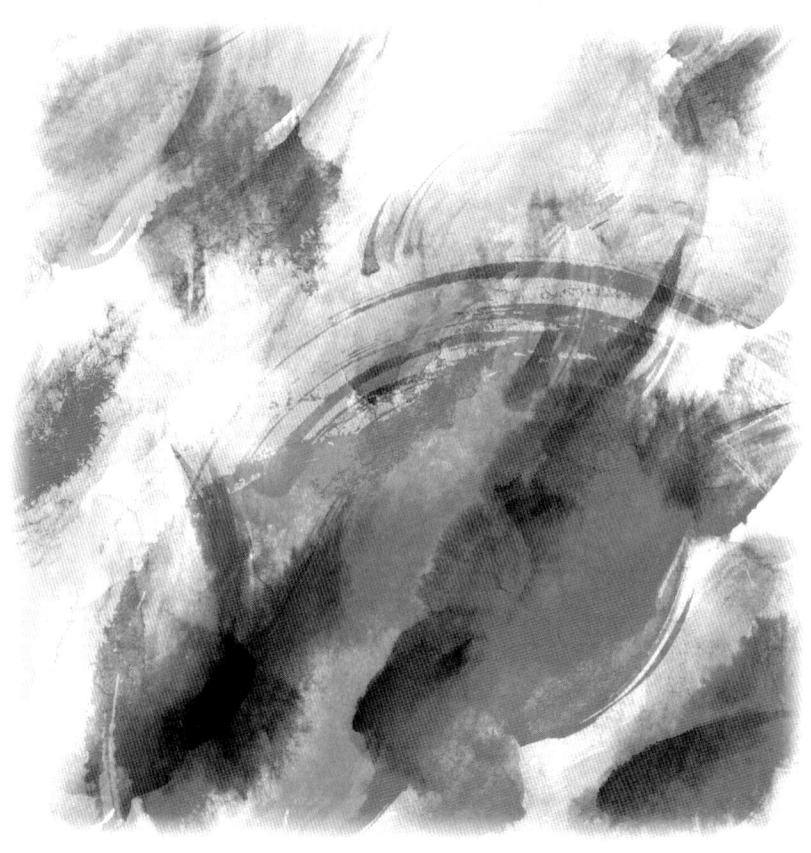

永井書店

●執筆者一覧●

《編　集》

河盛　隆造　順天堂大学医学部内科学　教授

《執筆者》(執筆順)

河盛　隆造　順天堂大学医学部内科学　教授
岩本　安彦　東京女子医科大学糖尿病センター　教授
羽田　勝計　旭川医科大学第2内科学教室　教授
吉岡　成人　北海道大学大学院医学研究科病態内科学講座第2内科　助教授
武井　　泉　慶應義塾大学医学部中央臨床検査部　講師
笠谷　知宏　東京歯科大学市川総合病院内科
西　　理宏　和歌山県立医科大学第1内科学教室
南條　輝志男　和歌山県立医科大学第1内科学教室　教授
岡村　　淳　横浜市立大学医学部附属市民総合医療センター内分泌・糖尿病内科　助教授
濱本　博美　虎の門病院内分泌代謝科
野田　光彦　虎の門病院内分泌代謝科
佐藤　哲子　国立病院機構京都医療センター代謝研究部臨床代謝栄養室　室長
小川　佳宏　東京医科歯科大学難治疾患研究所分子代謝医学分野　教授
綿田　裕孝　順天堂大学医学部内科学　講師
鬼原　　彰　札幌医科大学保健医療学部基礎臨床医学講座　教授
菅田　有紀子　川崎医科大学内科学
加来　浩平　川崎医科大学内科学　教授
内潟　安子　東京女子医科大学糖尿病センター　助教授
池上　博司　大阪大学大学院医学研究科加齢医学講座　助教授
小野　百合　小野百合内科クリニック　院長（前札幌社会保険総合病院内科部長）
難波　光義　兵庫医科大学内科学糖尿病科　教授
浜口　朋也　兵庫医科大学内科学糖尿病科　講師
五條　　淳　東京慈恵会医科大学糖尿病・代謝・内分泌内科
宇都宮　一典　東京慈恵会医科大学糖尿病・代謝・内分泌内科　助教授
野見山　崇　順天堂大学医学部内科学
田中　　逸　順天堂大学医学部内科学　助教授
石田　俊彦　香川医科大学内科学教室　教授
佐野　寛行　大阪医科大学第1内科学教室
寺前　純吾　大阪医科大学第1内科学教室　助手
花房　俊昭　大阪医科大学第1内科学教室　教授

林　洋一	日本大学医学部内科学講座糖尿病・代謝部門　講師
荻原　典和	日本大学医学部内科学講座糖尿病・代謝部門
鈴木　芳樹	新潟大学保健管理センター　教授
福田　全克	NTT西日本大阪病院眼科　部長
谷亀　光則	東海大学医学部腎代謝内科学教室　助教授
馬場　正之	弘前大学医学部脳神経血管病態研究施設神経統御部門　助教授
島野　仁	筑波大学大学院内分泌代謝・糖尿病内科　講師
小川　渉	神戸大学医学部第2内科学教室　講師
小林　哲郎	山梨大学医学部第3内科学教室　教授
山田　研太郎	久留米大学医学部内分泌代謝内科学教室　教授
島袋　充生	琉球大学医学部附属病院第2内科　講師
平井　完史	東北大学医学部糖尿病代謝内科学教室
鈴木　進	東北大学医学部糖尿病代謝内科学教室　助教授
河合　俊英	慶應義塾大学医学部内科学教室
島田　朗	慶應義塾大学医学部内科学教室　講師
林　達也	京都大学大学院医学人間・環境学研究科認知・行動科学講座　助教授
黒田　暁生	大阪大学大学院医学系研究科病態情報内科学講座
松久　宗英	大阪大学大学院医学系研究科病態情報内科学講座
山崎　義光	大阪大学大学院医学系研究科病態情報内科学講座　助教授

序　文

　糖尿病はいまやありふれた疾病であるが，"糖尿病ほど軽く見られている疾病はない"，"糖尿病ほど理解されていない疾病はない"と考えさせられることが多い．

　"2型糖尿病"として一まとめにされているが，その発症機序，病態生理が一例一例異なり，かつ同一例においても治療によりインスリン分泌動態，インスリンの働きが刻々と変動する．

　2型糖尿病の治療の所期の目的は，糖尿病性細小血管障害の発症・進展を阻止すべく，でき得る限り健常人に近似した血糖応答を再現することにある．近年，作用機序の異なる種々の経口糖尿病用薬剤が登場したこと，グリコヘモグロビン，グリコアルブミンなど血糖制御状況を的確に示す指標が多用され始めたことから，血糖コントロールに難渋する例は減りつつある．ところが糖尿病としては未だ軽症と考えられる時期に脳梗塞，心筋梗塞などが発症するなど，動脈硬化症が高度に進展した例を多く経験する．治療のめざすこと，治療開始時期は，その手段は，など大きく変貌しつつある．

　内科医に限らず，全ての医師が糖尿病治療を行っている．全ての医師がコンセンサスをもって治療にあたるべく，本書が少しでも役立てば幸せである．

2004年10月

河　盛　隆　造

目　　次

総　論

1　糖の動態，代謝　3
河盛　隆造

はじめに　3
"糖のながれ"を把握しよう　3
糖尿病の病態を把握する　5
血糖コントロールの目標　5
糖尿病の薬物療法　6
　1．αグルコシダーゼ阻害薬　7
　2．メトホルミン　8
　3．インスリン抵抗性改善薬，チアゾリジン誘導体（TZD）　8
　4．グリニド　8
　5．スルフォニルウレア薬（SU薬）　9
　6．インスリン療法　9
1型糖尿病の治療・管理　10

2　糖尿病の診断，分類　11
岩本　安彦

はじめに　11
糖尿病とは？―糖尿病の疾患概念　11
糖尿病の診断基準　11
糖尿病の分類　12
　1．1型糖尿病　13
　2．2型糖尿病　13
　3．その他の特定の機序・疾患によるもの　13
　4．妊娠糖尿病　13
糖尿病の病期・病態　14

3　糖尿病の合併症　15
羽田　勝計

はじめに　15
細小血管障害の評価と治療　15
　1．網膜症　15
　2．腎　症　15
　3．神経障害　16
大血管障害の評価と治療　17
　1．末梢血管障害　17
　2．脳血管障害　17
　3．冠動脈疾患　18
　4．大血管障害の治療　18
まとめ　18

4　糖尿病の治療（食事療法，運動療法）　20
吉岡　成人

2型糖尿病に対する食事療法と運動療法
　―予防，治療のエビデンス　20
食事療法　21
　1．食事療法の目的　21
　2．食事療法の実際　21
運動療法　22
　1．運動療法の目的　22
　2．運動療法の効果　22
　3．運動療法の実際　22

5　糖尿病の検査　24
武井　泉／笠谷　知宏

糖尿病診断のための検査　24
　1．糖尿病型の診断　24
　2．糖尿病の分類　24
　3．糖尿病の併発症　24
血糖コントロールのための検査　24
　1．血糖値　24
　2．糖化蛋白，フルクトサミン　24
　3．1,5AG　25
インスリン抵抗性とインスリン分泌　25
　1．インスリン抵抗性　25
　2．インスリン分泌　25
糖尿病合併症のための検査　25
　1．細小血管障害　25
　2．大血管障害　26

6　原因遺伝子が同定されている糖尿病　27
西　理宏／南條　輝志男

糖尿病の分類とその成因　27
遺伝因子として遺伝子異常が同定された糖尿病　28
　1．膵β細胞機能に関わる遺伝子異常　28
　2．インスリン作用の伝達機構に関わる遺伝子異常　30
糖尿病を伴う遺伝性症候群のうち原因遺伝子の
　同定されたもの　30
おわりに　31

疾患編

1　1単位80kcal　35
岡村　淳

[問題編]
症例呈示　35
設問　35
[解説編]　36

　1．エネルギー摂取量の設定　36
　2．食品交換表のポイント　36
　3．外食　37
　4．調味加工食品　37
　5．嗜好食品　37
　6．食習慣　37

ii 目次

    7．薬物療法の開始 ... 37
    8．どうしても食事療法がうまくいかない場合 ... 37
問題の解答と解説 ... 37
レベルアップをめざす方へ ... 38

2　初期治療が将来を決定する ... 39
濱本　博美／野田　光彦

[問題編] ... 39
症例呈示 ... 39
設問 ... 40
[解説編] ... 41
テーマ疾患の概説（総論） ... 41
主要疾患の解説 ... 41
    1．疾患概念 ... 41
    2．病因 ... 41
    3．症候 ... 41
    4．診断 ... 41
    5．治療 ... 42
    6．予後と合併症 ... 42
その他の疾患（類縁疾患） ... 44
患者の生活指導 ... 44
問題の解説と解答 ... 45
レベルアップをめざす方へ ... 45
    経口血糖降下薬の選択について ... 45

3　肥満合併の糖尿病，どう治療する？ ... 48
佐藤　哲子／小川　佳宏

[問題編] ... 48
症例呈示 ... 48
設問 ... 48
[解説編] ... 49
    1．肥満合併糖尿病について ... 49
    2．肥満症について ... 50
その他の疾患（類縁疾患） ... 51
患者の生活指導 ... 51
問題の解答と解説 ... 52
レベルアップを目指すかたへ ... 53

4　効かない薬をいつまでも使ってはいけない！ ... 54
綿田　裕孝／河盛　隆造

[問題編] ... 54
症例呈示 ... 54
設問 ... 54
[解説編] ... 55
テーマ疾患の総説 ... 55
問題の解答と解説 ... 56
レベルアップをめざす方へ ... 57
    1．インスリン分泌とその標的臓器の協調作用による血糖応答 ... 57
    2．インスリン抵抗性および2型糖尿病の血糖への影響 ... 58

5　若年発症だけじゃない！ ... 59
鬼原　彰

[問題編] ... 59
症例呈示 ... 59
設問 ... 59
[解説編] ... 60
疾患の概説 ... 60
疾患の解説 ... 61
    1．疾患概念と病因 ... 61
    2．症候と診断 ... 61
    3．治療および血管合併症 ... 61
    4．予後 ... 62
その他の類縁疾患 ... 62
患者の生活指導，インフォームド・コンセント ... 62
問題の解答と解説 ... 62
レベルアップをめざす方へ ... 63

6　注射は食事30分前？　食事直前？ ... 64
菅田　有紀子／加来　浩平

[問題編] ... 64
症例呈示 ... 64
設問 ... 64
[解説編] ... 65
インスリン療法 ... 65
    1．速効型インスリンと超速効型インスリン ... 65
    2．超速効型インスリンのメリット，デメリット ... 65
    3．超速効型インスリンはどのようなケースに有効か ... 66
    4．超速効型インスリン注射は食事30分前？食事直前？ ... 67
レベルアップをめざす方へ ... 68

7　むずかしい年頃 ... 69
内潟　安子

[問題編] ... 69
症例呈示 ... 69
設問 ... 69
[解説編] ... 70
テーマ疾患の概説（総論） ... 70
思春期・青年期糖尿病の解説 ... 70
    1．概念 ... 70
    2．治療 ... 71
    3．合併症の治療 ... 71
    4．患者の生活指導 ... 71
問題の解答と解説 ... 71
レベルアップをめざす方へ ... 72

8　高齢者なりの注意 ... 73
池上　博司

[問題編] ... 73
症例呈示 ... 73
設問 ... 73
[解説編] ... 74
高齢者糖尿病 ... 74
高齢者糖尿病の治療指針 ... 74
高齢者糖尿病のコントロール目標 ... 75
問題の解説と解答 ... 75
レベルアップをめざす方へ ... 76
    高齢者に対する全人的治療 ... 76

9　「妊娠してから」じゃ遅い！ ... 77
小野　百合

[問題編] ... 77
症例呈示 ... 77

設　問	77
［解　説　編］	78
疾患概念	78
治　療	78
1．食事療法	78
2．インスリン療法	78
3．無自覚性低血糖	79
予　後	79
患者の生活指導（計画妊娠，性教育）	79
妊娠糖尿病（GDM）	79
問題の解説と解答	80
レベルアップをめざす方へ	81

10　不安定な医療者が血糖を… 82
難波　光義／浜口　朋也

［問　題　編］	82
症例呈示	82
設　問	83
［解　説　編］	83
問題の解説と解答	83
レベルアップをめざす方へ	84
ソモジー効果と暁現象	84

11　スピーディな併発症の対応を！ 86
五條　淳／宇都宮一典

［問　題　編］	86
症例呈示	86
設　問	86
［解　説　編］	87
糖尿病におけるSick Dayについて	87
1．疾患概念	87
2．成　因	87
3．症候と診断	87
4．治　療	87
問題の解説と解答	88
レベルアップをめざす方へ	89

12　ステロイド糖尿病　治療は不要？ 90
野見山　崇／田中　逸

［問　題　編］	90
症例呈示	90
設　問	90
［解　説　編］	91
ステロイド糖尿病について	
ステロイド糖尿病の概念	91
ステロイド糖尿病の病態	91
1．肝への影響	91
2．筋・脂肪組織への影響	91
3．膵β細胞への影響	92
ステロイド糖尿病の治療	92
1．食事療法・運動療法	92
2．経口血糖降下剤	92
3．インスリン療法	92
ステロイド糖尿病の予知・予防	92
レベルアップをめざす方へ	93
専門医でなくとも治療可能か？	93
ステロイド剤の投与を中止すれば糖尿病も改善するか？	93

13　手術成績にも影響する 94
石田　俊彦

［問　題　編］	94
症例呈示	94
設　問	94
［解　説　編］	95
糖尿病患者の手術前後の管理を依頼された場合	95
糖尿病患者の手術前の一般的な評価と準備	95
1．手術前にすべきこと	95
2．入院前の検査所見の評価	95
3．各臓器機能の評価と対策	96
手術前の患者あるいは家族とのかかわりかた	96
手術当日に外科医あるいは麻酔医にどのように引き継ぐか	96
糖尿病患者の術中の管理	96
糖尿病患者の術後の管理	97
問題の解説と解答	97
レベルアップをめざす方へ	97
緊急手術の場合	97
消化管術前術後食の処方	97
スライジングスケールとアルゴリズムの違い	98
糖尿病患者の眼科手術時でのポイント	98

14　緊急入院：その1 100
佐野　寛行／寺前　純吾／花房　俊昭

［問　題　編］	100
症例呈示	100
設　問	100
［解　説　編］	102
問題の解答と解説	102
レベルアップをめざす方へ	103

15　緊急入院：その2 106
林　洋一／荻原　典和

［問　題　編］	106
症例呈示	106
設　問	106
［解　説　編］	107
高浸透圧非ケトン性昏睡について	107
1．疾患概念	107
2．成　因	107
3．症　候	107
4．診　断	107
5．治　療	107
6．予　後	108
7．その他の疾患（類縁疾患）	108
8．患者の生活指導	108
問題の解説と解答	108
レベルアップをめざす方へ	109
1．HONKは高カロリー輸液や薬剤が誘因となる医原性病のことが多い．	109
2．HOMKは横紋筋融解症の合併症が多い	109

16　患者カード，手帳必携 110
鈴木　芳樹

［問　題　編］	110
症例呈示	110
設　問	110

[解説編] 111
低血糖症の概説 111
主要疾患の解説 111
　1．疾患概念 111
　2．病　因 111
　3．症　候 111
　4．診　断 112
　5．治　療 112
　6．予　後 112
その他の疾患（類縁疾患） 113
患者の生活指導 113
問題の解説と解答 113
レベルアップをめざす方へ 114

17　後天性の失明の原因第1位！　115
福田　全克
[問題編] 115
症例呈示 115
設　問 115
[解説編] 117
糖尿病網膜症での失明原因 117
糖尿病網膜症について（糖尿病網膜症の解説） 117
　1．糖尿病網膜症の病因 117
　2．糖尿病網膜症の分類・病像 117
糖尿病網膜症の管理・治療 118
患者の生活指導，その他（インフォームドコンセント） 118
問題の解答と解説 118
レベルアップをめざす方へ 119

18　人工透析導入の原因第1位！　120
谷亀　光則
[問題編] 120
症例呈示 120
設　問 121
[解説編] 121
糖尿病（性）腎症 121
　1．疾患概念 121
　2．病　因 121
　3．病期分類 121
　4．診　断 121
　5．治　療 122
　6．予　後 122
合併症に対する考え方 124
問題の解答と解説 124
本症例のその後の経過 125
レベルアップをめざす方へ 125
　1．腎生検の適応 125
　2．腎性貧血時におけるHbA1cの解釈 126

19　手袋状，靴下状　127
馬場　正之
[問題編] 127
症例呈示 127
設　問 128
[解説編] 128
糖尿病性神経障害とは 128
問題の解答と解説 128

　1．糖尿病性ポリニューロパチーの症候学 129
　2．糖尿病性ポリニューロパチーの病理学的背景と診断法 129
　3．神経伝達検査所見の意味 130
　4．疼痛性ニューロパチーと糖尿病性ニューロパチーの治療 131
レベルアップをめざす方へ 131
鑑別疾患について 131

20　リスク山積み！　133
島野　仁
[問題編] 133
症例呈示 133
設　問 134
[解説編] 135
問題の解答と解説 135
　1．疾患概念 135
　2．病　因 136
　3．病　態 136
　4．糖尿病との関連 136
　5．診　断 136
　6．治　療 136
　7．食事療法について 138
　8．適正な運動について 138

21　血糖調節臓器でもある　140
小川　渉
[問題編] 140
症例呈示 140
設　問 140
[解説編] 141
肝硬変を併発した糖尿病 141
問題の解答と解説 142

22　1型と2型の間　144
小林　哲郎
[問題編] 144
症例呈示 144
設　問 144
[解説編] 145
問題の解答と解説 145
鑑別のポイント 145
Slowly progressive IDDM (Type 1 Diabetes)の疾患概念 145
SPIDDMの特徴 145
SPIDDM検査マーカーと診断 146
SPIDDMのにおけるインスリン分泌能と膵病態および病理所見 146
　1．SPIDDM初期におけるインスリン分泌能 146
　2．SPIDDMにおけるβ細部残存機能と糖尿病性合併症 146
　3．SPIDDMの病理組織所見 146
SPIDDMの注意 147
SPIDDMの治療 147
SPIDDMの進展予防 147

23　火と油　149
山田　研太郎

- [問題編]
- 症例呈示 　149
- 設　問 　149
- [解説編] 　150
- 問題の解答と解説
- レベルアップをめざす方へ 　151

24　胸痛がないから帰宅させてもいい？　153
島袋　充生

- [問題編]
- 症例呈示 　153
- 設　問（1） 　153
- 設　問（2） 　154
- [解説編] 　156
- 糖尿病と無痛性心筋梗塞 　156
- 糖尿病と無痛性心筋虚血 　156
  - 1．概　念 　156
  - 2．病　因 　156
  - 3．診　断 　156
- 問題の解答と解説 　157
- レベルアップをめざす方へ 　158
- 糖尿病と急性冠症候群 　158
- 糖尿病患者で急性心筋梗塞を発症した場合
  - 予後が悪い理由 　159
- どの段階で循環器専門医にコンサルトするか？ 　159

25　母系遺伝と難聴　160
平井　完史／鈴木　進

- [問題編]
- 症例呈示 　160
- 設　問 　161
- [解説編] 　162
- 問題の解答と解説 　162
- 遺伝子カウンセリング 　164
- 治　療 　165

26　若年発症，優性遺伝　166
河合　俊英／島田　朗

- [問題編]

- 症例呈示 　167
- 設　問 　167
- [解説編] 　167
- 総論：若年発症・優性遺伝を示す糖尿病，MODY 　167
- MODYについて 　167
  - 1．疾患概念 　167
  - 2．病　因 　167
  - 3．症　候 　168
  - 4．診　断 　168
  - 5．治　療 　168
  - 6．予　後 　168
- その他の疾患（類縁疾患） 　169
- 患者の生活指導，その他（インフォームドコンセント） 　169
- 問題の解説と解答 　169
- レベルアップをめざす方へ 　169

27　運動は体に毒？　170
林　達也

- [問題編]
- 症例呈示と設問 　170
- [解説編] 　171
- 問題の解答と解説 　172
- レベルアップをめざす方へ 　174
  - チェア・エクササイズの有用性 　174
- 独立危険因子としての「運動不足」
  - 「運動耐容能の低下」 　174

28　わが国でも何例か　175
黒田　暁生／松久　宗英／山崎　義光

- [問題編]
- 症例呈示 　175
- 設　問 　175
- [解説編] 　178
- 1型糖尿病症例に対する移植医療について 　178
- 膵　移　植 　178
- 膵島移植 　178
- 生体膵・膵島移植 　179
- 問題の解説と解答 　179

索　引　181

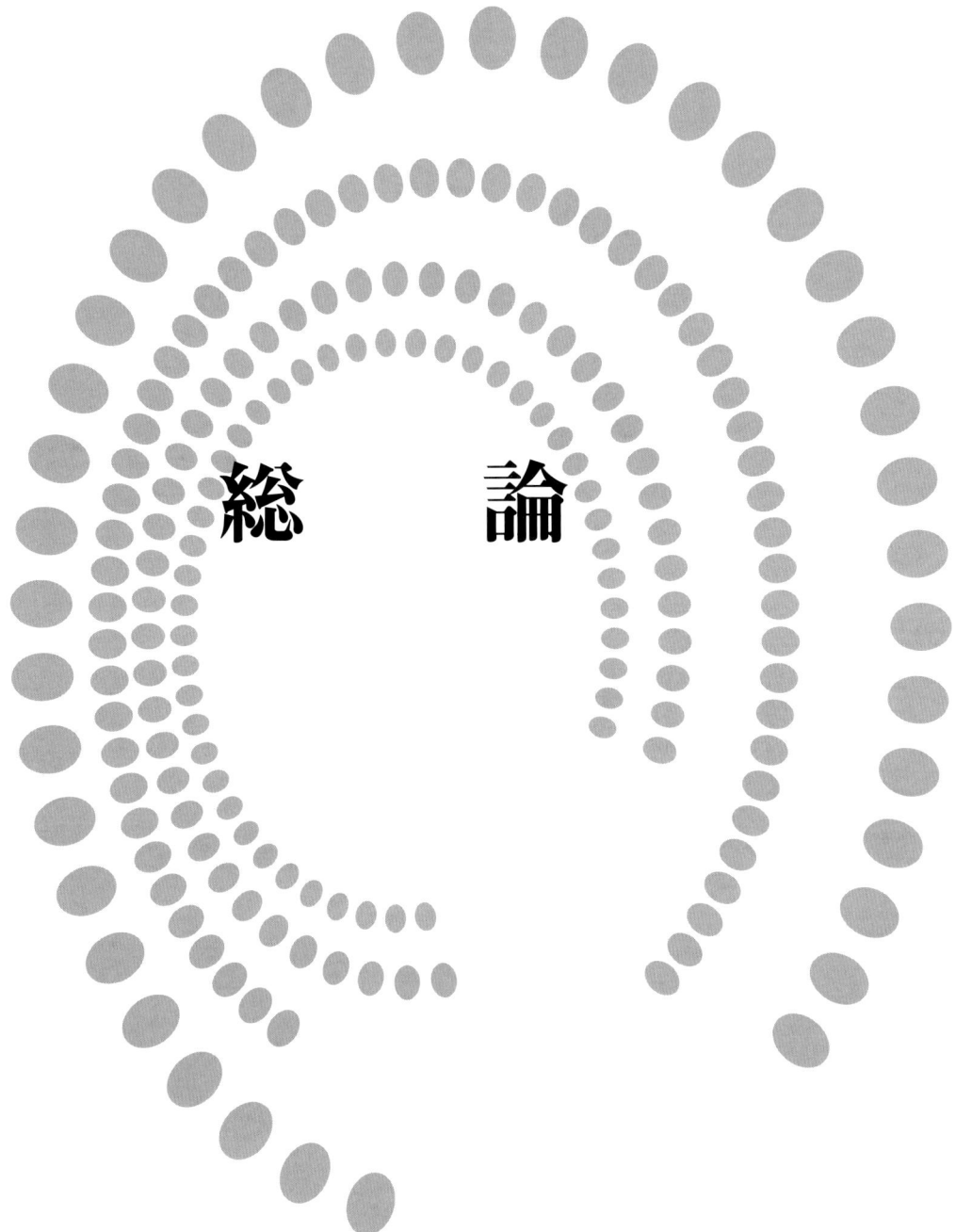

総　論

1. 糖の動態，代謝●3
2. 糖尿病の診断，分類●11
3. 糖尿病の合併症●15
4. 糖尿病の治療（食事療法，運動療法）●20
5　糖尿病の検査●24
6. 原因遺伝子が同定されている糖尿病●27

総 論

糖の動態，代謝

はじめに

厚労省の平成14年糖尿病実態調査の成績では，グリコヘモグロビン値（本邦では不安定型グリコヘモグロビンを取り除き，かつ統一規格で測定されており，健常人の基準値は4.3〜5.8％である）が6.1％以上である方の推定数が740万人，5.6〜6.0％である方の推定数が880万人，ということになる．グリコヘモグロビン値が5.9％以上である例は日常生活下で，健常人に比べ高い血糖応答を繰り返している，と捉えると約1,200万人が糖尿病を発症していることになろう．事実，本邦のある地域住民の40歳以上のほぼ全員に75g経口ブドウ糖負荷試験（OGTT）を施した疫学的研究（例えば久山町研究など）では，10〜15％が「糖尿病型」を呈している．すなわち，精密に検査すると糖尿病域になっている例がきわめて多いことになる．

このような2型糖尿病（インスリン非依存型糖尿病）患者数の激増はインスリン分泌障害という体質，遺伝表現型を有する例が増えていること，さらに重みを持つのはインスリン作用を低下させる種々の事柄，過食，運動不足，肥満，ストレスなど，が加齢に加味された結果といえよう．発症年齢が若年化していることから，今後罹病期間の長い例が増える，その間の血糖コントロール状況が良くなければ血管障害を有する例が益々増えることが最も懸念される．

現在，毎年5,000名近い糖尿病患者が糖尿病網膜症のため失明している．毎年約12,000名が糖尿病性腎症のため血液透析に導入されている．この事実は過去10〜20年間の血糖コントロール状況が極めて不十分であったことを物語っている．今後数年間は血管障害の終末像を呈してくる患者数は増えつづけるであろう．いまや，新たに糖尿病と診断された例に対して決して血管障害をおこさないことが，所期の目標となろう．

糖尿病とは「インスリンの作用不足により起こる慢性の高血糖を主徴とする，特徴のある代謝異常をきたす疾患群」と定義される．慢性的に続く高血糖や代謝異常は網膜，腎，皮膚の細小血管および大・中・小動脈を含む全身の血管障害を起こす．さらに，神経障害，白内障などの合併症も起こし日常生活に著しい障害をきたす．インスリンの生理作用は多彩であり，ブドウ糖の細胞内への取り込み促進，エネルギー利用や貯蔵の促進，脂質・たんぱく質の合成促進，細胞の増殖などを促すことから，インスリン作用不足は単に血糖値の異常にとどまらず，脂質代謝異常などを引き起こし，糖尿病の病態を複雑なものとしている．

"糖のながれ"を把握しよう

経口摂取された栄養素が体内でブドウ糖に変換され，全身細胞のエネルギーとして利用されていくありさまを筆者は"糖のながれ"と名付け研究してきた（図1）．"糖のながれ"，その結果としての血糖応答反応を規制しているのが，インスリン分泌動態と組織のインスリン感受性の程度にあることはいうまでもない．食間・夜間にはインスリン基礎分泌により抑制された肝糖新生率，グリコーゲン分解率，その結果としての肝糖放出率と，基礎分泌により刺激された筋や脂肪組織での糖取り込み率と，血糖値やインスリンレベルに影響されない脳・中枢神経系や血球成分による糖取り込み率の和がマッチして，血糖値は狭い正常域に保持される．一方，摂食時には，

　栄養素の吸収による血糖値上昇→瞬時のインスリン追加分泌亢進→門脈インスリンレベル上昇による肝糖放出率低下，肝での糖取り込み率亢進→肝を通り抜けたブドウ糖による末梢血血糖値上昇→筋・脂肪組織での糖取り込み率上昇→血糖値前値へ復する，

という機構が働く．すなわち，インスリン分泌とその作用を受ける臓器，特に肝，筋，脂肪組織のみごとな協調作用により，血糖応答がfine tuningされているこ

とになる．しかし，これら臓器間での血糖調節機構はきわめて複雑である．インスリンおよびインスリン拮抗ホルモン分泌動態，神経のみならず，これら臓器間での脂質や蛋白の流入を介しても調節されている．肝では，脂肪組織からのグリセロールおよび脂肪酸の流入と，筋肉からの糖新生基質の供給により糖新生の調節を受けている．また，脂肪細胞では，ブドウ糖の流入によりFFAの脱エステル化が促進する．筋肉では，脂肪酸の流入が，FFA-glucose cycleによりブドウ糖の取り込みを減少させている．このようにホルモンや神経は直接的な調節のみならず，種々の基質のながれにより間接的に代謝調節を受けている．

この血糖調節機構のいずれに乱れが生じても，血糖値が高い状況が継続することとなり，「糖尿病」が発症することとなる．したがって，「糖尿病」は一例一例，発症機序，病態生理が異なっており，さらに同一例においても治療によりインスリン分泌動態やインスリンの働きが刻々と変動する，dynamicな疾病と捉えるべきである．

2型糖尿病は明らかに遺伝疾患であろう．しかし疾患感受性遺伝子は未だ解明されておらず，インスリン分泌の異常，インスリンの働きの異常，を規定している遺伝子（群）の同定に世界がしのぎを削っている．

両親のいずれかが2型糖尿病で治療中である，いまだ若い例に経口ブドウ糖負荷試験を施行すると，血糖応答反応は完全に正常であるが，インスリン分泌反応は低反応であることをよく経験する．そのような例は，遺伝的にインスリン分泌が低いにもかかわらず，全身細胞，特に肝のインスリンの働きがsupernormalであり血糖値が制御されていることになる．そこに加齢，運動不足が加わり，インスリンの働きが少々低下する

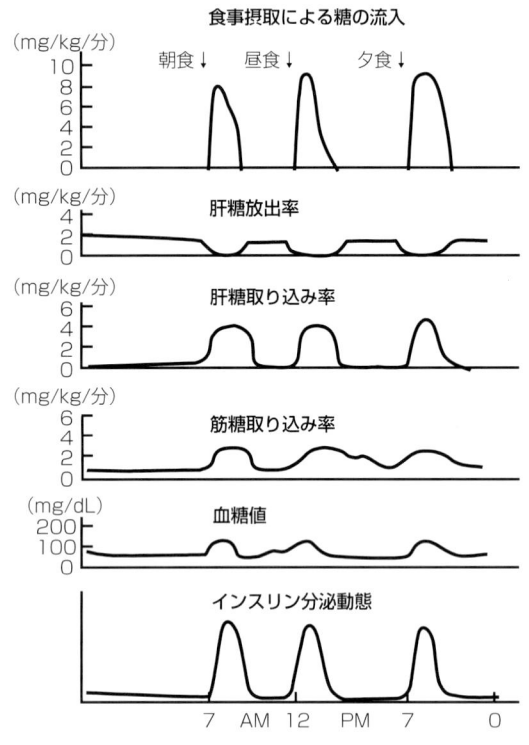

図1　健常人にみる"糖のながれ"

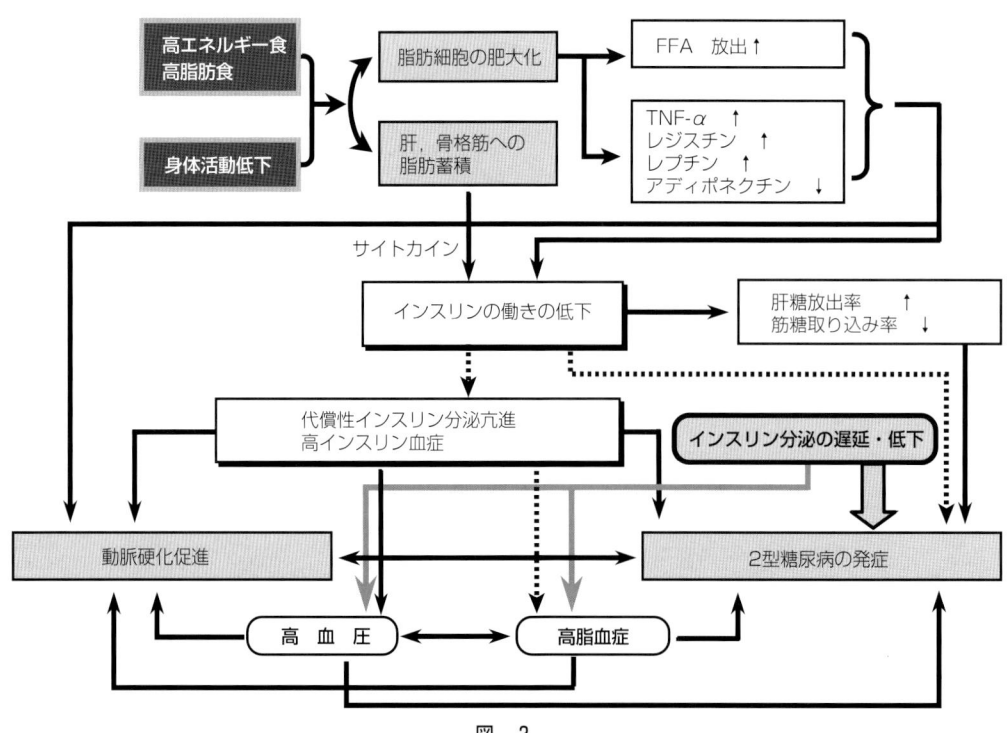

図2

と2型糖尿病が発症すると考察しうる．そのような環境因子として，肥満，食事摂取過多，脂肪摂取過多，身体活動低下，が挙げられる（図2）．

前述のごとく，血糖調節機能の乱れが糖尿病を発症させることから，多くの原因が挙げられる．膵疾患による糖尿病の原因として，慢性膵炎，膵石症，急性膵炎，膵外傷，広範囲膵切除，など膵の障害が広範囲に及ぶと糖尿病が発症する．一方，膵癌が発見された際，小範囲しか浸潤していないのに，糖尿病となっている，癌摘出により糖尿病が消失する，ということをよく経験することから，膵β細胞数の減少以外の，例えばインスリン分泌を抑制する物質が癌腫から分泌されている，などの可能性が考えられる．

内分泌疾患による糖尿病の原因として，クッシング症候群，末端肥大症，褐色細胞種，グルカゴノーマ，甲状腺機能亢進症，などが挙げられる．インスリン拮抗ホルモン過剰状況が糖尿病の引き金となっている．一方，原発性アルドステロン症では，低カリウム血症がインスリン分泌を低下させたため，と考えられる．

薬物による糖尿病も多い．特にグルココルチコイド治療に伴うステロイド糖尿病が高頻度にみられる．ステロイド糖尿病の病因として，筋からの糖新生アミノ酸放出増加，肝での糖新生率，糖放出率増大，インスリン標的細胞におけるインスリン結合能低下，グルカゴン分泌亢進，インスリン分泌能低下，などがあろう．それ以外に，インターフェロン注射，利尿薬などが挙げられる．

糖尿病の病態を把握する

糖代謝異常を知る指標として血糖値が用いられる．しかし，血糖値は食事，運動，ストレスといった種々の外乱により大きく変動する．したがって採血時の状況，食前なのか，食後何時間なのか，運動後なのか，などを判断して評価しなければならない．

来院時血糖値，尿糖の有無，などと同時にグリコヘモグロビン値，加えて，あるいはグリコアルブミン値（健常人の基準値11～16％；アルブミンの半減期からみて，採血2週間前から採血時までの平均血糖値を反映する）などを見ることにより，"beyond glucose"，すなわち血糖値の背景をみることにより，糖のながれを的確に把握することができる．

血糖コントロールの目標

糖尿病を発症しても糖尿病性腎症や網膜症といった細小血管障害や動脈硬化症を発症・進展させないことが，糖尿病治療の目標であることはいうまでもない．血糖コントロール状況をいままで唱えられていたより，はるかに厳格なレベルに維持しなければならないことを，多くのretrospective, prospective studyは実証している．本邦では，患者の血糖日内変動が手をとるように判る多くの指標（グリコヘモグロビン値，グリコアルブミン値，血漿1,5AG値など）が広く用いられている．さらに，作用機序の異なる薬剤（現時点で臨床応用可能なもののほぼすべて）を適用することができる．したがって，糖尿病患者においても良好な血糖コントロール状況を維持することは，決して不可能なことではない．年齢，活動度，血管障害の進展度，

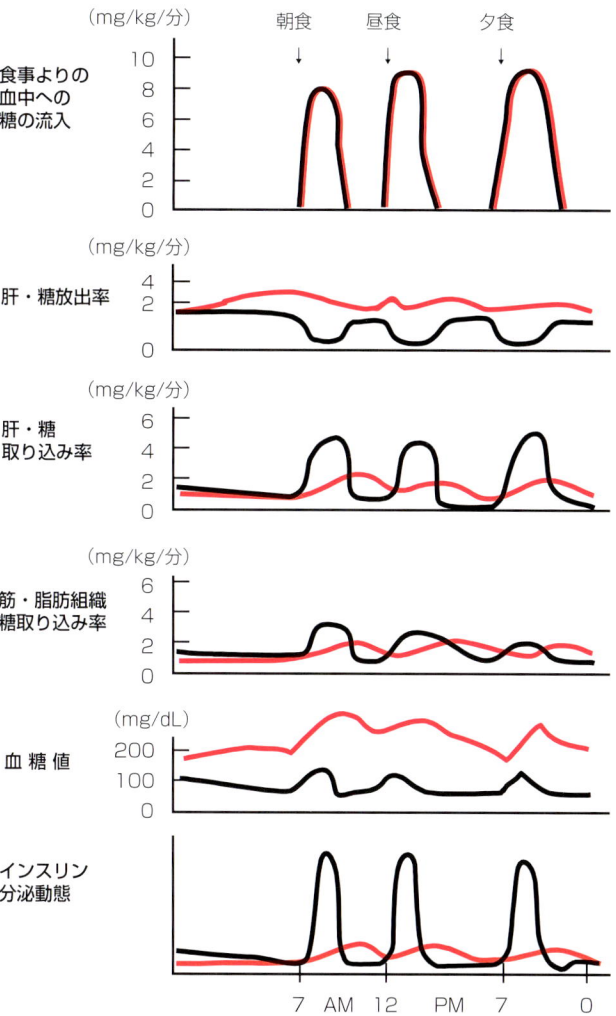

図3　健常人における "糖のながれ"（━）と2型糖尿病にみる "糖のながれ"（━）

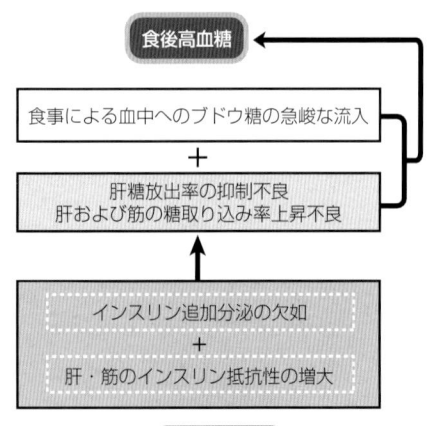

図4

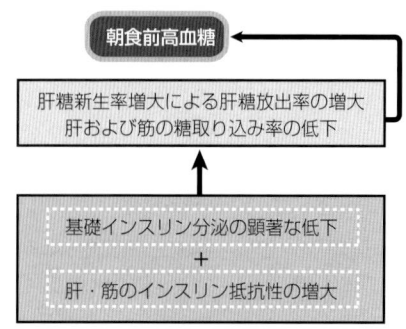

図5

などによるが，2型糖尿病患者の血糖コントロール目標値はせめてグリコヘモグロビン値で6.5％未満に，グリコアルブミン値で20％以下の"良"とすべきであろう．

典型的な2型糖尿病の糖のながれを図3に示した．

2型糖尿病の特徴は血糖値の面よりみると，①食後高血糖と，②朝食前高血糖，が挙げられる（図4，5）．

①食後高血糖は，2型糖尿病の"遺伝的な特質である追加分泌インスリンの欠如"のみでは決して出現しないことは，かかる遺伝的特徴を有していても正常血糖応答を呈する人が非常に多いことからも明白である．追加分泌インスリンが欠如した例に，肝・筋・脂肪細胞のインスリン抵抗性が加味されてはじめて出現する．すなわち，血糖上昇にもかかわらず肝のインスリン抵抗性のため，肝糖放出率は抑制されないこと，さらにより大きな重みを有するのは全身，特に肝での糖取り込み率が充分亢進しない結果と理解できる．

一方，②空腹時高血糖は，内因性基礎インスリン分泌率の低下に加え，食後高血糖持続時に増大したインスリン抵抗性の合併によるものであり，このため肝よりの糖放出率が健常人に比し上昇していること，全身の糖取り込み率が増加しないことから，10時間以上におよぶ絶食にもかかわらず，高血糖となる．

2型糖尿病は決して慢性疾患ではなく，インスリン分泌能やインスリン抵抗性が絶えず変動しているダイナミックな疾患である．外来診療で，より頻回に，きめ細かく管理すべき疾患，と捉えている．

さらに，単に血糖応答状況をみるのみならず，組織内，肝内に取り込まれたブドウ糖がいかに代謝されたのか，までを臨床的に追跡し，治療評価することが必須となってくることであろう．

 糖尿病の薬物療法

2型糖尿病にみる食後高血糖や空腹時高血糖の病態機序は前述した．その治療方針を立て，的確な解決手段を選択するために，"糖のながれ"を読み，その正常化をめざすことが理想的な治療ということになろう．血糖応答を規定しているものは，具体的に夜間・食間の空腹時血糖値は①肝糖放出率，②筋・脂肪細胞糖取り込み率，の両者であり，食後血糖応答は，①糖質が十二指腸で分解され，ブドウ糖となって門脈から肝に流入するタイミングと流入量，②肝糖放出率，③流入したブドウ糖の肝での取り込み率，④肝を通り抜けたブドウ糖の筋・脂肪細胞における取り込み率，により規定される．

"糖のながれ"を是正する治療法として，①食事療法による食事摂取量，摂取内容の適正化が必須となる．食物線維を多く含む食品をとり，急峻な糖質の吸収を抑制する．過剰な糖質摂取制限が肝グリコーゲン蓄積量を減らし，糖原分解を抑え，肝糖放出率を低下させる．脂質制限は血中遊離脂肪酸濃度を低下させ，糖新生の材料を減少させることにより，肝糖放出率を低下させる．タンパク制限も同じ機序で，肝糖新生率を下

げる．②運動療法；歩行の励行により筋への糖取り込みを高める．③食事摂取による急激な糖質消化吸収を遅らせるαグルコシダーゼ阻害薬を投与する，④メトホルミンを投与する，⑤インスリン抵抗性改善薬を投与する，⑥速効性インスリン分泌刺激剤，ナテグリニド，あるいはミチグリニドを投与し，速やかな内因性インスリン分泌を促す，など考えられよう．さらに，⑦ＳＵ薬により内因性インスリン分泌を高める，⑧持効型インスリン注射により基礎インスリン分泌を代替する，ことなど考えられるが，究極的には，⑨内因性基礎インスリン分泌の回復を計り，それがたとえ充分量でなくてもインスリン感受性の亢進により，良好な状況に維持しうるようにすること，にあるのではなかろうか（図6）．

2型糖尿病と新しく診断された例に対しては，食事療法・運動療法の実際を木目細やかに指導すべきである．糖尿病の食事療法は，対象患者一人一人に合わせた健康食である．患者および食事を作る人が「食品交換表」についての知識を持ち，理解してもらうことが必須となる．運動療法は「いつでも，どこでも，一人でも」行うことができ，なおかつ身体的負担が少ない運動，歩行が最適である．1日8,000〜10,000歩を目標とする．最近の研究から，運動の持続時間として，30分連続で行っても，10分の運動を1日3回行っても同等の効果があることが証明された．実際的にはこまめに日常生活に歩行を組み入れることを実践すべきであろう．

食事療法・歩行療法を少なくとも3カ月実行し，その間の体重変化，グリコヘモグロビン値の変化，来院時血糖値などを評価し，薬物が必要と判断した際には，以下の薬剤を選択し投与する．2型糖尿病は「食事療法と運動療法のみで完璧に管理できる疾病ではない」ことも患者に理解してもらうことも必要である．

1．αグルコシダーゼ阻害薬

αグルコシダーゼ阻害薬は，主に2糖類より単糖類への分解を抑制し，したがって，単糖類の小腸からの吸収を緩徐にする．すなわち，糖の体内への流入速度を，2型糖尿病の遺伝表現型である"インスリン分泌の遅延"と一致せしめて，食後高血糖を抑えんとするものである．この作用機作を考慮にいれるとαグルコシダーゼ阻害薬は，2型糖尿病の第一選択薬の一つとなろう．肥満例に対してもαグルコシダーゼ阻害薬は有用である．食後高血糖に刺激され，遅延して分泌されたインスリンが脂肪細胞や筋組織への糖取り込みを促進させ,肥満を助長させていることは否めない．αグルコシダーゼ阻害薬が血糖上昇を緩徐にし，結果的に高血糖刺激インスリン分泌を抑制する作用がある．事実，肥満IGTに対する4年間の糖尿病発症予防試験（STOP-NIDDM）において，アカルボース投与群ではプラセボ群に比し，糖尿病発症リスクが25%抑制され，かつアカルボース投与群ではプラセボ群に比し高血圧の発症リスク，心筋梗塞や脳梗塞などの発症リスクを高率に低下させることが示された．αグルコシダーゼ阻害薬は，他の薬剤と作用機序が異なることから，メトホルミン，グリニド，SU薬，インスリン抵抗性改善薬，などとの併用効果が期待される．なぜこの薬は食直前に服薬しなければならないのか，を作用機序までを患者に説明しなければならない．

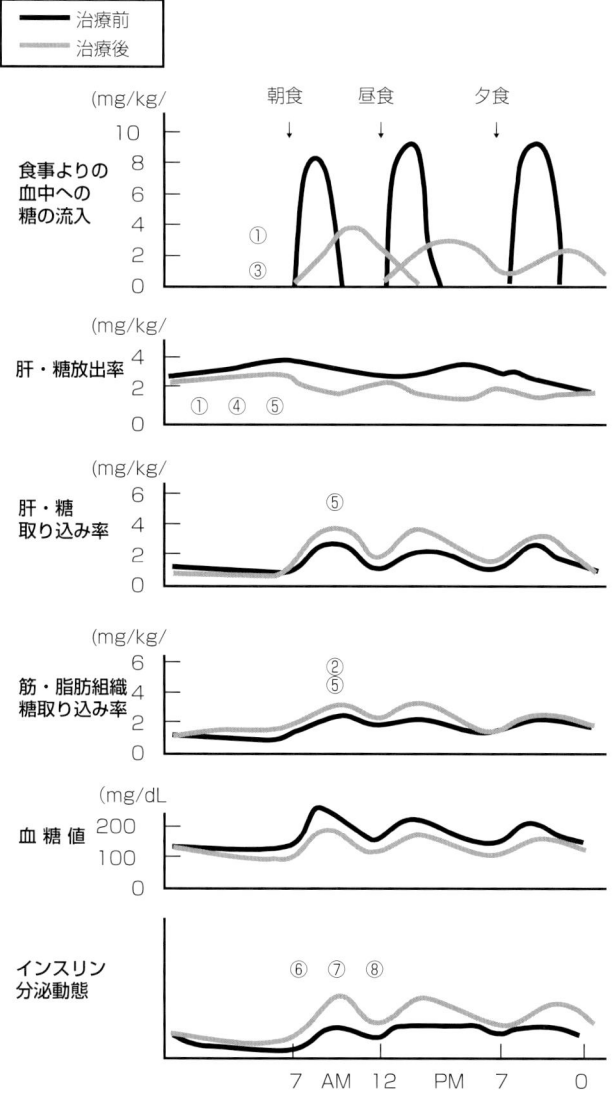

①食事療法／②運動療法／③αグルコシダーゼ阻害薬／
④メトホルミン／⑤インスリン抵抗性改善薬／⑥グリニド／
⑦SU薬／⑧インスリン注射療法

図6　2型糖尿病にみる"糖のながれ"と治療によるその是正

2. メトホルミン

ビグアナイド薬であるメトホルミンの作用機序として、糖新生率の抑制に伴う肝糖放出率低下が挙げられる。その結果、血糖値を低下させる。それ以外に食欲の低下、消化管からの糖吸収の抑制、がある。若・中年の肥満2型糖尿病に対して適応となる。米国のDPP（Diabetes Prevention Program）では肥満IGTにメトホルミン（1,700mg/日）が投与され、プラセボ投与群に比し糖尿病発症リスクが31％抑制された。メトホルミンによる乳酸アシドーシス発症の可能性は極めて低いが、高齢者、肝・腎・心機能障害のある患者では注意を要する。最近、メトホルミンはAMPKの活性を高めることが証明されたことから、脂肪肝の改善なども期待されている。

3. インスリン抵抗性改善薬，チアゾリジン誘導体（TZD）

TZDのインスリン抵抗性改善作用機構の全貌は不明である。しかし、TZDがperoxisome proliferator-activated receptor γ（PPARγ）のリガンドとなることから、肥大化した脂肪細胞を分化させ、小型化させることがその作用機序の一つとして注目されてきた。事実、臨床的にTZDがアディポネクチンの分泌を高めることが証明されている。さらにTZDが直接的に抗動脈硬化症作用を発揮することが細胞・分子レベルで証明され始めている。2型糖尿病患者に対して、TZDはインスリンの存在の下で、肝糖放出率を抑制する、糖質摂取後の肝糖取り込み率を高める、筋・脂肪細胞への糖取り込み率を高める、ことにより食前および食後高血糖を是正する。したがって、インスリン抵抗性改善作用には、内因性インスリン分泌が低下していても保持されていることが必須条件である、といえよう。臨床的には肥満気味の2型糖尿病で食事療法下にある例、あるいはSU薬服用下で内因性インスリン分泌が充分刺激されているのにインスリン抵抗性のため血糖値が高い例、などが適用例となろう。副作用として浮腫が認められることがある。潜在的に心不全を有する例では体液貯留が引き金となり、心不全が顕性化することもある。本薬はSU薬が無効になってきた、すなわちインスリン分泌が枯渇してきた、罹病期間の長い例に用いるのではなく、軽度であれインスリンの働きが低下し、糖尿病が発症したような例にインスリンの作用を高め、糖尿病状況を"消失"させるべく用いられるべきではなかろうか。

4. グリニド

インスリン分泌促進薬ナテグリニドは食前投与により急速に腸管より吸収されインスリン分泌を刺激する。SU骨格を有さないが膵β細胞膜上のSU受容体の一部に結合する。膵β細胞がナテグリニドに反応した際には、瞬時の健常人に近似したインスリン分泌動態が再現される（図7）ことから、理想的な薬剤といえる。しかしSU薬に比し、インスリン分泌刺激作用は強くない。既に多量のSU薬が用いられていた例ではナテグリニドが有効であることは少ない。食事療法・運動療法下にあって、特に食後高血糖を呈する例が適応になろう。αグルコシダーゼ阻害薬で食後血糖値が高い場合に併用される場合が多い。

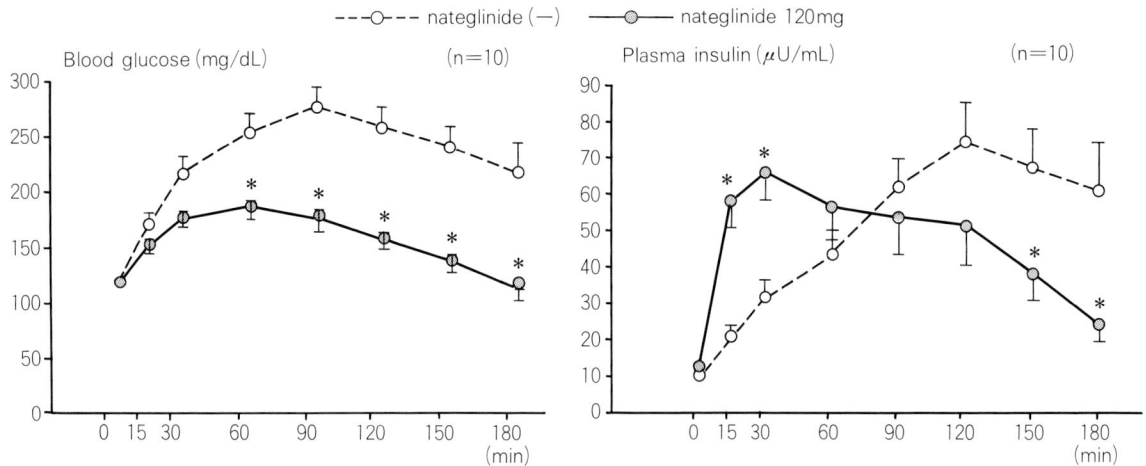

図7　75g OGTT with nateglinide in type 2 diabetes
(Uchino H, et al Endocr J : 47 : 639-641, 2000)

5．スルフォニルウレア薬（SU薬）

2型糖尿病の特質の一つである，インスリン分泌不良に対する最も強力な治療薬は，いうまでもなくSU薬であろう．2型糖尿病の膵β細胞がSU薬に反応しインスリン分泌量が増えると，分泌されたインスリンは門脈に流入し，糖のながれを健常人と同様な機序で改善する．しかし，SU薬によく反応したとしても，2型糖尿病の分泌特性である"食後血糖上昇に対応するインスリン追加分泌の欠如"を改善するわけではない．言い換えれば，SU薬で刺激しても，健常人にみるような"血糖上昇に対応する瞬時の，スパイク状のインスリン分泌"をもたらすことはない．よって，SU薬により優れた血糖管理におかれている2型糖尿病においても，血中インスリンレベルが充分上昇していない朝食後には一時的に200mg/dl以上の高血糖になっている場合が多い．かかる際にはαグルコシダーゼ阻害薬を併用する価値があろう．一方，SU薬が刺激する膵β細胞が，もともとインスリン分泌が低下していること，SU薬の長期使用により疲弊しやすいことも念頭においておくべきであろう．使用SU薬が確実にインスリン分泌を刺激しているか，食後血糖応答やグリコヘモグロビン値の推移などにより常にモニターすべきであろう．さらに，高血糖という強力な刺激があればあるほど，膵β細胞の疲弊がより早く発症することも事実であり，SU薬を投与する際には，出来うる限り良好な血糖管理を維持すべく，かつ低血糖を惹起しないように，SU薬の選択，投与量の緻密な調整が必須であろう．対象患者の膵β細胞がSU薬に対していかに反応するか，予知することができないことから，SU薬は血糖値がいかに高くても少量より開始すべきである．

SU薬でありながら，インスリン分泌刺激作用のみならずインスリン抵抗性改善作用を有するグリメピリド（アマリール）が登場し広く用いられるにいたった．2型糖尿病の治療方針は"膵β細胞インスリン分泌能を長期に維持する，インスリン分泌を節約する"ことにあろう．グリメピリドにより，血糖コントロール改善にもかかわらず体重増加が見られないか否か，動脈硬化症の進展が抑制されるか，など長期にわたる検索が今，必要とされている．

6．インスリン療法

他の経口糖尿病用薬に加え，極量のSU薬が長期に使用されているにもかかわらず，グリコヘモグロビン値8％以上の高血糖が持続している患者では，インスリン療法が導入されるべきである．この状況を，「患者がインスリン療法を拒否するから」といって放置することは許されない．インスリン療法では，筋・脂肪細胞ならびに肝での糖取り込みの昂進，肝糖放出率の抑制の両者が充分である時初めて，正常血糖応答が見られる．常温で安定したインスリン製剤，それを応用した使い捨てインスリンペンの普及によりインスリン療法は簡便で苦痛の少ないものとなった．外来診療でインスリン療法を積極的に導入しなければならない程，SU薬二次無効患者が多い．しかし，"一生インスリン注射を続けないで言いように，今から短期間，外来診療でインスリンを始めましょう"，ということは説得力がある．事実，高血糖を取り除き，正常に近い応答反応を持続すると，内因性インスリン分泌の顕著な改善，インスリン抵抗性の軽減が証明され，その結果として，インスリン療法が不必要となっても優れた血糖管理が可能となることを筆者らは多数例で証明してきた．すなわち，2型糖尿病では，インスリン分泌動態，インスリン抵抗性，いずれもがdynamicに変動していることが証明されたともいえよう．

外来診療にて，インスリン療法を実践する具体的な手段としては，決して低血糖をおこさないこと，入院によるインスリン療法導入時と変わらない血糖管理状況にすること，が要求される．食直前に皮下注射することにより急速に吸収され，効果を発揮する超速効型インスリンアナログが登場したこともあり，毎食直前の超速効型インスリンアナログ注射療法が主流となろう．4～6単位より開始し，毎回注射することにより，食後血糖応答の改善がもたらされ，かつ次の低血糖発症のリスクが軽減される．受診時の血糖値とグリコアルブミン値を参考にしつつ，徐々に適正投与量にもってくるべきであろう．夜半の基礎インスリン分泌量が高度に低下し，早朝血糖値がなかなか低下してこない際には眠前にNPHインスリン製剤を4～8単位より開始し，基礎インスリン分泌を補填することが必要となる．社会的事情で，あるいは患者自身が注射できない際には朝1回の速効型とNPHインスリンのプレミックス製剤が用いられるが，インスリン療法の目的が何であるのか認識しつつ実践することがのぞまれる．2003年12月より持効型溶解インスリンアナログ，ランタスが登場した．1日1回皮下注射で24時間にわたり，安定して一定の効果を発揮する．2型糖尿病に対するインスリン療法がより簡便になると期待されている．

糖尿病の診療は外来治療が根本である，と信じて実践しているが，糖尿病患者が感染症や手術などの併発症のため入院してきた際は，インスリン注射療法により血糖管理を是正し，以降の管理を良好に維持するうえで，いい機会であると捉えている．

1型糖尿病の治療・管理

　内因性インスリン分泌が完全に枯渇した1型糖尿病患者に対しては，24時間にわたる基礎インスリン分泌の補填と，食事摂取時の追加インスリン分泌の補充が必須となる．インスリン需要量として一般的に1～1.5単位/kg・体重，が目安となる．持効型溶解インスリンアナログ製剤1日1回，あるいはNPHインスリン製剤1日2回注射により基礎インスリン分泌を十分補充した上で，毎食直前の超速効型インスリンアナログ注射療法が主流となろう．

　1型糖尿病においては，朝食前高血糖を是正し，かつ食後高血糖を防止する，加えて低血糖を惹起しない，ことをめざし，血糖自己測定に基づき，患者自身がインスリン投与量を微調整することが必要となることが多い．

　糖尿病をはじめとする生活習慣病には，自覚症状が全くない．日本ほど健診やドックで早期に糖尿病が発見されている国はない．しかし，糖尿病に対する的確な説明をしないでいると，患者は当然糖尿病を放置することになる．意を決して受診した患者に対して血管障害の進行度や予後予測を的確に伝え，血糖コントロールの重要性を患者自身が認知しなければ長期にわたるコントロールは不可能であろう．血糖値，血清脂質，血圧，の総合的な管理があってはじめて血管障害の発症・進展阻止が図られる．

　小児発症1型糖尿病患者において，インスリン療法の進展により罹病期間が長く，幾度もの妊娠・出産を経ても全く血管障害を発症していない例も多くなった．まして，2型糖尿病患者では，総合的なコントロールは難しいものではなくなってきている．

[河盛　隆造]

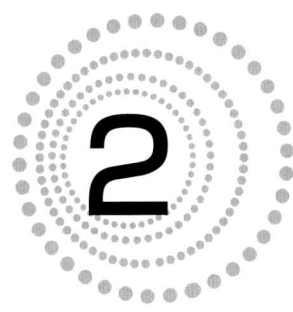

総論 2 糖尿病の診断, 分類

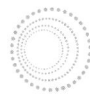
はじめに

糖尿病はインスリンの作用の不足に基づく慢性高血糖状態を主徴とする代謝疾患群である．近年, 糖尿病の成因や病態に関する研究の目覚ましい進歩を背景に, 国際的にも, わが国でも糖尿病の診断基準と分類について見直しが行われた．その結果, 1997年には米国糖尿病学会（ADA）が「糖尿病の診断と分類に関する専門委員会報告」[1]を発表した．1998年には, WHO諮問委員会は暫定報告として「高血糖の成因分類と新しい診断基準」[2]を発表した．

日本でも1995年から約4年間に及ぶ糖尿病診断基準検討委員会での討議の結果, 1999年に「糖尿病の分類と診断基準に関する委員会報告」[3]として発表された．わが国での糖尿病の診断基準としては, 1970年の第一次勧告, 1982年の第二次勧告に続く, 17年振りの大きな改訂であった．

本稿では日本における糖尿病の診断基準と成因に基づいた新しい分類を中心に概説する．

糖尿病とは？－糖尿病の疾患概念

糖尿病はインスリンの作用不足によってひき起こされる慢性高血糖を主徴とする代謝異常である．成因的にも病態においても多様であり, 高血糖だけでなく, 脂質, タンパク質, 水・電解質などにも広く代謝異常が認められる．発症には遺伝因子と環境因子がともに関与する．糖尿病の共通の特徴は, インスリンの効果が不足することであり, インスリンの絶対的欠乏や相対的な供給不足, あるいはインスリンの標的組織における作用の障害（インスリン抵抗性）によってひき起こされる．

典型的な症状は口渇, 多飲, 多尿, 体重減少などであるが, 高血糖が著しくない場合には症状は乏しい．無症状のことも多く, 放置されることが少なくない．

極度の代謝異常に陥れば, ケトアシドーシスや高血糖に基づく高浸透圧を呈し, さまざまな程度の意識障害があらわれ, 重篤な場合には昏睡に陥る．糖尿病性昏睡と呼ばれる状態で, 適切な治療が行われなければ死に至ることがある．

糖尿病は典型的な症状や急性合併症だけが問題なのではない．高血糖状態が長期間続くと, 網膜症や腎症など特有の細小血管障害が起こり, 神経障害（末梢神経, 自律神経）も好発する．その結果, 失明, 腎不全による透析, 下肢壊疽による切断などQOLは著しく低下する．糖尿病に特有ではないが, 動脈硬化症も促進される．心筋梗塞, 脳梗塞, 閉塞性動脈硬化症などが起これば生命予後にも重大な影響が及ぶ．

糖尿病の代謝異常の是正には, 食事療法や運動療法などインスリンの作用不足を解消・是正する基本的な治療が有効である．必要な場合には経口血糖降下薬やインスリン注射などの薬物療法を行い, 良好なコントロールを達成しなければならない．

糖尿病の診断基準

糖尿病の臨床診断の手順は, 診断すべき対象が上記のような糖尿病の疾患概念に合致しているかどうかを確認することである．まず, 糖尿病かどうかの診断を行い, 次に糖尿病の成因分類や病期・病態について鑑別を進めていく．さらに, 合併症とくに慢性合併症の有無とその程度についても診断する必要がある．

日本糖尿病学会がまとめた臨床診断の手順を表1に示す．新しい診断基準で「糖尿病型」と判定する血糖値（静脈血漿）として,

1) 空腹時血糖値≧126mg/dl（=7mmol/l）,
2) 75gOGTT 2時間値≧200mg/dl,
3) 随時血糖値≧200mg/dl

が定められた．

75gOGTTの判定区分と判定基準を表2に示す．糖尿病型の判定基準はADAやWHOと同様であり, 古

表1 糖尿病の診断手順

臨床診断

1. 空腹時血糖値≧126mg/dl, 75gOGTT 2時間値≧200mg/dl, 随時血糖値≧200mg/dl, のいずれか（静脈血漿値）が, 別の日に行った検査で2回以上確認できれば糖尿病と診断してよい*. これらの基準値を超えても, 1回の検査だけの場合には糖尿病型と呼ぶ.
2. 糖尿病型を示し, かつ次のいずれかの条件がみたされた場合は, 1回だけの検査でも糖尿病と診断できる.
 ①糖尿病の典型的症状（口渇, 多飲, 多尿, 体重減少）の存在
 ②HbA1c≧6.5%**
 ③確実な糖尿病網膜症の存在
3. 過去において上記の1. ないし2. がみたされたことがあり, それが病歴などで確認できれば, 糖尿病と診断するか, その疑いを持って対応する.
4. 以上の条件によって, 糖尿病の判定が困難な場合には, 患者を追跡し, 時期をおいて再検査する.
5. 糖尿病の診断に当たっては, 糖尿病の有無のみならず, 分類（成因, 代謝異常の程度）, 合併症などについても把握するように努める.

*:ストレスのない状態での高血糖の確認が必要である.
1回目と2回目の検査法は同じである必要はない. 1回目の判定が随時血糖値≧200mg/dlで行われた場合は, 2回目は他の方法によることが望ましい. 1回目の検査で空腹時血糖値が126〜139mg/dlの場合には, 2回目にはOGTTを行うことを推奨する.

（日本糖尿病学会, 1999）

表2 空腹時血糖値および75g OGTT 2時間値の判定基準

		ブドウ糖濃度 (mg/dl)		
		静脈血漿	静脈全血	毛細管全血
糖尿病型	空腹時 または/および	≧126	≧110	≧110
	2時間値	≧200	≧180	≧200
境界型		正常型にも糖尿病型にも属さないもの		
正常型	空腹時 および	<110	<100	<100
	2時間値	<140	<120	<140

● 随時血糖値≧200mg/dlの場合も糖尿病型とみなす.
● 正常型であっても, 1時間値が180mg/dl（静脈血漿）以上の場合は, 180mg/dl未満のものに比べて糖尿病に悪化する危険が高いので, 境界型に準じた取り扱い（経過観察など）が必要である.
● 静脈血漿1時間値≧180mg/dlに相当する静脈全血値は≧160mg/dl, 毛細管全血値は≧180mg/dlである.

（日本糖尿病学会, 1999）

い基準（1982年）と比べれば空腹時血糖値が140mg/dl以上から126mg/dl以上へと引き下げられたことになる. 一方, 正常型の判定基準は, 古くは空腹時血糖値, 負荷後1時間値, 2時間値の3ポイントで厳しく規定されていた. しかし, 新しい判定基準では空腹時と2時間値の2ポイントで規定することとなり, 2時間値も<120mg/dlから<140mg/dlへと引き上げられた. その結果, WHOの判定基準, 判定区分との整合

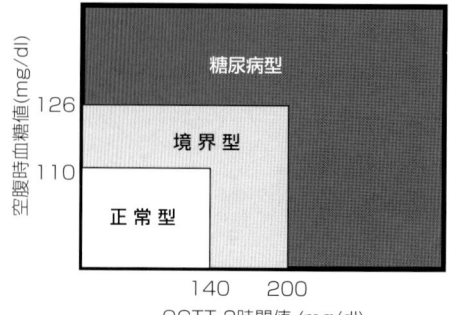

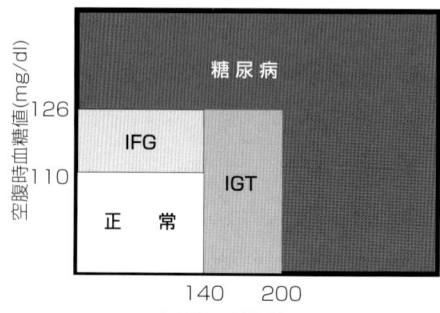

図1 OGTT判定区分・判定基準の比較
IFG : impaired fasting glycemia (glucose)
IGT : impaired glucose tolerance

性が得られるようになった（図1）.

糖尿病と診断するためには, 高血糖の持続を確認する必要がある. したがって, わが国の診断基準では血糖値の上昇が1回の検査で確認された場合には「糖尿病型」と呼ぶに留め, 別の日に改めて高血糖が確認されれば糖尿病と診断してよい.

ただし, 典型的な糖尿病の症状が続いていたり, HbA1cが6.5%以上を示す場合, さらに糖尿病網膜症が確認される場合には, 1回の高血糖を示す値と合わせて糖尿病と診断してよい. 米国ではOGTTを実施せず, 空腹時血糖値だけで糖尿病の診断を進めようとの考え方が提唱された. わが国の場合には, 空腹時血糖値は高くなくても（126mg/dl未満でも）, OGTT 2時間値が200mg/dl以上を示す症例の割合は多い. したがって糖尿病を軽症の段階から積極的に診断していこうとする立場からは, 空腹時血糖値が110〜125mg/dlの場合や, わずかに高値を示す（例えば126〜139mg/dl）場合などには, 2回目の検査としてOGTTを行うのが望ましい.

 ## 糖尿病の分類

1985年に報告されたWHOの糖尿病の古い分類では, インスリン依存型糖尿病（IDDM）, インスリン

表3 糖尿病とそれに関連する耐糖能低下*の成因分類

```
I. 1型（β細胞の破壊，通常は絶対的インスリン欠乏に至る）
    A. 自己免疫性
    B. 特発性
II. 2型（インスリン分泌低下を主体とするものと，インスリン抵
       抗性が主体で，それにインスリンの相対的不足を伴うものな
       どがある）
III. その他の特定の機序，疾患によるもの
    A. 遺伝因子として遺伝子異常が同定されたもの
        (1) 膵β細胞機能にかかわる遺伝子異常
        (2) インスリン作用の伝達機構にかかわる遺伝子異常
    B. 他の疾患，条件に伴うもの
        (1) 膵外分泌疾患
        (2) 内分泌疾患
        (3) 肝疾患
        (4) 薬剤や化学物質によるもの
        (5) 感染症
        (6) 免疫機序によるまれな病態
        (7) その他の遺伝的症候群で糖尿病を伴うことの多いもの
IV. 妊娠糖尿病
```

*：一部には，糖尿病特有の合併症を来すかどうかが確認されていないものも含まれる．

（日本糖尿病学会，1999）

非依存型（NIDDM）の二大病型のほかに，栄養障害関連糖尿病および特定の疾患・症候群に伴うその他の型に分けられていた．IDDM，NIDDMという分類は，発症の仕方やケトーシス傾向の有無，治療上インスリンが不可欠かどうかといった臨床的観点からのものであった．近年の成因に関する研究の進歩によって，従来の分類にも位置づけられていたインスリン遺伝子やインスリン受容体遺伝子の異常による糖尿病のほかに，グルコキナーゼ遺伝子異常，転写因子であるHNF（hepatocyte nuclear factor）遺伝子異常，さらにミトコンドリアDNA異常による糖尿病などが次々に明らかとなった．

従来のIDDMに関しても自己免疫機序の関与，特定のHLAとの関連などが明らかになった．また，NIDDMの病態の特徴としてのインスリン抵抗性の分子メカニズムも解明されるなど糖尿病の成因に関する目覚ましい進歩を背景に，糖尿病を成因に基づいて分類しようとの気運が高まった．

1997年のADA報告，1998年のWHO分類，さらに1999年の日本糖尿病学会の分類はいずれも成因に基づいた分類を行い，1型糖尿病，2型糖尿病，その他特定の機序，疾患によるもの，および妊娠糖尿病に分けている（表3）．

1．1型糖尿病

膵β細胞の破壊によってインスリンの欠乏が起こり発症する糖尿病であり，従来IDDMと分類された症例の多くはこれに相当する．β細胞の破壊は多くは進行性であり，やがて絶対的欠乏に陥る．発症初期に膵島関連自己抗体（膵島細胞抗体，抗GAD抗体，インスリン自己抗体など）が検出されることが多く，自己免疫性と細分類される．自己免疫の関与が明らかでないものは特発性と呼ばれる．近年，きわめて急激な発症過程をとり，自己免疫が明らかでない劇症型が亜型として提唱され，注目されている．

若い人に急激に発症することが多く，ケトーシス傾向がみられ，治療にはインスリン注射が不可欠である．家族歴は2型に比べれば少なく，特定のHLA（日本人ではDR4，DR9）との関連が認められる．

2．2型糖尿病

従来NIDDMと呼ばれた糖尿病の大部分は2型糖尿病である．発症にはインスリン分泌低下とインスリン抵抗性が関与するが，両者の関与の程度は症例によって，また同じ症例でも時期によって異なる．中・高年に発症する場合が多く，肥満している例が多い．遺伝因子としてさまざまな候補遺伝子が挙げられているが，インスリン分泌低下やインスリン抵抗性をひき起こすような遺伝子の変異・多型が複合的に関与して発症に至るものと想定されている．

環境因子としては，肥満，過食，運動不足，ストレスなどが重要であり，これらはいずれもインスリン抵抗性を増大させるものである．

2型糖尿病は成因的にも病態的にもなお多様で不均一な群と考えられ，さまざまな観点から将来細分類されるかもしれない．

3．その他の特定の機序・疾患によるもの

この中には単一遺伝子異常によることが明らかになったもの（多くのMODY，ミトコンドリアDNA異常など）といわゆる二次性のもの（内分泌疾患によるものなど）が含まれる．日本の分類では，これらをAとBとに大別している点がWHOの分類とは異なっている．

4．妊娠糖尿病

妊娠中に発症もしくははじめて発見された耐糖能低下をいう．成因論的には独立したものではないが，妊娠中は比較的軽い糖代謝異常でも母児に大きな影響を及ぼしやすいので，特別な配慮が必要なこと，妊娠中の耐糖能低下は分娩後正常化することが多いが，将来糖尿病を発症するリスクが高いことから，別の項目に分類されている．

この定義によれば，以前から未発見の糖尿病があり，妊娠中の検査で初めて発見されたものも含まれる．し

かし，妊娠初期のOGTTで糖尿病型を示す例や，網膜症が認められるような症例は妊娠前から糖尿病があった可能性が高く，糖尿病合併妊娠として扱うのが妥当である．

 糖尿病の病期・病態

新しい分類は成因に基づいて行われるようになったが，個々の症例の治療を行う場合，成因分類とは別に，高血糖の程度，インスリン治療が必要か，インスリン治療が不可欠かなどを判定することは大切である．すなわち，成因分類と病態・病期分類は異なる次元のものであり，個々の症例について成因分類と病態・病期によって二次元的に評価・判定することは臨床上役立つ．

成因分類と病態・病期の関連を概念的に図示したものが図2である．このような考え方に立てば，緩やかに進行する1型糖尿病で，インスリン不要の段階にとどまっている症例や，2型糖尿病であっても，清涼飲料水の多飲によってケトーシスやケトアシドーシスに陥っている症例などを理解することが容易になると思われる．

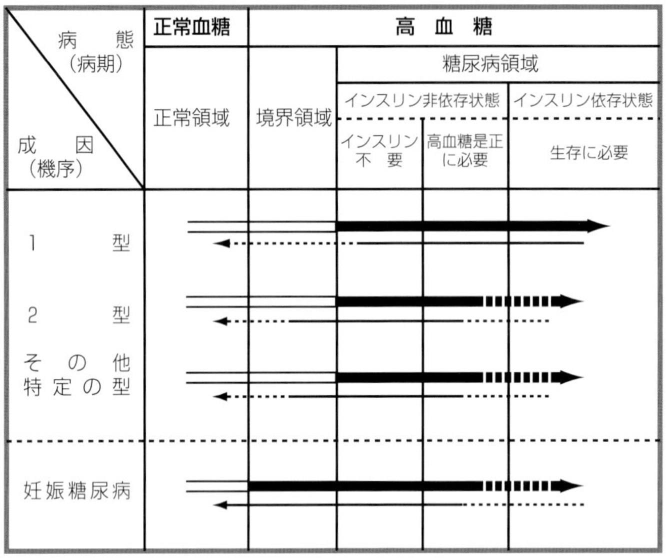

図2 糖尿病における成因（発症機序）と病態（病期）の概念

右向きの矢印は糖代謝異常の悪化（糖尿病の発症を含む）を表す．矢印の線のうち，「■■」の部分は，「糖尿病」と呼ぶ状態を示す．左向きの矢印は糖代謝異常の改善を示す．矢印の線のうち，破線部分は頻度の少ない事象を示す．
糖尿病領域のうち，インスリン非依存状態は従来のNIDDM，インスリン依存状態は従来のIDDMに相当する．

（日本糖尿病学会，1999）

●文　献●

1）The Expert Committee on the Diagnosis and Classification of Diabetes Mellitus : Report of the Expert Committee on the Diagnosis and Classification of Diabetes Mellitus. Diabetes Care 20 : 1183-1197, 1997.
2）Alberti KGMM, Zimmet PZ for the WHO Consultation : Definition, diagnosis and classification of diabetes mellitus and its complications. Part 1 : Diagnosis and classification of diabetes mellitus. Provisional report of a WHO Consultation. Diab Med 15 : 539-553, 1998.
3）葛谷健ほか：糖尿病の分類と診断基準に関する委員会報告．糖尿病 42：385-404, 1999.

［岩本　安彦］

総論

糖尿病の合併症

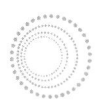

はじめに

糖尿病の合併症は，糖尿病性ケトアシドーシスや非ケトン性高浸透圧性昏睡などの急性合併症と，血管障害を主体とする慢性合併症に大別されるが，本項では慢性合併症に関し解説したい．

糖尿病は今合併症の時代であり，血管合併症の克服が臨床上最も重要な課題であると言っても過言ではない．糖尿病罹患率の増加に伴い，合併症を有する症例も激増している．細小血管障害の代表である網膜症は後天性失明原因の第一位であり，腎症は慢性透析療法新規導入原疾患の第一位である．また，糖尿病は下肢切断の第一位であるが，その原因は神経障害と末梢血管障害である．さらに，糖尿病は脳血管障害や虚血性心疾患の最大のリスクである．したがって，糖尿病早期からの血管合併症の評価，および早期治療が極めて重要と考えられる．

そこで，本項では，これら糖尿病性血管合併症（細小血管障害，大血管障害）に関し，特にその評価方法と治療を中心に概説したい．

なお，神経障害が血管障害か否かに関しては未だ議論のあるところではあるが，本項では細小血管障害として扱いたい．

細小血管障害の評価と治療

細小血管障害は糖尿病特有の合併症であり，糖尿病がないと発症しない．網膜症，腎症，神経障害がこれに含まれ，古くから三大合併症（triopathy）と呼ばれている．ある程度の糖尿病罹病期間の後に平行して発症し，腎症が最も遅く発症するとされているが，これは診断の感度の問題でもある．

1．網膜症

1）網膜症の評価

通常，単純（simple あるいは background），前増殖（preproliferative），増殖（proliferative）に分類されるが，より詳細な分類（福田分類）も用いられている．糖尿病の診断自体においても網膜症は重要視されており，確実な網膜症が存在すれば，1回の血液検査で糖尿病と診断できることになっている．すなわち，眼底の血管病変を直接見て診断するため，糖尿病合併症としての特異度が最も高いと考えられる．以前は内科医が眼底検査を行う場合もあったが，現時点では定期的な眼科医への受診が最もよいと考えられる．なお，無散瞳眼底カメラを有している場合は，何らかの異常を認めた場合必ず眼科医へ紹介する．

2）網膜症の治療方針

網膜症の発症・進展阻止に血糖コントロールが有用であることは既に多くのランダム化比較試験で示されており，さらに血圧コントロールも重要である．しかし，前増殖網膜症以降に関しては，光凝固を含めた眼科的治療が必要であり，その意味でも定期的な眼科受診が求められる．

2．腎症

既に「微量アルブミン尿」による腎症の早期診断が定着している．腎症の病期は表1に示すように分類されており[1]，尿中アルブミン排泄量および腎機能（Ccr）を測定して各病期を診断する．最も重要な評価項目は，定期的な検尿および尿アルブミン測定である．

1）早期腎症の評価

微量アルブミン尿により診断する．24時間尿を含め時間尿を用いる場合は，$20\sim200\ \mu g/$分（$30\sim300$ mg/日），スポット尿を用いる場合は尿クレアチニン濃度を同時に測定し，$30\sim300$ mg/g Cr を微量アルブミン尿とすることが一般的である．腎機能（Ccr）は通常正常範囲にある．微量アルブミン尿を呈する症例

表1 糖尿病性腎症の病期分類

病　期	臨床的特徴		病理学的特徴 (糸球体病変)	備　考 (おもな治療法)
	尿蛋白（アルブミン）	GFR (Ccr)		
第1期 (腎症前期)	正常	正常 時に高値	びまん性病変：ない－軽度	血糖コントロール
第2期 (早期腎症)	微量アルブミン尿	正常 時に高値	びまん性病変：軽度－中程度 結節性病変：時に存在	厳格な血糖コントロール 降圧治療
第3期A (顕性腎症前期)	持続性蛋白尿	ほぼ正常	びまん性病変：中程度 結節性病変：多くは存在	厳格な血糖コントロール 降圧治療・蛋白制限食
第3期B (顕性腎症後期)	持続性蛋白尿	低下	びまん性病変：高度 結節性病変：多くは存在	厳格な降圧治療・ 蛋白制限食
第4期 (腎不全期)	持続性蛋白尿 （血清クレアチニン上昇）	著明低下	荒廃糸球体	厳格な降圧治療 低蛋白食・透析療法導入
第5期 (透析療法)	透析療法中			移植

降圧治療については「高血圧治療ガイドライン」（日本高血圧学会）を参照のこと
（糖尿病性腎症病期分類厚生省案の改定について，2001[1])より引用）

表2　糖尿病性多発神経障害 distal symmetric polyneuropathy) の簡易診断基準

必須項目
以下2項目を満たす．
1．糖尿病が存在する．
2．糖尿病性多発神経障害以外の末梢神経障害を否定しうる．

条件項目
以下の3項目のうち2項目以上を満たす場合を"神経障害あり"とする．
1．糖尿病性多発神経障害に基づくと思われる自覚症状
2．両側アキレス腱反射の低下あるいは消失
3．両側内踝の振動覚低下

注意事項
1．糖尿病性多発神経障害に基づくと思われる自覚症状とは，
　1）両側性
　2）足趾先および足底の「しびれ」「疼痛」「異常感覚」のうちいずれかの症状を訴える．
　上記の2項目を満たす．
　上肢の症状のみの場合および「冷感」のみの場合は含まれない．
2．アキレス腱反射の検査は膝立位で確認する．
3．振動覚以下とはC128音叉にて10秒以下を目安とする．
4．高齢者については老化による影響を十分考慮する．

参考項目
以下の参考項目のいずれかを満たす場合は，条件項目を満たさなくとも"神経障害あり"とする．
1．神経伝導検査で2つ以上の神経でそれぞれ1項目以上の検査項目（伝導速度，振幅，潜時）の明らかな異常を認める．
2．臨床症候上，明らかな糖尿病性自律神経障害がある．しかし，自律神経機能検査で異常を確認することが望ましい．

（糖尿病性神経障害を考える会, 2001[6]）より引用）

では，他の腎疾患を鑑別したうえで，早期腎症の診断を下す．この際，一定期間（約5年）以上の糖尿病罹病期間を有すること，網膜症や神経障害などの他の糖尿病性合併症が存在すること，高度の血尿を合併しないことなどは診断の参考になる．

2）顕性腎症の評価

持続性蛋白尿（顕性蛋白尿）の出現で診断する．試験紙法で持続的に陽性となるが，正確には定量して診断を下す．尿アルブミンを定量する場合は，時間尿で200 μg/分（300mg/日）以上，スポット尿で300 mg/g Cr以上，尿蛋白を定量する場合は24時間尿で500 mg/日以上，スポット尿で500mg/g Cr以上が顕性蛋白尿に相当すると考えられている．

3）腎不全の評価

他の腎疾患による慢性腎不全と同様であり，血清クレアチニン値2.0mg/dl以上でCcr 30ml/分以下が腎不全に相当すると考えられる．

4）腎症の治療方針

腎症の治療には，HbA1c値6.5％未満を目指した血糖コントロール，血圧値130/80mmHg未満を目指した血圧コントロールが重要である．さらに最近のランダム化比較試験の成績から，レニン-アンジオテンシン系阻害薬（アンジオテンシン変換酵素（ACE）阻害薬，アンジオテンシンII受容体拮抗薬（ARB））の有用性が確立してきており[2)~5)]，降圧薬の中ではACE阻害薬，ARBが第一選択薬と考えられている．

3．神 経 障 害

1）末梢神経障害の評価

末梢神経障害の診断に最も良い評価方法は神経伝導速度の測定である．しかし，神経伝導速度の測定は必ずしも簡便ではないため，通常は簡易診断基準を用いた評価が良いと考えられる．表2に「糖尿病性神経障害を考える会」がまとめた簡易診断基準を示す[6)]．行うべき評価項目は，自覚症状の有無・アキレス腱反射・内踝の振動覚である．

2）自律神経障害の評価

糖尿病性自律神経障害に基づくと考えられる症状が存在する場合は，評価項目が絞られるが，自律神経障害は多岐に渡っており，すべてを評価するためには膨大な検査が必要となる．最も汎用されている検査は心電図R-R間隔の変動係数（CV$_{R-R}$）と起立時の血圧変動である．

・[心電図R-R間隔の変動係数（CV$_{R-R}$）]

主に副交感神経機能を評価する検査である．糖尿病性自律神経障害が存在する場合にはCV$_{R-R}$は減少する．

・[起立性低血圧（Schellong test）]

主に交感神経機能を評価する検査であり，安静臥床から起立させ，血圧値の変動を観察する．日常臨床で広く行われている簡単な検査であるが，起立前の臥床時間，起立後の観察時間，血圧値変動の判定基準等も必ずしも一定していない．Schellong testでは収縮期血圧20mmHg以上の低下を病的と判定しているが，収縮期血圧30mmHg 以上の低下あるいは拡張期血圧15ないし10mmHg以上の低下を病的と判断する場合もある．

他の検査としては，
・[心拍変動パワースペクトル解析]
・[MIBG心筋シンチグラフィー]
・[胃排泄能試験]
・[膀胱機能検査]

が挙げられるが，自律神経機能検査には他にも多くの評価方法があり，詳細は成書を参照頂きたい．

3）神経障害の治療方針

神経障害に関しても，血糖コントロールが重要なことは異論がない．現在までに糖尿病性血管合併症の成因として種々の仮説が提唱されており，ポリオール経路の亢進もその一つである．ポリオール経路の亢進は他の合併症との関連も報告はされているが，現状ではアルドース還元酵素阻害薬は唯一糖尿病性神経障害にのみ適応を有している．他の治療法に関しては「疾患編」を参照していただきたい．

大血管障害の評価と治療

糖尿病は動脈硬化症の危険因子の一つであり，その評価は臨床上極めて重要である．まず，各臓器障害に基づく症状の有無，次いで理学的所見として，特に下肢の観察，四肢動脈拍動の触知，血管雑音の聴取が重要である．簡便な非侵襲的検査法としては下記のものが挙げられる．

1．末梢血管障害

・[X線撮影による動脈壁石灰化の有無]
・[足関節/上腕血圧比（ankle brachial pressure index：ABIあるいはankle pressure index：API）]

正常値は1.0以上であり，0.9～1.0が境界領域，0.9以下を閉塞性病変の合併と考える．ただし，動脈壁石灰化のためカフによる圧迫が不十分でABIが高値を示す場合がある．

・[脈波伝播速度（pulse wave velocity：PWV）の測定]

末梢血管障害のみの評価ではなく，動脈硬化性病変の存在や程度を評価する検査法である．1,600cm/秒以上を動脈壁硬化の合併と診断する．最近，ABIとPWVを同時に測定する装置が開発されており，簡便に実施できる．

・[磁気共鳴装置を用いた下肢血流の評価]

簡便な検査ではないが，下肢血流を非侵襲的に定量することが可能である．

2．脳血管障害

・[頸動脈エコー検査]

内膜中膜肥厚度（IMT）を測定し，1.1mm以上の場合，プラーク病変を認めた場合，総頸動脈と内頸動脈の抵抗係数を測定し各々0.82，0.62以上の場合を高危険（high risk）症例と考える．

・[実際に脳血管障害の病変が存在するか否かは，CT，

表3 Steno-2 studyにおける通常治療と積極的治療の治療目標値

	通常治療 1993〜1999	通常治療 2000〜2001	積極的治療 1993〜1999	積極的治療 2000〜2001
収縮期血圧（mmHg）	<160	<135	<140	<130
拡張期血圧（mmHg）	<95	<85	<85	<80
HbA1C（%）	<7.5	<6.5	<6.5	<6.5
空腹時総コレステロール	<250	<190	<190	<175
空腹時トリグリセライド	<195	<180	<150	<150
正常血圧者にもACE阻害薬投与	No	Yes	Yes	Yes
アスピリン治療				
虚血性心疾患症例	Yes	Yes	Yes	Yes
末梢血管疾患症例	No	No	Yes	Yes
CHDや末梢血管疾患既往がない症例	No	No	No	Yes

(Gaede P, et al., 2003[7] より引用)

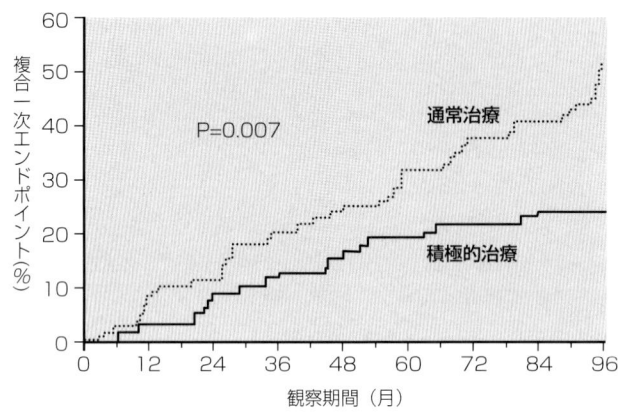

図1 Steno-2 studyにおける複合一次エンドポイント（心血管死，非致死性MI，CABG，PCI，非致死性脳卒中，血行再建術，四肢切断）に対する積極的治療の効果

(Gaede P, et al, 2003[7] より引用)

　　MRI等で適宜検査する．］

3. 冠動脈疾患
・［心電図，負荷心電図］
・［必要に応じ循環器内科医による精査を行う．］
・［電子ビームCTを用い，冠動脈石灰化指数を評価することも可能である．］

4. 大血管障害の治療

　大血管障害の治療に関しては，各リスクファクターへの対応が重要であり，特に血糖・血圧・脂質の集約的な管理の重要性が指摘されている．2003年 Steno Diabetes Centerから発表されたSteno-2 studyは，微量アルブミン尿を伴う2型糖尿病症例に対しintensified, targeted, multifactorial interventionを行い，大血管障害の発症・進行に対する効果を検討している[7]．その目標値を表3に示す．このような目標を達成すべく積極的な治療を行うことにより，観察期間平均7.8年で大血管障害の発症・進行は有意に抑制された（図1）と報告されている．また同時に細小血管障害の発症・進行のリスクも大幅に低下していた．どの因子が最も重要かは明らかではないが，細小血管障害および大血管障害が，生命予後およびQOLに及ぼす影響を考慮すると，この様な積極的治療が必要であると考えられる．なお，個々の臓器障害に対する治療に関しては，他稿を参照いただきたい．

 ま　と　め

　血管合併症を総合的にかつ定期的に評価することは，糖尿病の臨床上極めて重要である．上記の評価項目は一例に過ぎず，必要に応じて各臓器の精査を行わなければならない．ただ，多忙な日常臨床の場で全ての症例に全ての評価を行うことは必ずしも容易ではなく，各施設に応じた体系的な評価の工夫を考案することが重要と考えられる．さらに，治療に関しては，特に血糖・血圧・脂質の目標値を達成するよう，積極的な治療を行うことが重要と考えられる．

●文　　献●

1) 糖尿病性腎症に関する合同委員会：糖尿病性腎症病期分類厚生省案の改定について．糖尿病 44：623, 2001.
2) Lewis EJ, Hunsicker LG, Bain RP, et al. : The effect of angiotensin-converting- enzyme inhibition on diabetic nephropathy. New Engl J Med 329 : 1456-1462, 1993.
3) Parving H-H, Lehnert H, Brochner-Mortensen J, et al. : The effect of irbesartan on the development of diabetic nephropathy in patients with type 2 diabetes. New Engl J Med 345 : 870-878, 2001.
4) Lewis EJ, Hunsicker LG, Clarke WR, et al. : Renoprotective effect of the angiotensin-receptor antagonist irbesartan in patients with nephropathy due to type 2 diabetes. New Engl J Med 345 : 851-860, 2001.
5) Brenner BM, Cooper ME, de Zeeuw D, et al. : Effects of losartan on renal and cardiovascular outcomes in patients with type 2 diabetes and nephropathy. New Engl J Med 345 : 861-869, 2001.
6) 糖尿病性神経障害を考える会：糖尿病性多発神経障害（distal symmetrical polyneuropathy）の簡易診断基準．末梢神経 12：225-227, 2001.
7) Gaede P, Vedel P, Larsen N, et al. : Multifactorial intervention and cardiovascular disease in patients with type 2 diabetes. New Engl J Med 348 : 383-93, 2003.

［羽 田　勝 計］

総論

4 糖尿病の治療（食事療法，運動療法）

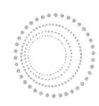
はじめに

糖尿病の治療には，食事療法，運動療法，薬物療法の3つの柱があり，最も重要な治療は食事療法と運動療法であるとよく言われる．確かに，日本人糖尿病患者の95%を占める2型糖尿病は毎日の生活習慣と密接に関連した『生活習慣病』であり，運動や食事の習慣をより適切なものにすることが重要である．

しかし，長年の習慣に基づいたライフスタイルの改善は簡単ではなく，食事療法，運動療法は薬物療法に比べコンプライアンスが低いものとなりやすい．

本項では，食事療法，運動療法の基本的な概念について解説する．

2型糖尿病に対する食事療法と運動療法の効果
―予防，治療のエビデンス―

境界型（impaired glucose tolerance：IGT）の状態で食事・運動を中心としたライフスタイルへの介入をおこなうことで糖尿病の発症が抑止しうることがMalmo study[1]，Da Qing study[2]，Finnish Diabetes Prevention Study[3]，Diabetes Prevention Program（DPP）[4] などで報告されている．

2001年にToumilehtoらによって報告されたFinnish Diabetes Prevention Studyは，一親等に糖尿病患者がいるIGT 522名（平均年齢55歳，平均BMI 32）を介

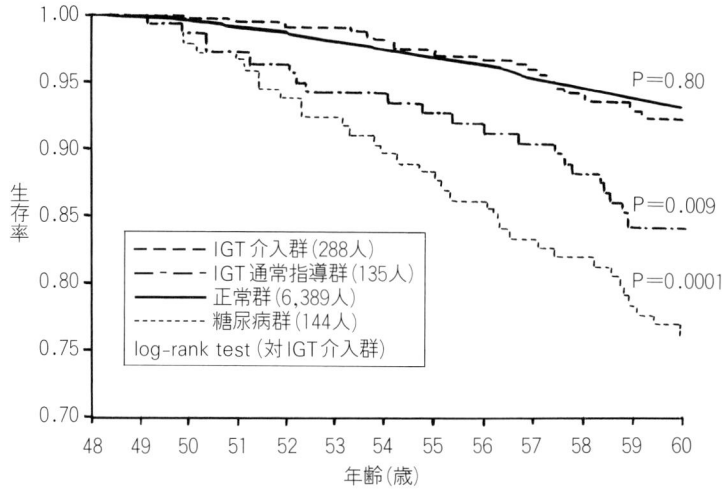

図1　耐糖能と介入の有無による生存率曲線
糖尿病群とIGT通常指導群では正常群の3倍，2倍の死亡率を示すが，食事や運動に介入したIGT群の死亡率は正常群とほぼ同様である．

(Eriksson KF et al., 1998[5] より一部改変引用)

入群と対照群に無作為に割り付けて検討した成績である．介入群では，①5％の減量，②脂質の摂取を総エネルギー摂取の30％以下にすること，③飽和脂肪酸の摂取を総エネルギーの10％以下にすること，④食物繊維を1,000kcalあたり15g以上摂取すること，⑤1日30分の中等度の運動をすることという5つの目標を達成するために積極的な個別指導をおこなった．対照群では一般的な食事と運動に関する指導を研究開始時以降毎年おこなった．その結果，平均3.2年の観察期間で糖尿病への移行のリスクが58％減少した．また，NNT（number needed to treat：処置作用確認人数；何人に介入すると一人に介入の効果が確認されるかを示す指標）は5人/5年で，5人のIGTを対象に5年間介入することで1人に介入の効果が期待できるが確認された．

DPPは多くの人種を対象にアメリカでおこなわれた介入試験である．IGT3,234人（平均年齢51歳，平均BMI34）を対象に，プラセボ群，メトフォルミン（1,700mg/日）投与群，生活習慣改善群の3群に無作為に割り付けた．生活習慣改善群では7％の減量を達成するために食事指導，週150分以上の運動，毎月1度の個別指導を徹底した結果，平均2.8年の観察期間でプラセボ群に対して生活習慣改善群で58％，メトフォルミン投与群で31％の糖尿病発症リスク軽減が確認された．NNTは生活習慣改善群で6.9人/3年，メトフォルミン投与群で13.9人/3年であった．

このように，食事療法と運動療法は2型糖尿病の発症阻止に有用であるが，治療としても有用である[5]．Malmo studyの続報として，耐糖能が正常，境界型，糖尿病型のそれぞれの群に，12年間食事と運動の介入をおこなった結果，食事介入をおこなった境界型の群では耐糖能正常者とほぼ同様の死亡率であったが，食事介入をおこなわない群では死亡率，虚血性心疾患の発症率が高かったと報告されている（図1）．

食 事 療 法

1．食事療法の目的

食事療法の目的は，インスリンの作用不足に基づく糖尿病の代謝を是正し，合併症の発症・進展を抑止して患者のquality of life（QOL）を高めることである．

しかし2型糖尿病と1型糖尿病では食事療法に対する基本的な考えに大きな違いがある．1型糖尿病では代謝改善の主役はインスリン治療であり，インスリン治療に合わせて高血糖，低血糖をきたさない食事療法が大切である．食事の回数も3食に限定するよりは，低血糖を回避するための補食（間食）を適切にとるこ とで血糖の揺れを小さくすることができる場合もある．さらに小児の場合は心身の発育成長を考慮した十分なエネルギーの摂取が必要であり，2型糖尿病患者と同様の内容のエネルギー制限を主体とした食事指導では拒食症などの摂食障害を引き起こす原因となる．

一方2型糖尿病の場合は肥満の改善が大きな問題となる．肥満の解消のための食事はエネルギー摂取量の調整と栄養素のバランスが重要であり，極端な場合は超低エネルギー食で減量をはかることもある．

2．食事療法の実際
（1）摂取エネルギー量の決定

摂取エネルギーは標準体重をもとに計算する．標準体重はbody mass index（BMI）をもとに，（身長m）×（身長m）×22で求める．しかし，標準体重と患者の理想体重は必ずしも同じではない．実際の臨床の場では現在の体重と20歳前後の頃の体重，既往最大体重，体脂肪率，骨格筋の発達具合をもとに総合的に柔軟性をもって目標体重，理想体重を設定する．例えば肥満患者では数kgの減量で耐糖能が正常化することも稀ではなく，目標体重と標準体重とは一致しないことが多い．

摂取エネルギー量は標準体重に想定される消費エネルギー量を乗じて算出する．日常生活の活動量が低い（デスクワークなど）場合は標準体重あたり25〜30kcal/kg，立ち仕事が多い場合は，30〜35kcal/kg，力仕事が多い場合では35kcal/kg前後を必要エネルギー量の基準として計算する．

（2）栄養素の配分ー三大栄養素のバランスー

インスリン発見以前には糖尿病の食事療法は飢餓療法であり，その後は低糖質，高脂肪，高蛋白食が推賞されていた．しかし，現在は基本的に低脂肪高糖質食が主流である．

一般的には，栄養素の配分として糖質（可溶性線維を含む複合糖質が望ましい）を50〜60％，脂質は総エネルギーの30％以下（飽和脂肪10％以下，多価不飽和脂肪10％未満，コレステロール300mg未満），蛋白質は1.0〜1.2g/kg体重程度のバランスが好ましいと考えられている．

しかし，糖質に関しても高糖質，高線維食（糖質70％，線維70g）はインスリン必要量を低下させ，インスリン感受性を改善するという報告がある一方で，高糖質食（糖質60％）と低糖質食（糖質35％）との比較検討では，高糖質食の際には血清中性脂肪の上昇，VLDLの増加，HDLコレステロールの低下を認め，肝臓におけるインスリン感受性，グルコース利用には差がなく，高糖質食に利点はないとの報告もあり意見の

一致をみていない[6)7)].

肥満患者に関しては，脂肪の制限よりも炭水化物の制限のほうが食事開始6ヵ月目では体重の減少が大きいが，1年後には体重の差はなくなると報告されている[8)9)].

(3) 食品交換表

糖尿病の食事療法が簡単に行えるようにと，日本糖尿病学会では『糖尿病食事療法のための食品交換表』を出版している．

食品交換表では80 kcalを1単位として，食品の1単位相当の重量と目安量を約500食品について示している．食品は交換表の中で

- 炭水化物を多く含むI群（表1：穀物，いも，炭水化物の多い野菜，豆，表2：くだもの），
- 蛋白質を多く含むII群（表3：魚介，肉，卵，チーズ，表4：牛乳，乳製品），
- 脂質を多く含むIII群（表5），
- ビタミン，ミネラルを多く含むIV群（表6）

に分類されている．

(4) 糖尿病腎症と食事

厚生省糖尿病調査研究事業合併症研究班（腎症）では糖尿病性腎症を腎症前期，早期腎症，顕性腎症（前期，後期），腎不全期，透析療法期の5期に分類しており，食事療法を腎症のステージングに合わせて指導するように提唱している．

しかし，糖尿病腎症に対する低蛋白食が腎不全の発症，進展を抑止しうるかを示す大規模臨床試験はなく，今後のさらなる検討が待たれる．

運動療法

1．運動療法の目的

運動は筋力の低下を防ぎ，ストレスを解消し，心肺機能を高めるために非常に重要である．しかし，現代社会は交通機関が発達し，コンピュータ化がすすみ，身体活動を大幅に減少させている．運動不足は骨格筋や脂肪細胞のインスリン感受性を低下させ，インスリン抵抗性を助長する．

糖尿病における運動療法の目的は，インスリン抵抗性の改善によって，糖尿病の進展を抑止し，身体機能（physical fitness）を維持することである．

運動療法はただ単に食後の血糖値を下げるためのものであると認識している医療従事者が少なくない．患者に対して食後に定期的な運動を強いることは，忙しい現在社会の中では極めて困難なことである．ストレスの解消，心肺機能の増進，筋力低下の予防としての楽しい運動を患者の理解してもらい，医療従事者もそのような運動の良き実践者であることが望まれる．

2．運動療法の効果

(1) 運動療法の急性効果

安静時の筋肉では脂肪細胞より動員された遊離脂肪酸をエネルギーとして利用している．中等度（最大酸素消費量50％以下）の運動を行うときには筋肉内のグリコーゲン，血中グルコース，肝臓で新生されたグルコースが順に利用され，脂肪組織からの遊離脂肪酸もエネルギーとして利用される．しかし，激しい運動ではグルコースの利用率が高まり，血中に乳酸が蓄積し，脂肪分解が抑制される．遊離脂肪酸が運動のエネルギーとして利用されず，乳酸の蓄積が増加するポイントが乳酸性閾値（lactate threshold），無酸素性閾値（anerobic threshold）であり，このレベルを超えて運動を続けることが困難となる．

また，空腹時血糖値250〜300mg/dl以上で，ケトーシスを伴うなどインスリン欠乏が著明な状態では，運動によりグルカゴン，アドレナリン，ノルアドレナリンなどのインスリン拮抗ホルモンが著しく増加し，代謝状態を乱し，高血糖，遊離脂肪酸やケトン体の増加を招く．

(2) 運動療法の慢性効果（トレーニング効果）

運動を継続することによりトレーニング効果としてインスリン感受性が改善する．

その理由としては，骨格筋重量の増大，インスリン受容体の結合性の改善，骨格筋における糖輸送担体（Glut-4）の蛋白量の増加，膜表面へのtranslocation等があげられる．

しかし，トレーニング効果は2，3日から1週間で消失してしまうため，運動は継続して行うことが望ましい．

3．運動療法の実際

(1) 2型糖尿病患者，肥満患者の場合

インスリン抵抗性の増大が示唆される2型糖尿病患者，とくに肥満患者では摂取エネルギー量を減少させるだけでは体脂肪が一定までしか減少しない．エネルギー制限のみでは，筋肉や骨量などのlean body massも減少し，安静時の基礎代謝率が低下するために，脂肪の減少が極端に低下する．適切なエネルギー制限と運動を組み合わせることによってはじめて，体脂肪の効率的な減少がはかれる．

運動によって脂肪を効率よくエネルギーとして用い，体脂肪を減少させるには十分に酸素を供給しつつ行う好気的運動（エアロビックな運動）と静的な筋力トレーニングの併用が望ましい．

早足の散歩（ウオーキング），ジョギング，水泳，自転車エルゴメーター，エアロビクスなどを，ストレッチや筋力トレーニング（ダンベル体操など）と組み合わせて行う．

運動療法は，いつでも，どこでも，一人でもできるのが望ましいといわれるが，忙しい現代社会にあっては，フィットネスクラブやトレーニングジムで，多くの人に混じって行うことも運動の楽しさを実感できるひとつの方法である．

（2） 1型糖尿病患者の場合

1型糖尿病患者における運動療法の有用性については意見の一致をみていない．

運動を行う場合のもっとも大きな危険は低血糖である．運動により皮下注射したインスリンの吸収が促進され，思いがけない時間に低血糖を起こすことがある．また，運動後十数時間後にみられる PEL（post exersise late onset hypoglycemia）にも注意が必要である．

1型糖尿病患者の場合は運動前のインスリン量の減量，運動前後の補食が重要であり，個々の症例に応じた，きめ細やかな指導が大切である．

（3） 慢性合併症と運動

視力障害があり運動療法自体が危険な網膜症患者，持続性蛋白尿がみられる患者，起立性低血圧を合併した患者などの場合は歩行やストレッチ以外の運動療法は原則として避けた方がよい．末梢性神経障害のある患者では，靴擦れや擦り傷が原因で壊疽を来すこともあり，運動療法を指示する際にはフットケアにも細心の注意を払う必要がある．

●文　献●

1) Eriksson KF, et al.: Prevention of type 2 (non-insulin-dependent) diabetes mellitus by diet and physical exercise; the 6-year Malmo feasibility study. Diabetologia 34: 891, 1991
2) Pan XR et al.: Effects of diet and exercise in preventing NIDDM in people with impaired glucose tolerance; Da Qing IGT and Diabetes study. Diabetes Care 20: 537, 1997
3) Tuomilehto J et al.: Prevention of type 2 diabetes mellitus by changes in lifestyleamong subjects with impaired gluzose tolerance. N Engl J Med 344: 1343, 2001
4) DPP research group: Reduction in incidence of type 2 diabetes with lifestyle intervention or metformin. N Engl J Med 346: 393, 2002
5) Eriksson KF et al.: No excess 12-year mortality in men with impaired glucose tolerance who perticipated in the Malmo preventive trial with diet and exercise. Diabetologia 41: 1010, 1998
6) Anderson JW et al.: Metabolic effects of high carbohydrate, high fiber diets for insulin dependent diabetic indivisuals. Am J Clin Nutr 54: 936, 1991
7) Garg A et al.: Comparison of effects of high and low carbohydrate diet on plasma lipoproteins and insulin sensitivity in patients with mild diabetes. Diabetes 41: 1278, 1992
8) Smaha FF et al.: A low-carbohydrate as compared with a low-fat diet in severe obesity. N Engl J Med 348: 2074, 2003
9) Foster GD et al.: A randomized trial of low-carbohydrate diet for obesity. N Engl J Med 348: 2082, 2003

［吉岡　成人］

総論 5 糖尿病の検査

糖尿病診断のための検査

1. 糖尿病型の診断

糖尿病型の診断には，空腹時血糖値（FPG : fasting plasma glucose），静脈血漿値）と75g経口ブドウ糖負荷試験（75g OGTT）が用いられる．75g OGTTは，前夜9時以後絶食とし，空腹のまま午前9時頃開始する（10時間以上の絶食後を空腹時血糖とする）．負荷前，（負荷後30分，）1時間，2時間に採血する．FPG 126mg/ml以上，75g OGTT 2時間値（2hPG）200mg/dl以上が満たされれば糖尿病型，FPGが110mg/dl未満でかつ2hPGが140mg/dl未満のものを正常型とよび，糖尿病型でも正常型でもないものを境界型とよぶ．

糖尿病の診断には，随時血糖値200mg/dl以上が含まれ，HbA1c 6.5%以上が補助的に使用される．

2. 糖尿病の分類

1型糖尿病は，膵島自己抗体がしばしば陽性である．GAD（glutamic acid decarboxylase）抗体は日常診療でも簡単に測定可能であるが，GAD抗体が陰性でもほかの自己抗体が陽性の1型糖尿病があることを考慮する必要がある．ICA（islet cell antibody）は若年者O型の膵切片を用いた検査であり，インスリン自己抗体IAA（insulin autoantibody）やIA-2，HLAタイプなどは補助的に利用される．

2型糖尿病では，遺伝子異常による糖尿病の診断には遺伝子学的検査を要する．

3. 糖尿病の併発症

2型糖尿病には，肥満，高血圧，高脂血症，高尿酸血症，脂肪肝などを合併していることが多く，それぞれについて診断や評価のための検査が必要である．

肥満症では，とくに内臓肥満の評価として腹部のCT検査を行う．内臓脂肪（visceral fat）と皮下脂肪（subcutaneus fat）の比（V/S比）が0.4以上を，肥満のない場合は男性で100cm²以上，女性で90cm²以上を内臓脂肪蓄積とする．

糖尿病に合併する高脂血症では，インスリンの抗脂肪分解作用やLPL合成促進作用の低下により，FFA動員の増加，肝のVLDL産生の増加から，LDLの増加，高TC血症を呈す．カイロミクロンやVLDLの異化が減少し高TG血症を，VLDLからのHDL生成が減少し低HDL-C血症を呈す．また，small, dense LDLの増加，酸化LDLや糖化LDLの増加，Lp（a）の増加がみられ，atherogenicに作用する．

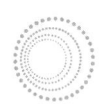

血糖コントロールのための検査

1. 血糖値

早朝空腹時血糖値は100mg/dl以下，食後2時間血糖値120mg/dl以下が目標値である．治療法によっては，毎食前血糖値や毎食後2時間血糖値が，一日の血糖値の変動を把握するのに必要である．夜間や早朝の高血糖を調べるために，午前3時や5時に血糖測定を行う．

2. 糖化タンパク（HbA1c，グリコアルブミン GA），フルクトサミン（FRA））

HbA1cは過去1～2ヵ月間の血糖値を反映する．DCCTのデータからは，3回の食前食後と就前の7回の平均血糖値が最も合致している．基準値は，JDS「グリコヘモグロビンの標準化に関する委員会」の標準化後，4.3～5.8%とされた．血糖値とHbA1cが乖離する場合があり，出血，溶血性疾患（溶血性貧血，白血病，肝硬変症など），腎不全などの病態では，HbA1cが低くでるため注意を要する．

GAは過去2週間の平均血糖値を反映し，不安定型糖尿病，治療開始直後の糖尿病，妊娠糖尿病などの短期間のコントロール状態の把握に有用である．また，HbA1cが異常値をしめす病態（とくに貧血や腎不全）

や，FRAが低値をしめす低タンパク血症でも有用である．GAが高値をしめす病態には，肝硬変，甲状腺機能低下症，栄養摂取障害などがあり，低値をしめす病態には，ネフローゼ症候群，甲状腺機能亢進症，熱傷，大量出血などがある．

　FRAはグルコースとタンパクが非酵素的に結合してできたケトアミンであり，HbA1cやGAも含まれることになる．FRAは，低タンパク血症（3〜4g/dl以下）で低値傾向となり，抗凝固剤や血清ビリルビンなどの影響をうける．

3．1,5AG

　1,5AGは，尿糖排泄から約1週間の平均血糖値をみる検査である．1日の中でも食後高血糖を強く反映しており，ボグリボースによる食後過血糖の改善により低下し，また血糖降下剤開始後やステロイド剤投与後の血糖モニターに有用である．α-グルコシダーゼ阻害剤のアカルボースは，α-1,4-グルカンリアーゼを抑制するため血中1,5AGを低下させる．

インスリン抵抗性とインスリン分泌

1．インスリン抵抗性

　インスリン抵抗性を調べる方法には，空腹時血中インスリン値，OGTTの血中インスリン反応，インスリン静注テスト，高インスリン正常血糖クランプ法などがある．

　インスリン分泌能に障害がない場合，空腹時血中インスリン値が10〜15μU/ml以上でインスリン抵抗性が存在すると考える．空腹時血中CPRは，腎障害および糖尿病でない正常者で1.32±0.19ng/mlであり，インスリン抵抗性により空腹時CPRは上昇し，75g糖負荷後では5〜10ng/mlと空腹時の3〜5倍に上昇する．またFPG140mg/dl以下で，The homeostasis model insulin resistance index（HOMA-IR）＝fasting IRI（μU/ml）×FPG（mg/dl）÷405は，1.6以下の場合は正常，2.5以上の場合にインスリン抵抗性があると考える．

　インスリン静注テストは速効型インスリン0.1unit/kgを静注して3分毎に15分まで血糖を測定し，血糖降下率（Kitt：0.693/t（1/2））を計算するとグルコースクランプのglucose disappearance rateと相関する．

　人工膵臓を用いる高インスリン正常血糖クランプ法（hyperinsulinemic euglycemic glucose clamp）は，一定量のインスリンを持続的に注入して血中インスリン濃度を50〜60μU/mlとし（肝糖放出は抑制される），正常血糖（約100mg/dl）を保つためにグルコースを持続的に注入する．そのときのグルコース注入速度（glucose disposal rate；GDR）はインスリン抵抗性が強ければ低下し，正常では約10mg/kg/minである．外因性インスリンの効果を確実に評価でき，低血糖にならず拮抗ホルモンの影響を受けず，主に骨格筋，脂肪組織におけるインスリン抵抗性が評価できる．簡単には行えないが，現在のところ最も信頼できる方法である．

2．インスリン分泌

　インスリン分泌を刺激する物質には，グルコース，グルカゴン，アルギニン，トルブタマイドなどあるが，インスリン分泌能を調べる検査としては，経口ブドウ糖負荷試験とグルカゴン負荷試験が代表的なものである．

　75g OGTTにおいて，糖尿病患者のIRI反応は，30分における上昇度が小さく頂値が遷延し，FPGの上昇につれてIRI反応は低反応になる．糖負荷後30分の血中インスリンの増加量（ΔIRI）と血糖上昇量（ΔPG）の比（ΔIRI/ΔPG）を insulinogenic index といい，これは糖負荷後のインスリン初期反応を示す．75g OGTTの時は，この値は正常人では0.4以上である．ΔIRI/ΔPG（30分）は，急性肝炎，肝硬変症，胃切除後，甲状腺機能亢進症，ステロイド剤治療中，心筋梗塞など糖尿病ではないが耐糖能が低下する病態では，幅広い分布をしめすが低値にならない．

　グルカゴン負荷試験は，早朝空腹時にグルカゴン1mgを静注し負荷前と5（6），10，15，30，60分後に採血し，血糖とIRI（必要があればCPR）を測定する．インスリンは5分以内にピークに達し高くても100μU/mlくらいである．血中CPR 6分値の正常は4.76±1.44ng/mlであり，1.0ng/ml以下のときあるいは負荷後5分値と前値との差ΔCPR5が0.7ng/ml以下のときは，残存膵β細胞機能が非常に低下してインスリン依存性が高いと考えられる．

　24時間尿中CPRは1日の総インスリン分泌能を示し，正常はおよそ50〜120μg/dayである．インスリン基礎分泌量は総分泌量の約1/3とされており，24時間尿CPR 30μg以下であれば基礎分泌まで障害されたインスリン依存状態になっているといえる．10μg/day以下ではインスリン分泌機能がかなり低下していると予想される．

糖尿病合併症のための検査

1. 細小血管障害

糖尿病性腎症では，まず試験紙法による尿検査は，尿中アルブミン濃度は，(±)で5mg/dl，(+)で30mg/dl，(++)で100mg/dl，(+++)で300mg/dl以上に相当する．

尿中微量アルブミンは試験紙法による尿タンパクが陰性の早期から出現し，早期腎症の診断に用いられている．日本糖尿病学会・日本腎臓病学会　糖尿病性腎症合同委員会による正常値の検討では，尿中アルブミン濃度は全体として23.8mg/l以下，18.6mg/gCr以下を正常としている．早朝尿は16.5mg/l以下，10.8mg/gCr以下を，随時尿では29.3mg/l以下，24.6mg/gCr以下を正常としている．厚生省平成2年度糖尿病調査研究報告書では，早期腎症は，夜間尿で10μg/分以上，24時間尿で15μg/分以上，昼間（安静時）尿で20μg/分以上であり，上限は約200μg/分とされている．

その他の早期腎症マーカーとして，Ⅳ型コラーゲン，糸球体性のトランスフェリン，IgG，糸球体細胞外基質のフィブロネクチン，ラミニン，尿細管性の低分子タンパクのレチノール結合タンパク，β2-ミクログロブリン，α1-ミクログロブリン，酵素であるNAG（N-acetyl-β-D-glucosaminidase），AAP（alanine aminopeptidase）などが測定されている．

血清クレアチニン濃度および内因性クレアチニンクリアランスは，おもに糸球体濾過値（GFR）を示す腎機能検査である．GFRが50％未満になると血清クレアチニン濃度は上昇し始め，20～30％以下になると腎不全の時期になりタンパク制限をしても血清クレアチニン濃度は正常化せず代償不全期となる．

糖尿病性神経障害の検査では，知覚神経検査は，とくに振動覚についてC128，C64などの音叉計で半定量化ができる．末梢神経伝道速度の測定は，四肢の神経を用い，運動神経伝導速度，感覚神経伝導速度やF波の測定を行い評価する．

自律神経機能検査には，ポリグラフィシステム（RM-6000（日本光電））があり，心電図R-R間隔（RR），呼吸，収縮期血圧（SBP），皮膚血流（PBF）を同時に測定して解析し，交感神経や副交感神経の指標とする．また，心電図R-R変動係数（CVRR）は通常の心電図計で自動解析が可能であり，100心拍のR-R間隔について，平均R-R間隔（mRR）とSDを算出し，SD/mRR×100（％）として表示し，正常は2％以上である．

2. 大血管障害

冠血管疾患においては，（負荷）心電図，トレッドミル，心エコー，（負荷）心筋シンチ，冠血管造影などにより虚血性心疾患を評価する．

脳血管障害においては，頭部のCTスキャン，MRI（MRA），脳血管造影などをおこなう．

（閉塞性）動脈硬化症検査では，まず血管障害マーカーとして，リポタンパクや凝固線溶系異常，サイトカイン，接着分子，炎症反応物質があり，高感度CRP，fibrinogen，serum amyloid Aなどの急性期炎症反応物質は血管障害リスクのマーカーと考えられている．頸動脈エコーでは，内膜中膜複合体肥厚度やプラークスコアの測定をおこなう．大動脈脈波速度では，総頸動脈および大腿動脈において脈波を同時に測定し，その間の距離と脈波伝達時間によりpulse wave velocity（PWV）を算出する．PWVは，正常値は若年者で500～700cm/secといわれ年齢とともに増加する．PWV 900cm/sec以上では動脈硬化性疾患の有病率が増加してくるので，正常上限を900～1000cm/secとしているところが多い．そのほかには，四肢末梢動脈の血管造影検査やMRAが行われる．

［武井　泉／笠谷　知宏］

総論 6. 原因遺伝子が同定されている糖尿病

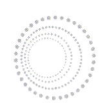

糖尿病の分類とその成因

　糖尿病はインスリン作用不足により惹起される慢性の高血糖を主徴とする代謝疾患群である．その成因により1型，2型，その他の特定の機序，疾患によるもの，および妊娠糖尿病に分類されている（表1[1]）．

　近年，糖尿病を惹起する遺伝子異常がMODY（Maturity onset diabetes of the young）を中心に数多く同定されてきており，「その他の特定の機序，疾患によるもの」のうち「遺伝因子として遺伝子異常が同定されたもの」がさらに細分類されている（表1赤字）．本項ではこれら「遺伝因子として遺伝子異常が同定されたもの」および「糖尿病を伴う遺伝性症候群のうち

表1　糖尿病とそれに関連する耐糖能低下の成因分類

I　1型（β細胞の破壊，通常は絶対的インスリン欠乏に至る）
　A　自己免疫性
　B　特発性

II　2型（インスリン分泌低下を主体とするものと，インスリン抵抗性が主体で，それにインスリンの相対的不足を伴うものなどがある）

III　その他の特定の機序，疾患によるもの
　A　遺伝因子として遺伝子異常が同定されたもの
　　①膵β細胞機能にかかわる遺伝子異常
　　　　1．インスリン遺伝子(異常インスリン症，異常プロインスリン症)
　　　　2．HNF-4α遺伝子(MODY1)
　　　　3．グルコキナーゼ遺伝子(MODY2)
　　　　4．HNF-1α遺伝子(MODY3)
　　　　5．IPF-1遺伝子(MODY4)
　　　　6．HNF-1β遺伝子(MODY5)
　　　　7．ミトコンドリアDNA(MIDD)
　　　　8．アミリン遺伝子
　　　　9．その他
　　②インスリン作用の伝達機構にかかわる遺伝子異常
　　　　1．インスリン受容体遺伝子
　　　　　　(A型インスリン抵抗性，妖精症，Rabson-Mendenhall症候群他)
　　　　2．その他
　B　他の疾患，条件に伴うもの
　　①膵外分泌疾患（膵炎，外傷／膵摘出術，腫瘍，ヘモクロマトーシス，その他）
　　②内分泌疾患　（クッシング症候群，先端巨大症，褐色細胞腫，グルカゴノーマ，
　　　　　　　　　アルドステロン症，甲状腺機能亢進症，ソマトスタチノーマ，その他）
　　③肝疾患　（慢性肝炎，肝硬変，その他）
　　④薬剤や化学物質によるもの(グルココルチコイド，インターフェロン，その他)
　　⑤感染症　（先天性風疹，サイトメガロウイルス，Epstein-Barrウイルス，
　　　　　　　Coxsackie Bウイルス，Mumpsウイルス，その他）
　　⑥免疫機序によるまれな病態（インスリン受容体抗体，Stiffman症候群，
　　　　　　　　　　　　　　　インスリン自己免疫症候群，その他）
　　⑦その他の遺伝的症候群で糖尿病を伴うことの多いもの
　　　　　（Down症候群，Prader-Willi症候群，Turner症候群，Klinefelter症候群，
　　　　　　Werner症候群，Wolfram症候群，セルロプラスミン低下症，脂肪萎縮性糖尿病，
　　　　　　筋強直性ジストロフィー，その他）

IV　妊娠糖尿病

原因遺伝子の同定されたもの」について概説する．

遺伝因子として遺伝子異常が同定された糖尿病[2]

前述したように，糖尿病を惹起する多くの遺伝子異常が報告されてきている．これらはインスリン分泌に重要な膵β細胞機能に関わるものとインスリンの標的組織でのインスリン作用の伝達機構に関わるものに大別される．

1．膵β細胞機能に関わる遺伝子異常

これらにはインスリン，グルコキナーゼ，種々の転写因子，ミトコンドリア，アミリン遺伝子などが含まれる．

1）インスリン遺伝子異常（図1）

インスリン遺伝子異常では生物活性の低下したインスリン（異常インスリン症）あるいはプロセッシング異常によりプロインスリンからインスリンの生成の低下（異常プロインスリン症）などにより糖尿病発症に至る．現在までにインスリン構造遺伝子異常による異常インスリン症や異常プロインスリン症は7種類，14家系が報告されているが，すべて正常と変異遺伝子のヘテロ接合体である．また，インスリン遺伝子シグナルペプチド部位のミスセンス変異（図1①）も報告されているが本例でシグナルペプチドの切断異常が惹起されているか否かは不明である．

異常プロインスリン症はアミノ酸置換によりプロインスリンからインスリンへの変換が障害されたものであり，切断部位である塩基性アミノ酸対の部位の変異が主であるが，切断部位以外の変異も存在し，プロインスリンの分泌顆粒内へのソーティングに異常を生じたためと推察されている．

異常インスリンは受容体結合能や，生物活性が著明に低下しており，そのため生体内での半減期が著明に延長している（受容体を介する分解が低下しているため）．プロインスリンの生物活性も正常インスリンの数％程度であり，異常プロインスリン症でも同様のことがいえる．本症に特徴的な臨床検査成績は，空腹時血中インスリン（IRI）/C-ペプチド（CPR）モル比の上昇を伴う著明な空腹時高インスリン血症である．同様の高IRI血症は家系内に常染色体優性遺伝の形式で存在している．

2）MODYの遺伝子異常

MODYは若年発症（一般に25歳以下），常染色体優性遺伝形式で糖尿病が認められる家系であるが，MODYの原因は1つではなく，現在まで少なくとも6つの原因遺伝子が同定されている（表2）．これらの内MODY2（グルコキナーゼ）を除いた他のMODYは全て膵β細胞などで働く転写因子の異常によるものである．そのため，膵β細胞の他の転写因子についても検索がなされ，これら以外にも糖尿病を引き起こすと考えられる転写因子遺伝子異常としてIsl-1[3]，Pax4[4]，MAPK8IP1/IB1（Islet-brain-1）[5]などが，肥満に関連する転写因子としてSHP[6]が報告されている．これらの転写因子はネットワークを形成し，相互に調節しあっている（図2）．

HNF-1α遺伝子異常（MODY3）は日本人MODYの中で最も高頻度である．HNF-1αはホモダイマーあるいはHNF-1βとヘテロダイマーを形成し，作用する．

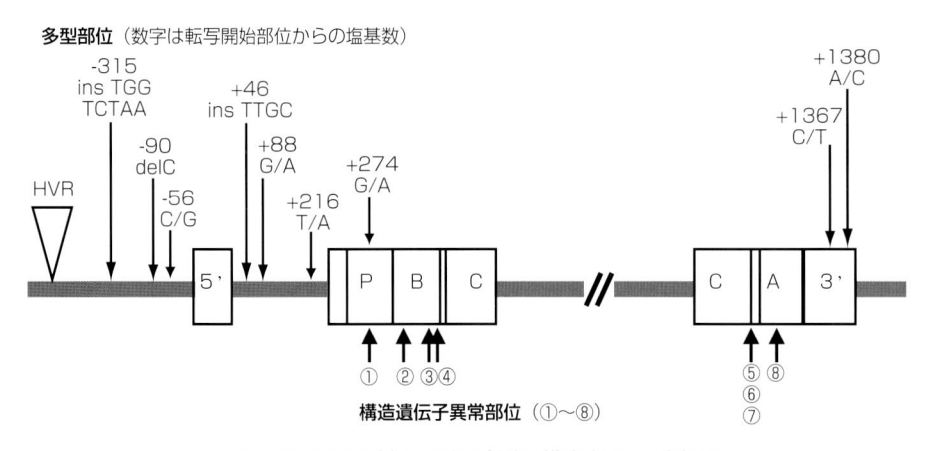

図1 インスリン遺伝子の多型部位と構造遺伝子異常部位

構造遺伝子異常部位（①〜⑧）
① -2Ala（GCA）→Thr（ACA）シグナルペプチドの異常？
② B10His（CAC）→Asp（GAC）高プロインスリン血症（Proinsulin Providence）
③ B24Phe（TTC）→Ser（TCC）高インスリン血症（Insulin LosAngeles）
④ B25Phe（TTC）→Leu（TTG）高インスリン血症（Insulin Chicago）
⑤ 65Arg（CGT）→His（CAT）高プロインスリン血症（Proinsulin Tokyo）
⑥ 65Arg（CGT）→Leu（CTT）高プロインスリン血症（Proinsulin Kyoto）
⑦ 65Arg（CGT）→Pro（CCT）高プロインスリン血症（Proinsulin Oxford）
⑧ A3Val（GTG）→Leu（TTG）高インスリン血症（Insulin Wakayama）

表2 MODYの原因遺伝子

	原因遺伝子	遺伝子座位	頻度(%) 日本	フランス	英国
MODY1	HNF-4α	20q12-q13.1	2	<1	4
MODY2	Glucokinase	7q15-p13	<1	50	2
MODY3	HNF-1α	12q24.2	8-20	25-50	72
MODY4	IPF-1	13q12.1	rare	1	1
MODY5	HNF-1β	17cen-q21.3	2	?	?
MODY6	BETA2/NEUROD1	2q32	?	?	?

* Glucokinaseのホモの変異では新生児糖尿病
** MODY5では腎機能障害を高率に合併

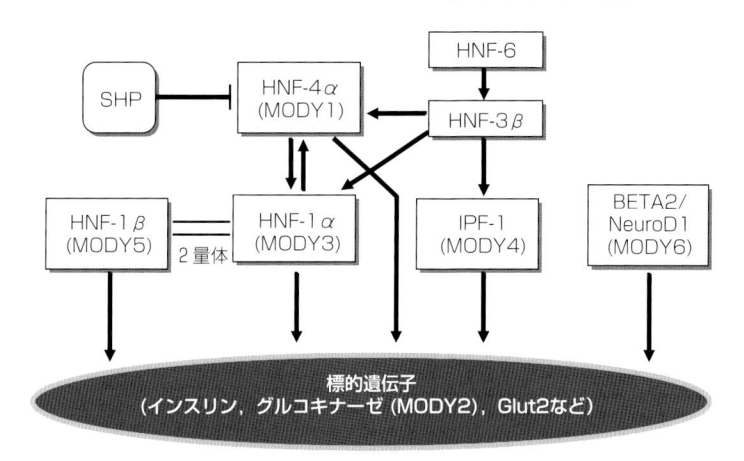

図2 膵β細胞発現転写因子ネットワークとMODY

表3 ミトコンドリアDNA 3243A→G点変異糖尿病の特徴

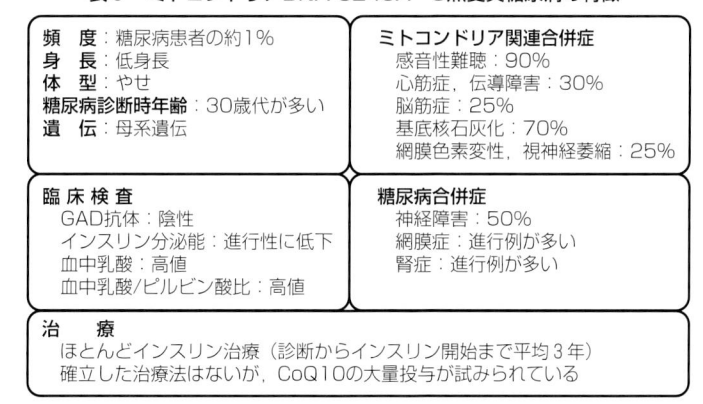

頻　度：糖尿病患者の約1%
身　長：低身長
体　型：やせ
糖尿病診断時年齢：30歳代が多い
遺　伝：母系遺伝

ミトコンドリア関連合併症
　感音性難聴：90%
　心筋症，伝導障害：30%
　脳筋症：25%
　基底核石灰化：70%
　網膜色素変性，視神経萎縮：25%

臨床検査
　GAD抗体：陰性
　インスリン分泌能：進行性に低下
　血中乳酸：高値
　血中乳酸/ピルビン酸比：高値

糖尿病合併症
　神経障害：50%
　網膜症：進行例が多い
　腎症：進行例が多い

治　療
　ほとんどインスリン治療（診断からインスリン開始まで平均3年）
　確立した治療法はないが，CoQ10の大量投与が試みられている

インスリン分泌障害は軽度から高度まで様々である．尿糖の再吸収閾値が低下するため，尿糖陽性として発見されることも多い．

HNF-4α遺伝子異常（MODY1）の耐糖能障害はMODY3に類似する．HNF-4αはHNF-1αの発現を制御する．また，脂質代謝関連の遺伝子も制御するため，脂質代謝異常にも関連する．

HNF-1β遺伝子異常（MODY5）では糖尿病以外に腎障害を合併することが特徴である．

IPF-1遺伝子異常（MODY4）はホモ接合体では膵の無形成をヘテロで糖尿病を発症する．

BETA2/NeuroD1遺伝子異常（MODY6）は日本人ではまだ報告がない．

グルコキナーゼは解糖系の律速酵素であり，膵β細胞と肝臓でグルコースセンサーとして働いている．グルコキナーゼ遺伝子異常（MODY2）により膵β細胞ではグルコースによるインスリン分泌閾値が変化する．肝臓では糖取込，糖新生も抑制，グリコーゲン合成などに影響する．グルコキナーゼ遺伝子異常はほとんどヘテロ接合体で出生時より軽度の高血糖を示すが，糖尿病は軽症で合併症の頻度も高くない．なお，グルコキナーゼのホモの異常例ではインスリン分泌が全く認められず，新生児糖尿病となる[7]．

3）ミトコンドリア遺伝子異常

膵β細胞におけるグルコースによるインスリン分泌にはミトコンドリアが極めて重要である．ミトコンド

表4 2型糖尿病におけるアミリン遺伝子変異（S20G）の頻度

	2型糖尿病患者	正常耐糖能者	有意差
Sakagashira S, et al, 1996[8]	12/ 294 (4.1%)	0/ 187 (0%)	p=0.0049
Seino S, et al, 2001[9]	40/1,538 (2.6%)	9/1,108 (0.8%)	p=0.0007

リア遺伝子異常による糖尿病の代表として3243A/G点変異がある．日本人糖尿病患者の約1%に認められる．母系遺伝，感音性難聴が特徴である（表3[2]）．3243変異以外にも糖尿病と関連するミトコンドリア遺伝子異常も報告されている．

4）アミリン遺伝子異常

アミリンは2型糖尿病の膵ラ島に沈着しているアミロイドの主要構成成分として同定された分泌蛋白である．20番目のセリンのグリシンへのミスセンス変異が報告され，本変異が2型糖尿病発症や経過を修飾すると考えられている（表4[8,9]）．本変異は白人やアフリカ人では報告がなく，アジア人特有の可能性がある．

2．インスリン作用の伝達機構に関わる遺伝子異常
1）インスリン受容体遺伝子異常

インスリン受容体異常症はインスリン受容体遺伝子異常によりインスリン抵抗性を来す先天性のA型とインスリン受容体抗体によりインスリン抵抗性を来す後天性のB型に大別される．B型は自己免疫疾患であり，インスリン受容体遺伝子異常によるものではない．一方A型はインスリン受容体の遺伝子異常によることが多く，インスリン受容体結合の低下を認める（狭義のA型），インスリン受容体結合には異常がないが，結合後の作用低下を示すA型亜型（C型）および妖精症などの先天異常に伴うものに分けられている．インスリン受容体遺伝子異常を機能的に分類すると(1)生合成の異常，(2)細胞膜への挿入異常，(3)インスリン結合親和性の低下，(4)チロシンキナーゼ活性の低下，(5)受容体再利用の低下に分類される．

糖尿病を伴う遺伝性症候群のうち原因遺伝子の同定されたもの

糖尿病を伴う多くの遺伝性症候群が存在する．このことは逆に多くの遺伝子が耐糖能に関与することを示している．それらの原因遺伝子の同定は，耐糖能に関与する新たな因子の発見となり，一般の2型糖尿病原因遺伝子検索の手がかりとなる．本稿では原因遺伝子の同定されたもののみ紹介する．

Wolfram症候群はその症状よりDIDMOAD（diabetes insipidus, diabetes mellitus, optic atrophy, deafness）症候群とも呼ばれる．自己免疫機序によらず，膵β細胞が脱落していく．1998年原因遺伝子が同定されWFS1と命名された[10]．ホモの変異でWolfram症候群となるが，ヘテロ接合体が糖尿病発症しやすいか否か興味が持たれる．

TRMA（Thiamine-responsive megaloblastic anemia syndrome）はビタミンB1反応性の巨赤芽球性貧血に糖尿病，感音性難聴を伴うものであり，ビタミンB1の輸送体（SLC19A2）の異常である[11]．

Wolcott-Rallison症候群は幼児期発症糖尿病と多発性epiphysial dysplasiaを合併する症候群であり原因遺伝子としてEIF2AK3（encoding translationinitiation factor 2-α kinase 3）が同定されている[12]．

IPEX（X-linked syndrome of immunodysregu-lation, polyendocrinopathy, and enteropathy）はHNF3類似のforkhead/winged helix familyの転写因子であるFOXP3（Forkhead box P3）の変異によることが報告された[13]．

APS1（Autoimmune polyendocrinopathy syndrome type1）多腺性自己免疫症候群1型（副甲状腺機能低下症，アジソン病，および粘膜皮膚カンジダ症，他に自己免疫性甲状腺疾患，1型糖尿病など）の原因遺伝子としてAIRE（Autoimmune regulator）がポジショナルクローニングにて1997年同定された[14]．

Bardet Biedel症候群（BBS）は常染色体劣性の遺伝形式で網膜色素変性，知能障害，性腺機能低下，多指症，肥満，腎奇形など呈するが，高率に耐糖能障害や高血圧も合併する．6つの遺伝子座（BBS1：11q13, BBS2：16q21, BBS3：3p13-p12, BBS4：15q22.3-q23, BBS5：2q31, BBS6：20p12）が報告されており，うちBBS 1，2，4，6の遺伝子が同定されている．BBS6はまたMcKusick-Kaufman Syndromeの原因遺伝子でもある．興味深いことにKatsanisらは最近BBS2および6を解析し，BBSの表現型にはBBS2および6の4つのAlleleのうち3つが変異する必要があると報告している（Triallelic Inheritance）[15]．

筋強直性ジストロフィー（DM1）はDMPKの3ユ非翻訳領域のCTGリピートのexpansionがその原因である．本疾患ではインスリン抵抗性を伴うがその原因は明らかではなかった．最近インスリン受容体のalternative splicingの異常が報告された[16]．

脂肪萎縮性糖尿病のうちFPLD（Familial partial

lipodystrophy）およびBerardinelli-Seip congenital lipodystrophyがそれぞれLaminA/C，PPARγあるいはSeipin，AGPAT2の遺伝子異常によることも報告された[17][18][19][20]．

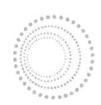

おわりに

以上，原因遺伝子が同定されている糖尿病に関して概説した．今後さらに新たな原因遺伝子が同定されるとともに，カルパイン10などのような一般の2型糖尿病の疾患感受性遺伝子が明らかにされていくものと期待される．なお，ミトコンドリア，MODYに関しては本書の他項でも述べられているので，御参照いただきたい．

●文　献●

1) 葛谷　健他：糖尿病の分類と診断に関する日本糖尿病学会委員会報告．糖尿病42：385，1999．
2) 日本糖尿病学会編「糖尿病遺伝子診断ガイド」第2版2003．文光堂
3) Shimomura S. et al. : Nonsense mutation of islet-1 gene (Q310X) found in a type 2 diabetic patients with a strong family history. Diabetes 49 : 1597, 2000.
4) Shimajiri Y. et al. : A missense mutation of Pax4 gene (R121W) is associated with type 2 diabetes in Japanese. Diabetes 50 : 2864, 2001.
5) Waeber G. et al. : The gene MAPK8IP1, encoding islet-brain-1, is a candidate for type 2 diabetes. Nat Genet. 24 : 291, 2000.
6) Nishigori H. et al. : Mutations in the small heterodimer partner gene are associated with mild obesity in Japanese subjects. Proc Natl Acad Sci USA. 98 : 575, 2001
7) Njolstad PR et al. : Neonatal diabetes mellitus due to complete glucokinase deficiency. New Engl J Med 344 : 588, 2001
8) Sakagashira S et al. : Missense mutation of amylin gene (S20G) in Japanese NIDDM patients. Diabetes 45 : 1279, 1996.
9) Seino S. et al. : S20G mutation of the amylin gene is associated with type II diabetes in Japanese. Diabetologia 44 : 906, 2001.
10) Inoue H et al. : A gene encoding a transmembrane protein is mutated in patients with diabetes mellitus and optic atrophy (Wolfram syndrome). Nat Genet 20 : 143, 1998.
11) Labay V. et al. : Mutation in SLC19A2 cause thiamine-responsive megaloblastic anemia associated with diabetes mellitus and deafness. Nature Genet 22 : 300, 1999.
12) Delepine M et al. : EIF2AK3, encoding translation initiation factor 2-α kinase 3, is mutated in patients with Wolcott-Rallison syndrome. Nat Genet 25 : 406, 2000.
13) Bennett CL et al. : The immune dysregulation, polyendocrinopathy, enteropathy, X-linked syndrome (IPEX) is caused by mutation of FOXP3. Nat Genet 27 : 20, 2001.
14) Nagamine K et al. : Positional cloning of APECED gene Nat Genet 17 : 393, 1997.
15) Katsanis N, Ansley SJ, Badano JL et al. : Triallelic Inheritance in Bardet-Biedl Syndrome, a Mendelian Recessive Disorder. Science 293 : 2256, 2001.
16) Savkur RS, et al. : Aberrant regulation of insulin receptor alternative splicing is associated with insulin resistance in myotonic dystrophy. Nature Genet 29 : 40, 2001.
17) Cao H et al. : Nuclear lamin A/C R482Q mutation in Canadian kindreds with Dunnigan-type familial partial lipodys- trophy. Hum. Molec Genet 9 : 109, 2000
18) Agarwal AK et al. : A novel heterozygous mutation in peroxisome proliferators-activated receptor-γ gene in a patients with familial partial lipodystrophy. J Clin Endocrinol Metab 87 : 408, 2002.
19) Magre J et al. : Identification of the gene altered in Berardinelli-Seip congenital lipodystrophy on chromosome 11q13. Nat Genet 28 : 365, 2001.
20) Agarwal AK, Arioglu E, de Almeida S, et al. : AGPAT2 is mutated in congenital generalized lipodystrophy linked to chromosome 9q34. Nature Genet 31 : 21-23, 2002.

［西　理宏／南條輝志男］

疾患編

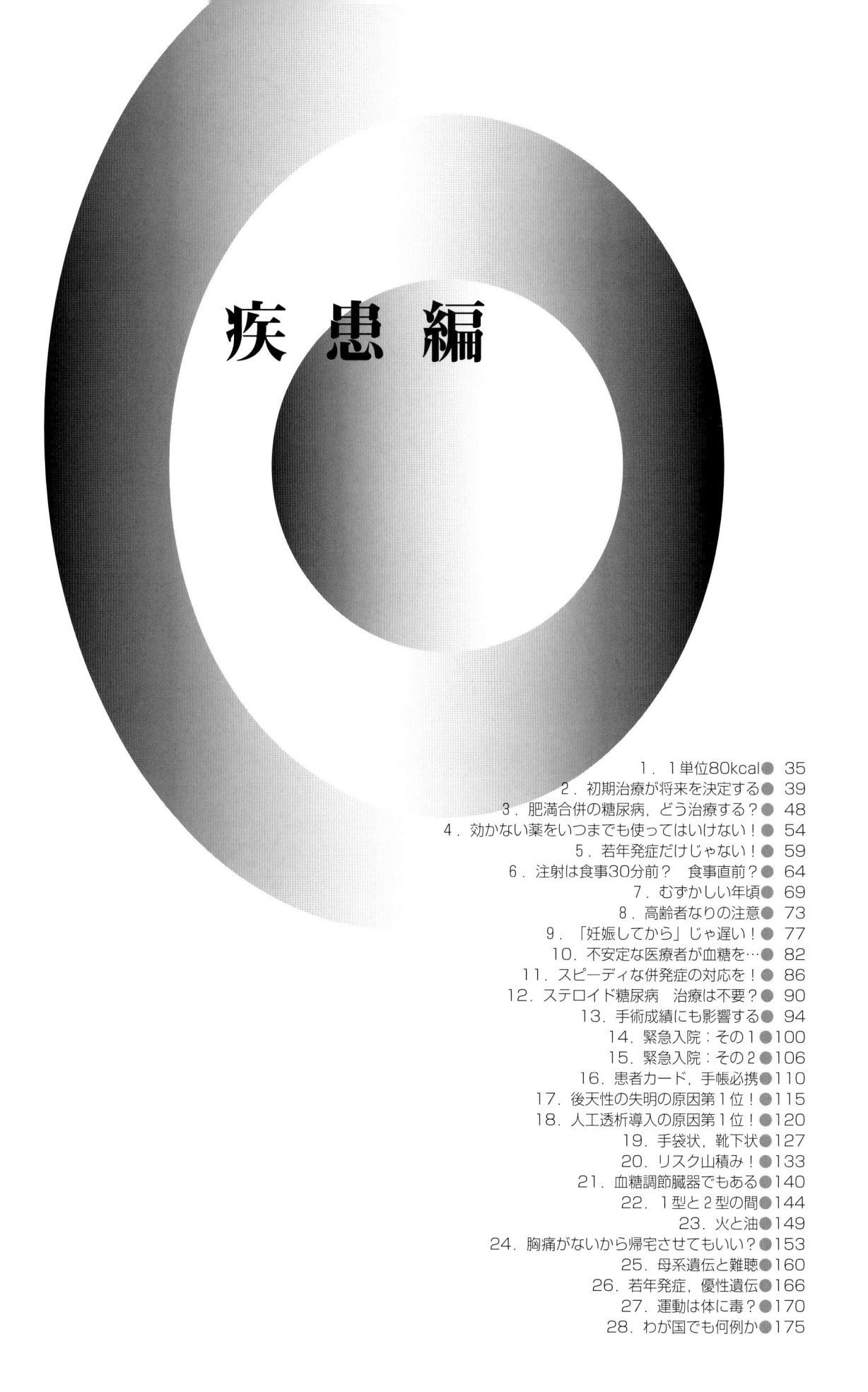

1．1単位80kcal ● 35
2．初期治療が将来を決定する ● 39
3．肥満合併の糖尿病，どう治療する？ ● 48
4．効かない薬をいつまでも使ってはいけない！ ● 54
5．若年発症だけじゃない！ ● 59
6．注射は食事30分前？ 食事直前？ ● 64
7．むずかしい年頃 ● 69
8．高齢者なりの注意 ● 73
9．「妊娠してから」じゃ遅い！ ● 77
10．不安定な医療者が血糖を… ● 82
11．スピーディな併発症の対応を！ ● 86
12．ステロイド糖尿病　治療は不要？ ● 90
13．手術成績にも影響する ● 94
14．緊急入院：その1 ● 100
15．緊急入院：その2 ● 106
16．患者カード，手帳必携 ● 110
17．後天性の失明の原因第1位！ ● 115
18．人工透析導入の原因第1位！ ● 120
19．手袋状，靴下状 ● 127
20．リスク山積み！ ● 133
21．血糖調節臓器でもある ● 140
22．1型と2型の間 ● 144
23．火と油 ● 149
24．胸痛がないから帰宅させてもいい？ ● 153
25．母系遺伝と難聴 ● 160
26．若年発症，優性遺伝 ● 166
27．運動は体に毒？ ● 170
28．わが国でも何例か ● 175

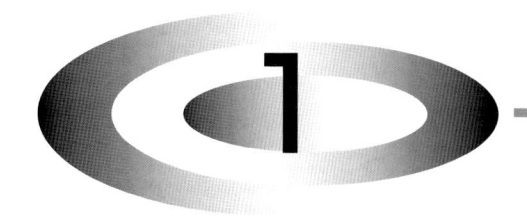

疾患 1 1単位80kcal

問題編

症例呈示

症例

患者：H.H. 29歳男性
主訴：口渇
家族歴：特記事項なし
既往歴：特記事項なし
嗜好品：喫煙なし，飲酒ビール大瓶2本/日

＜現病歴＞

生下時の体重は正常であったが小学校高学年より徐々に増加し，高校時代100kg，24歳時最大113kgになった．その後，徐々に減少し2年前からは80kgで一定であった．今年になり口渇が出現し，清涼飲料水を4L/日飲むこともあった．8月2日，感冒症状で近医受診し尿糖（3＋），随時血糖302mg/dlを指摘され，9月7日当科紹介受診となった．尿糖（3＋），随時血糖436mg/dl，HbA1c 11.2％で，入院を勧められたが，仕事のため入院できず外来で栄養指導を10月5日，11月2日に受けた後，休暇がとれ11月7日に入院となった．

＜入院時現症＞

身長167.5cm，体重76.2kg，BMI27.2kg/m^2，血圧116/84mmHg，脈拍72回/分　整，眼瞼結膜　貧血なし，眼球結膜　黄染なし，心音・呼吸音　異常なし，腹部平坦・軟，圧痛なし，腫瘤触知せず，四肢深部腱反射正常，下肢振動覚　正常，両足背動脈蝕知良好

＜入院時検査所見＞

検尿：比重1.021，pH 6.5，尿糖（1＋），尿蛋白（－），沈渣　異常なし．末梢血液：WBC 7260/μl（Neu 67.0，Eo 2.2，Ba 0.9，Mo 6.5，Ly 23.4），WBC 569万/μl，Hb 15.3mg/dl，Hct 47.5％，Plt 21.2万/μl

血液生化学：TP7.5 g/dl，Alb 4.4 m/dl，GOT 12 IU/l，GPT 9 IU/l，Alp 179 IU/l，γ-GTP 18 IU/l，BUN10 mg/dl，Cre 0.53 mg/dl，UA 4.6 mg/dl，Na 140 mEq/l，K 3.9 mEq/l，Cl 104 mEq/l，Mg 1.9 mg/dl，Ca 9.5 mg/dl，P 3.8 mg/dl，FPG 96 mg/dl，HbA1c 6.7％，TC 170 mg/dl，TG 141 mg/dl，HDL-C 32 mg/dl，24h Ccr 137.6ml/min．IRI 食前6.1 μU/ml，食後2時間29.7 μU/ml

胸部X線：CTR 49.5％，肺野　異常なし．腹部X線：異常なし．心電図：異常なし　R-R 間隔：正常．神経伝導速度：正常．眼底：糖尿病網膜症　なし．蓄尿：尿糖0.6g/day，尿中微量アルブミン20.8mg/day，尿中CPR70.8 μg/day

＜入院後の経過＞

当科外来受診直後，自分なりに食事に注意し，また2回の栄養指導を受けた効果もあり，入院時，血糖値は改善していた．入院後は食事療法に加え，運動療法を積極的に行った．退院時の血糖日内変動は毎食前90mg/dl以下，毎食後2時間150mg/dl以下，HbA1c 6.2％，体重73.4kgであった．

＜退院後の経過＞

12月15日　FPG99mg/dl，HbA1c 5.8％，体重72.9kg，翌年1月11日　FPG99mg/dl，HbA1c 5.7％，体重71.7kgと順調に経過している．

設問

問題1　本症例において妥当と思われる一日摂取エネルギーはどれか．

(1) 1,100kcal
(2) 1,300kcal
(3) 1,500kcal

(4) 1,700kcal
　(5) 1,900kcal

問題2　本症例で正しいのはどれか．
　(1) 朝食を食べるようにした．
　(2) 食前に運動をするようにした．
　(3) ビール大瓶2本/日は許可範囲内である．
　(4) 口渇にはスポーツ・ドリンクを飲んだ．
　(5) 夕食後は空腹にならないよう早く就寝した．

問題3　本症例で正しいのはどれか．
　(1) 減量のために主食を極力減らした．
　(2) ビタミンC摂取のため，果物を多く摂取した．
　(3) 野菜はエネルギーを含まず，無制限である．
　(4) 多く食べるため，運動量を増やした．
　(5) 食塩はエネルギーを含まないが，制限すべきである．

問題4　本症例で摂取エネルギーを240kcal/日減らすと，1カ月後の体重変化はどの程度と推定されるか．
　(1) 変わらない　　(4) 3kg減
　(2) 1kg減　　　　(5) 4kg減
　(3) 2kg減

問題5　本症例で正しいのはどれか．
　(1) 多く飲酒したいので，食事量を減らした．
　(2) 短期間に体重を減らすため，絶食した．
　(3) 焼酎は蒸留酒であり，糖尿病患者によい．
　(4) 調味料として砂糖は10g/日まで許される．
　(5) 蛋白質過剰摂取は腎機能に影響を与える．

解 説 編

　2002年糖尿病実態調査結果によると有病者は740万人（13.7人に1人），予備軍は880万人（11.6人に1人）と推計され，成人の6人に1人は糖尿病が強く疑われる有病者か，糖尿病の可能性を否定できない予備軍ということになる．また有病者の半数は治療を受けていない．このような状況下ではすべての診療科で未治療の糖尿病患者や予備軍を診察する可能性があり，糖尿病に関して理解を深める必要がある．同時の調査では，大半の人が正しい食生活と運動習慣が予防に効果的と理解しているが，多くの人が予防のための行動ができていないと分析している．実際，糖尿病治療の基本ともいうべき食事療法は専門医にとっても苦手とするところであり，栄養士に頼りがちである．しかし日常の診療でも患者からの食事療法についての質問や食事の乱れに起因する血糖コントロール悪化も多く，医師が食事療法に対して無関心であることは許されない．医師が食事について簡単なアドバイスをするだけで思わぬ効果を得ることが多い．以下医師が理解すべき食事療法のポイントについて述べる．

1．エネルギー摂取量の設定

　標準体重×身体活動量により算出されるが，目安として標準体重1kgあたり軽労作（デスクワークが主な人，主婦など）25～30kcal，普通の労作（立ち仕事が多い職業）30～35kcal，重い労作（力仕事の多い職業）35～　kcalとされているが機械化，車の普及などから現代では25kcal/kgで十分なことが多い．肥満が著明な場合，20kcal/kgを指示することもあるが，最初からあまり厳しいと脱落する恐れもある．計算で得られたエネルギー量はあくまでも目安に過ぎず，体重の推移を把握して摂取量を検討する必要がある．特に肥満患者で体重減少が見られない場合にはエネルギーを減じ，やせた患者でさらに減少するようであればエネルギーを増やす必要がある．食事療法開始時，空腹感を強く訴える患者も多いが，効果は徐々に出現することをあらかじめ十分に説明しておく必要がある．肥満患者では標準体重にならなくてもわずか2～3kg減少するだけでも血糖値が改善することも多いが，そこで満足せずに毎日体重測定を行い変化に興味を持たせると効果が上がる．

2．食品交換表のポイント

1）表1（主に炭水化物）

　多くが主食である．高齢者の場合，食事療法すなわち主食の制限と思い込む者も多いが現在ではわが国での総摂取エネルギーは減少し，主食の占める割合は低下しており副食や間食によるエネルギー過多が多い．

2）表2（主に炭水化物）

　果物が属するが女性はデザートとして過剰摂取する傾向がある．同じ炭水化物でも表1とは交換できない．果物の缶詰や乾燥したものは砂糖が多く嗜好食品に属する．

3）表3（主に蛋白質）
魚介，肉，卵，チーズ，大豆とその製品が属するが，脂肪や塩分の多いものがある．

4）表4（主に蛋白質）
牛乳と乳製品でありカルシウムの供給源でもある．

5）表5（主に脂質）
炭水化物，蛋白質の4kcal/gに対し脂質は9kcal/gと高エネルギーであるが，わが国でも動物性脂肪の摂取が増加している．

6）表6（主にビタミン，ミネラルや食物繊維）
野菜，海草，きのこ，こんにゃくが含まれ，低エネルギーであるため糖尿病患者には好ましい食品であるが，いも，れんこん，とうもろこし，かぼちゃ，あずきなどは炭水化物を多く含み，表1に分類される．

7）調味料（みそ，砂糖，みりん，塩など）
みそ，砂糖，みりんなどはエネルギーを含む．塩はエネルギーを含まないが，わが国では欧米の6g/日に比較し，12～13g/日と摂取量が多く高血圧や糖尿病腎症に影響を与えるため制限が必要である．高齢者や糖尿病神経障害にともなう味覚障害を有する患者では塩分過多になりやすい．砂糖は6g/日以下である．

3．外　　食
主食と脂質が多い．外食産業の発達した現在，糖尿病患者でも避けて通れないが，食物を残すことは特に高齢者では抵抗が多い．外食後は自宅での食事で調節する．

4．調味加工食品
パン食，一品料理，インスタント食品など．塩分や糖分が多い．

5．嗜好食品
（アルコール飲料，嗜好飲料，アイスクリーム，果物缶詰，菓子類など）
アルコールによる精神的な開放感や食欲亢進作用のため食事療法の乱れをきたす場合には禁酒させたほうがよい．血糖コントロールの悪い患者は口渇のため水分を欲するが，その際砂糖を含む口当たりのよい清涼飲料水を選び勝ちである．清涼飲料水ケトーシスの例からも分かるように，糖尿病患者にとって決して好ましいものではない．多いものは200mlで80kcalものエネルギーを含み，水溶性の砂糖は吸収が早く高血糖をきたし一層，口渇が増強する．

6．食習慣
食事療法というと食事回数を減ずる者がいるがエネルギー減少に結びつかずむしろ1回の食事量が増加し肥満や高血糖をきたす．また夕食にエネルギーが片よりやすいが，3食均等がよい．食事時間が不規則になると血糖コントロールが乱れやすい．就寝直前の食事も血糖が上がりやすいので，すくなくとも3時間くらい空ける．間食でコントロールを乱すことが多いが，空腹感が強い場合や薬物療法中で低血糖が見られる時には，指示エネルギー内で間食や眠前の補食も許可される．

7．薬物療法の開始
十分な食事療法がなされる前にスルホニル尿素薬やインスリンなどの薬物療法が開始されると食欲亢進，体重増加をきたし，かえってコントロールが悪化することがある．2型糖尿病の場合には，薬物の減量や中止によりコントロールが改善することがある．

8．どうしても食事療法がうまくいかない場合
食事療法が完璧ではなくても，自分なりに少し工夫するだけで良いコントロールを得られることが多い．できるところから，少しずつ実践すると意外にうまくいく．どうしても困難な場合には糖尿病食の宅配システムや教育入院を体験してもらうとよい．

● 問題の解答と解説

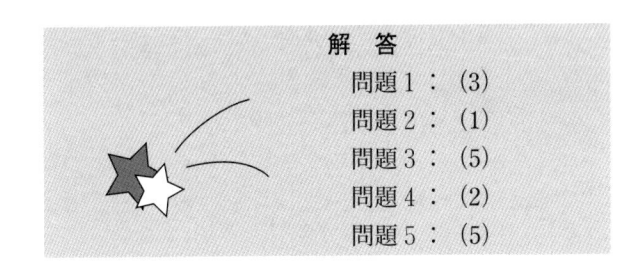

解　答
問題1：（3）
問題2：（1）
問題3：（5）
問題4：（2）
問題5：（5）

初診時，かなりの高血糖であったが，コンビニエンス・ストアー店長のため朝食抜き，昼食や夕食はいわゆるコンビニ弁当が多く夜食を必ず食べるといった不規則な生活であったが生活習慣を少し改善するだけで，血糖値が改善した症例であった．

解　説
問題1
標準体重は
1.675(m)×1.675(m)×22.0(kg/㎡)＝約61.7kg
わが国では疫学的見地からBMI=22.0が標準とされている．この症例では，軽労作25kcal/kgと判断し，エネルギー摂取量は　61.7(kg)×25(kcal/kg)＝約1,540kcalとなるが，肥満があるので40kcalを切り捨

て1,500kcal/日とした．

問題 2

(1) 3食を均等にとる．(2) 食前の運動や入浴は食欲亢進をきたし，摂取エネルギー過多になりやすく薬物療法中は低血糖を生じやすいこともあり，血糖値の高い食後1～2時間が効果的である．(3) 飲酒は血糖コントロール良好であり，合併症に問題ない場合に160kcal（ビールならば400ml/日）まで許可されるがこの症例では大瓶1本（633ml）でも，すでに過剰である．(4) いわゆるスポーツ・ドリンクには330mlあたり80kcalの糖質が含まれ，嗜好食品に分類される．(5) 夕食は就寝前3時間までに終えたい．

問題 3

(1) 1日エネルギー摂取量の約50％は炭水化物をとる必要があるので，極端に制限するのは誤りである．(2) 果物は炭水化物を含むので制限される．(3) 野菜は一般に低エネルギーであるが，中には炭水化物を多く含み，主食と同じ表1に分類されるものもある．(4) 運動で消費するエネルギーは意外と少ない．例えば約3,000歩の歩行とご飯50g（茶碗軽く半分）が同じ80kcalである．(5) 食塩はエネルギーを含まないが高血圧や糖尿病腎症などの観点から10g/日以下，場合によっては7g/日以下に制限すべきである．

問題 4

体脂肪は約7,000kcal/kgのエネルギーが蓄積されているため，この症例では240kcal/日×30日＝7,200kcalのエネルギー減少が見込まれ，およそ1kg/月の体重減少が推測される．

問題 5

(1) アルコール飲料は他の食品とは交換できない．(2) 絶食は一時的に体重が減少するが，反動があるので勧められない．(3) 醸造酒と異なり蒸留酒は糖質を含まないが，許可範囲ではさほど糖質の量には差がなく，区別する必要はない．(4) 砂糖は調味料として6g/日まで許されているが，加工食品にも含まれているため，極力摂取を控える．(5) 蛋白質過剰摂取は糸球体内圧亢進をきたす．

レベルアップをめざす方へ

古代中国の周では食医と称される皇帝の食事療法を司る医師が最高位であったという．また医食同源という概念もあり，食事は疾病予防あるいは治療の大きな要因と考えられていた．近年生活習慣病が注目され，食事の重要性が認識されているが，わが国の医学教育における栄養学の占める割合は極端に少なく，医師にとって興味が薄い分野である．多くの患者にとっても同様である．しかし食事療法理解の一助として，患者向けの食品交換表はすでに昭和40年に第1版が発行されて以来，平成14年に第6版が発行されている．その存在は知っていても，実際手にしたことがない医師も多いことであろう．患者向けとはいえ，糖尿病診療に携わるわれわれにとっても知らないことが多く，参考になる書物である．写真も多く，平易に説明してあり，専門外の医師にも健康のため，ダイエットのために自分自身の日常の食生活にも役立つであろうし，栄養学なんてという方にも，ちょっとした軽い読書として一読を勧める．

［岡 村 　 淳］

疾患 2 初期治療が将来を決定する

問題編

● 症例呈示

症例

患　者：T.T., 69歳 男性
主　訴：下肢知覚鈍麻，こむら返り
家族歴：父　脳卒中・肺結核，母　糖尿病，兄　糖尿病，妹　境界型耐糖能異常
既往歴：32歳 胃潰瘍，37歳 尿路結石，62歳 痛風
嗜好品：喫煙40本/日 36年間，現在は禁煙している．飲酒1〜1.5合/日 週2〜3回

＜現病歴＞

40歳頃から検診時に空腹時血糖が110〜120mg/dlとなったが，放置していた（この間，体重は67kg〜69kgで推移）．海運会社に勤務していた関係で'89年（55歳）以降在米生活となり，体重は渡米前の70kgから徐々に79kgまで増加した．それとともに空腹時血糖値（fasting plasma glucose；FPG）も漸次上昇し，'93年（59歳）に帰国時にはFPG 142mg/dl，HbA1c 7.3％となった．定期通院はしなかったが，自己流でその後の2年間で約8kg減量，年1回の検診では血糖値もいったん120mg/dl台まで改善した．しかし，'99年（65歳）の検診では再びFPG 162mg/dl，HbA1cは8.4％まで上昇しており，高脂血症の合併も認められた．'02年（68歳）から両足底の知覚鈍麻を自覚するようになり，こむら返りを起こしやすくなったため，'03年8月当院を受診した．このとき空腹時血糖値181mg/dl，HbA1c 9.9％と高値で，グリクラジド20mgの服用を開始し，そのあと血糖コントロール目的に入院となった．

これまで食事指導は受けたことがなく，カロリー計算もしたことがない．栄養士の聞き取りでは1日2200kcalを摂取していた．64歳で退職後は夜型の生活で，朝食抜きの1日2食に加え，毎日夕食後にビスケット・ピーナツなどの間食を摂り，ミルク・砂糖入りコーヒーを飲んでいた．週に2〜3合相当の飲酒をし，週に3回外食をしている．運動は月1回のゴルフだけである．

体重歴：20歳時60kg（body mass index；BMI 21.3），最大時（62歳）79kg（BMI 28.0）

＜初診時現症＞

身長167.9cm，体重69kg（BMI 24.5，標準体重61kg）．血圧110/71mmHg，HR 75/分整，眼球：貧血黄疸なし，口腔・頚部・胸部に異常を認めず．腹部は軽度膨満しているが，肝脾は触知せず．下肢：両下腿に静脈瘤と皮膚色素沈着，両足底に足白癬を認める．両足アキレス腱反射消失，両下肢振動覚は9秒と軽度低下．両足足背動脈・後脛骨動脈を触知した．

＜検査所見＞

血液検査：WBC 4900/μl, RBC 472 × 10^4/μl, Hb 16.1g/dl, Ht 47.4％, 血小板 16.3 x 10^4/μl

生化学：TP 7.0g/dl, Alb 4.3g/dl, T-bil 1.0mg/dl, AST 32IU/l, ALT 56IU/l, γGTP 62IU/l, LDH 147IU/l, AMY 111IU/l, BUN 11.0mg/dl, Cr 0.9mg/dl, Na 140mEq/l, K 4.1mEq/l, Cl 102mEq/l, TG 95mg/dl, T-Chol 251mg/dl, HDL-Chol 55mg/dl

検　尿：尿蛋白（±），尿糖（−），尿ケトン（−），Ccr 102ml/min, 尿蛋白定量 62mg/day, 尿中微量アルブミン 28mg/gCr

糖尿病関連検査：FBS 171mg/dl, HbA1c 9.9％, 血清CPR 1.5ng/ml, ΔCPR（朝食前→朝食後2時間）＝2.9ng/ml, 尿中CPR 166μg/day, 抗GAD抗体陰性

末梢神経伝達速度：異常なし

負荷心電図：Master（Double）陰性
頸動脈エコー：両側総頸動脈膨大部にプラーク形成を認める．
腹部エコー：脂肪肝，左腎嚢胞
眼科検査：両側の眼底に網膜症を認めず，両側白内障あり．

＜経　　過＞

1600Kcalの食事療法と運動療法を2週間行い，約1kgの体重減少とともに空腹時血糖値は140mg/dlから90mg/dlへ低下した．退院時よりグリクラジドを中止し，ボグリボース1日0.6mgへ変更とした．退院後6カ月経過後，両足底の感覚異常は持続しているものの，体重は更に64kgまで減量し，HbA1cも5.3％であった．この時点でボグリボースを中止したが，その後1年間にわたりHbA1cは5.4〜5.9％で，体重も64〜65kgを維持している．ボグリボース中止後2カ月後に行った75g経口糖負荷試験（oral glucose tolerance test；OGTT）の結果は以下のとおりであった．

	前	30分	60分	90分	120分	180分
血糖値(mg/dl)	108	190	238	236	189	99
IRI(μu/ml)	4.95	14.9	17.9	9.44	33.3	11.2

Insulinogenic Index =0.12　　HOMA-IR =1.32

Insulinogenic Indexは，75g OGTTにおける負荷前から負荷後30分までのIRI（immunoreactive insulin；免疫学的手法によって測定される血中インスリン濃度）の増加の，それに対応する血糖値の増加に対する比．（IRI$_{30}$－IRI$_{前}$）/（血糖値$_{30}$－血糖値$_{前}$）

HOMA-IRは空腹時の血糖値に空腹時のIRIをかけて405で除したもの．

設　　問

問題1　この患者において最も早く糖尿病が捉えられたのは下記の時点のうちのどの時点か？
(1) 40歳時　　（FPG 110〜120mg/dl）
(2) 59歳時　　（FPG 142mg/dl，HbA1c 7.3％）
(3) 65歳時　　（FPG 162mg/dl，HbA1c 8.4％）
(4) 68歳の両足底の知覚鈍麻を自覚し始めた頃
(5) 69歳当院受診時（FPG 181mg/dl，HbA1c 9.9％）

問題2　この患者の糖尿病タイプは？
(1) 1型糖尿病（自己免疫性）
(2) 1型糖尿病（特発性）
(3) 2型糖尿病
(4) その他の特定の機序，疾患による糖尿病，耐糖能低下

問題3　この患者の目標体重は？
(1) 60〜63kg
(2) 64〜66kg
(3) 67〜69kg
(4) 70〜71kg

問題4　このような初診患者が来院した場合にまず行うことは何か？（複数回答可）
(1) 75g OGTT
(2) 1日に60分，週3回以上の運動
(3) 食事指導
(4) 虚血性心疾患合併の除外
(5) 眼合併症の検査
(6) 腎症の検査
(7) 強化インスリン療法による早急な血糖コントロール

問題5　上記の糖負荷試験（75g OGTT）の結果の解釈として正しいものは？（複数回答可）
(1) 結果は境界型である
(2) 糖尿病は治癒したと考えられる
(3) 初期インスリン分泌は低下している
(4) この時点でのインスリン抵抗性は軽度である

解 説 編

● テーマ疾患の概説（総論）

呈示された症例は毎年のように検診を受ける機会があり，異常値を指摘されながらも，糖尿病に対する認識不足のために初期教育を受ける機会を逸し，年余にわたり血糖値異常が持続したために神経症状が出現するに至ったものである．神経の合併症が出現したことは残念であったが，これを期に病院を受診し，正しい治療の方法を会得したことでその後は良好な経過を辿っている．もし当初から正しい知識を得ていれば，10年あるいはそれ以上前から現在のような良好なコントロールを維持できていたかと思われる．そう考えれば，いかに初期の知識習得が大切であるかを示唆する症例である．

● 主要疾患の解説

1．疾患概念

わが国における糖尿病患者は700万人超と推定され，生活習慣病として非常に重要なものである．その有病率の増加率も著しく高く，現在も急増している疾患といってよい．現在では新規透析導入の原因，成人中途失明の原因疾患として，ともに第1位を占めるに至っている．しかしながら，有病者の受診率は約半数に過ぎず，多くの患者が未治療のまま放置されているのが現状である．

2．病　因

日本糖尿病学会による糖尿病の分類[1]は成因に基づいて，糖尿病を大きく4型に分類している．それらは，①β細胞の破壊により，絶対的インスリン欠乏に至る1型糖尿病，②インスリン分泌の低下を主体とする，あるいはインスリン抵抗性が主でそれにインスリンの相対的な不足を伴う2型糖尿病，③遺伝子異常や他の疾患によって二次的に起きる"その他の型"に属する糖尿病，④妊娠糖尿病である．

本症例のように糖尿病の家族歴を持ち，肥満，過食，運動不足，加齢などの環境因子が存在し，中年以降に発症して緩徐な経過をとり，自己抗体も陰性である場合には，ほとんどの場合，2型糖尿病と考えてよい．糖尿病の多く（日本では糖尿病患者の90〜95％）は2型糖尿病である．遺伝的にインスリン分泌能が低下している体質を有する場合が多い日本人では，わずかな肥満やインスリン抵抗性の増加によって2型糖尿病を発症しやすい．

3．症　候

2型糖尿病は通常自覚症状に乏しく，検尿や検診時の血糖検査などから診断されることが多い．何らかの症状を呈して来院する場合には，著明な高血糖により脱水を来たしていたり，合併症が進展していたりする場合もしばしばである．高血糖による症状の主なものは口渇・多飲・多尿・体重減少であり，多尿を心配して泌尿器科を受診することもある．脱水やケトアシドーシスが高度になれば意識障害を来たし，糖尿病昏睡に至る．糖尿病に特有の細小血管合併症による症状としては，下肢優位の両側性の神経障害（しびれ感や知覚異常），眼底出血による視力障害，ネフローゼによる浮腫などがある．大血管合併症である心筋梗塞や脳梗塞で入院した際に，血液検査で初めて診断されることも多い．

4．診　断

現行（1999年改定）の日本糖尿病学会の糖尿病の診断基準[1]では，空腹時血糖値（FPG）≧126mg/dl，75g OGTT 2時間値≧200mg/dl，随時血糖値≧200mg/dlのいずれかを，別の日に行った検査で2回以上確認できれば糖尿病と診断してよいと定められている．1回のみ行った検査でこの範疇に入った場合には糖尿病型と呼んで区別しており，すなわち，糖尿病型を2回以上確認することが糖尿病診断の要件となっている．ただし，糖尿病型であって，かつ，高血糖症状（口渇・多飲・多尿・体重減少）や，HbA1c≧6.5％，確実な糖尿病網膜症のいずれかの存在が同時に確認されれば，1回の検査で糖尿病と診断してよいとしている．

本症例の病歴からは，'93年（59歳）にFPG 142mg/dl（≧126mg/dl），HbA1c 7.3％（≧6.5％）とこの診断基準を満たしており，その時期をもって，すでに糖尿病を発症していたと診断してよい．なお，このような患者にOGTTを施行すれば血糖値の急激な上昇によって病状が悪化する可能性もあり，また，すでに糖尿病と診断可能であることから，糖尿病の診断のみのためであれば，あえてOGTTを施行する必要もないし理由もない．

本症例の下肢の知覚異常は糖尿病多発神経障害が原因と考えられ，自覚症状を呈しているため，すでに中等症に進行していると思われる．このように知覚異常が糖尿病発見の契機となることはあるが，糖尿病神経障害と診断するためには，糖尿病の診断を受けている患者において，他の神経疾患を除外する必要があり，下肢の知覚異常だけをもって糖尿病や糖尿病神経障害と診断することはできない．

5．治　　療

糖尿病治療の基本は食事療法，運動療法，薬物療法にある．過食と運動不足，肥満が2型糖尿病発症の引き金となることからもわかるように，とりわけ前二者が重要である．初診患者でインスリン非依存状態（随時血糖250〜300mg/dl以下，尿ケトン体陰性）であれば，最初の2〜3カ月はまず食事・運動療法を行い，なおもHbA1cが6.5％以上で改善がみられない場合には薬物療法を開始することが望ましい．

食事指示量は身体活動量に応じ，軽労作では25〜30（kcal/kg標準体重/日），普通労作では30〜35（kcal/kg標準体重/日），重い労作では35〜40（kcal/kg標準体重/日）を標準体重に乗じたものとする．肥満糖尿病患者ではこの乗数を25（kcal/kg標準体重/日）前後とする．

運動療法は早足歩行20分でのカロリー消費が約80kcalと思いのほか少ないものであるが，運動に用いた筋肉におけるインスリン抵抗性を改善する効果がある．これは運動後2日程度しか持続しないため，持続時間が20〜60分程度の運動をできれば毎日，少なくとも週3〜5日は行うことが勧められる．理想的には食後30分〜1時間程度たってから開始するのがよく，また1日のうちで何回かに分割して行ってよい．ただし，心血管疾患やそのリスクの高い者はあらかじめ負荷心電図などによって虚血性心疾患の有無や程度などを評価しておくことが必要であり，増殖性網膜症では無酸素運動・身体に衝撃の加わる運動を避けるべきである．持続性蛋白尿や腎機能の低下を有する患者ではゆっくりした散歩程度の運動による日常身体活動量の維持に留める．

初診時に急性代謝失調（著明な高血糖，脱水，尿ケトン体陽性，意識状態の悪化）を呈している場合は迅速に専門医に紹介する．インスリン非依存状態であっても，生活の改善，指導によっても血糖コントロール不良の状態（HbA1c≧8.0％）が続く場合は専門医にコンサルトする．

6．予後と合併症

1）糖尿病の大血管症と細小血管症

糖尿病の血管合併症には大血管障害（大血管合併症，動脈硬化症）と細小血管合併症（細小血管症）とがあり，前者では虚血性心疾患，脳血管障害，末梢血管障害（閉塞性動脈硬化症など），後者では糖尿病網膜症，糖尿病腎症，糖尿病神経障害がその代表的なものである．糖尿病患者の主要な死因には，虚血性心疾患や脳血管障害など大血管障害によるものや悪性新生物が多い．大血管障害は糖尿病を発症する以前の境界型耐糖能異常の段階ですでにリスクが高く，DECODE Studyによれば，OGTTの2時間値でみた場合，冠動脈疾患死に対する相対危険度は境界型（2時間値140〜200mg/dl）ですでに正常型の約1.3倍，糖尿病型では約1.6倍となっている[2]．

一方，細小血管合併症に関しては，糖尿病網膜症は早い者では数年の罹病期間を経て出現し，また腎症については7〜8年の罹病期間で蛋白尿が現れてくる場合もあるが，糖尿病神経障害はこれらに比べてもより早期に出現しうる．わが国の調査では，罹病期間が20年以上になると，1型糖尿病では96％に網膜症を（うち増殖網膜症41％），52％に蛋白尿を，74％に神経障害を認めたのに対し，2型糖尿病では各々65％（増殖網膜症21％），33％，59％の頻度で認めている[3]．

2）糖尿病における血糖コントロールの目標は

糖尿病における血管合併症の発症予防・進展抑制のためには血糖のコントロールが重要である．米国から発表されたDCCT（Diabetes Control and Complications Trial），日本からのKumamoto Study[4]，英国におけるUKPDS（United Kingdom Prospective Diabetes Study）[5] では，1型，2型糖尿病患者での細小血管症の発症予防や進展抑制には良好な血糖コントロールを早期から長期にわたって維持することが重要であることが示されている．

またUKPDSでは，被験者全体の観察研究により，HbA1c[6] が細小血管症，大血管症のいずれとも有意に相関するとの結果が得られている．

特にKumamoto Studyの結果からは，HbA1c値で6.5％未満の血糖コントロールを保つことが糖尿病細小血管症の発症予防・進展抑制に重要であることが明らかにされており[4]（図1），この結果から，この値を治療目標にすることが，血糖コントロールの目標として糖尿病診療ガイドラインに謳われている．

3）糖尿病における血圧の管理目標は

細小血管症の発症予防・進展抑制のためには血圧のコントロールも同じく重要であり，このことはUKPDSにおいて明瞭に示されている[7]．UKPDSでは

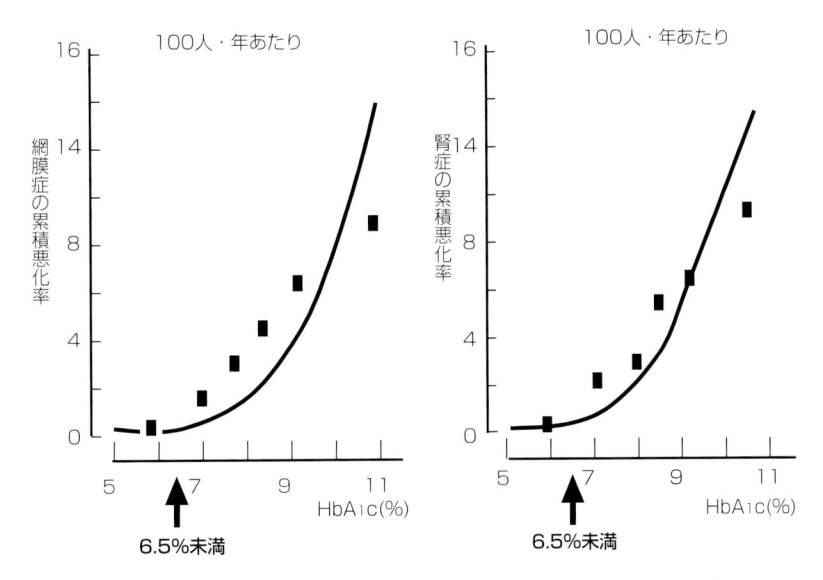

図1 熊本スタディにおける血糖コントロールと細小血管症との関係
(Okubo et al : Diabetes Res Clin Pract 28 : 103, 1995)

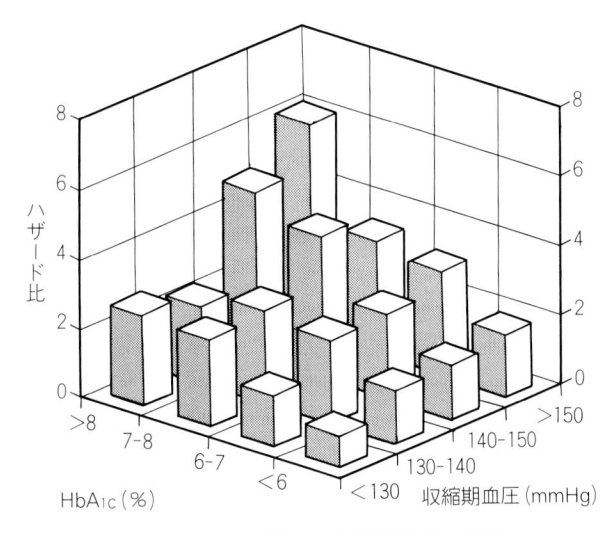

図2 血糖および血圧と心筋梗塞発症の関連
(UK Prospective Diabetes Study (UKPDS) : 34th Annual Meeting of the European Association for the Study of Diabetes, 1998)

血圧に関してもtight control（厳格管理）群とless tight control（通常管理）群とに分けてコントロールを行い，両群の成績を比較している．その結果，細小血管障害の発症に対する血圧の厳格管理による相対リスク減少は37％と，血糖値についての2群間での減少率25％[5]に比べてもその効果はむしろ大きかった．以上の結果から，2型糖尿病患者では，血糖値のコントロールはもちろん重要であるが，血圧を良好にコントロールすることが予後を改善するうえで血糖コントロールに劣らず重要であることが明らかにされた．

糖尿病性の大血管症（動脈硬化症）に対しても，例えば血糖および血圧のコントロールと心筋梗塞発症の関連を分析してみると（図2），両者がともに重要であることが見て取れる．これらのことから，他の種々のエビデンスも勘案し，今回のガイドラインでは糖尿病患者の降圧目標は130/80mmHg未満とされている．

4）糖尿病における脂質管理の目標は

例えばHMG-CoA還元酵素阻害薬による臨床研究である4S（Scandinavian Simbastatin Survival Study）の結果では[8]，脂質プロファイルの改善による，より顕著な効果が，糖尿病群において得られている（図3）．種々のエビデンスから，総コレステロール200mg/dl未満，LDLコレステロール120mg/dl未満，中性脂肪150mg/dl未満，HDLコレステロール40mg/dl以上が糖尿病患者における治療目標とされ，冠動脈疾患がある場合は，さらに厳しく，総コレステロール180

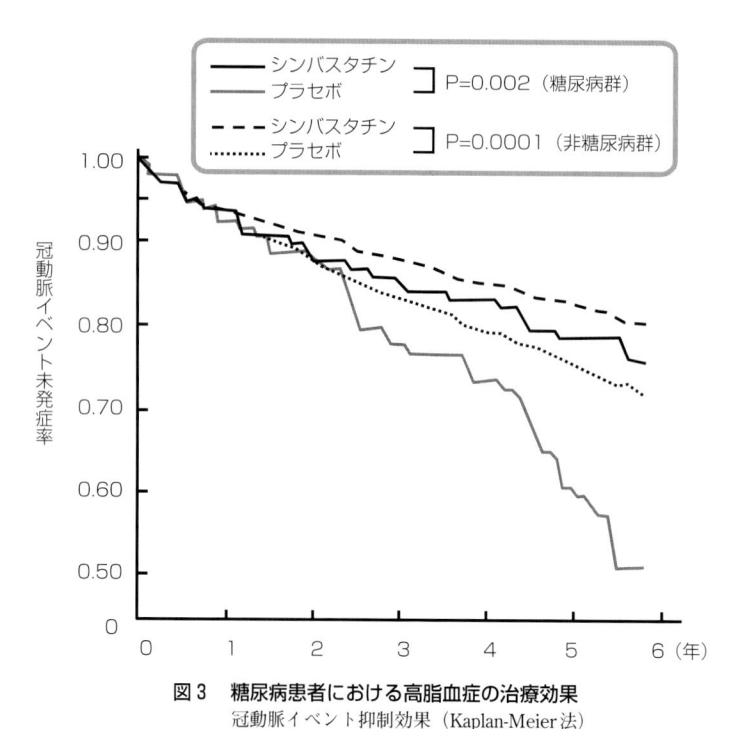

図3 糖尿病患者における高脂血症の治療効果
冠動脈イベント抑制効果（Kaplan-Meier法）
（4S（Scandinavian Simbastatin Survival Study）. Diabetes Care 20：614, 1997）

mg/dl未満，LDLコレステロール100mg/dl未満を目標とする．

5）糖尿病は三種競技である

このように，糖尿病の治療においては，血糖コントロールが患者のアウトカムを改善させるのみならず，血圧や血中脂質の管理もそれに劣らず重要であり，したがって，糖尿病の治療はいわば"三種競技"であるといってよい．この点を，医療者側も患者も，ともに明確に意識すべきである．

6）本症例について

本症例にみられた合併症である糖尿病神経障害について概説すると以下のようである．糖尿病神経障害の症状は多岐にわたり，通常は，本症例にみられたような，下肢の末梢優位にみられる対称性の四肢の知覚障害などの末梢神経障害（糖尿病多発性神経障害）が主であるが，動眼神経麻痺・外転神経麻痺などの単神経障害や，胃無力症・下痢・便秘・排尿困難・erectile dysfunctionといった自律神経障害も認められうる．

血糖値・血圧の管理以外では，糖尿病神経障害に対しては，アルドース還元酵素阻害薬が用いられることがあり，また，神経障害による疼痛に対しては，塩酸メキシレチン，抗けいれん薬，抗うつ薬などが奏効することがある．

なお，急激な血糖の降下は疼痛などの著しい症状を呈する治療後神経障害や，また，とくに増殖（前）網膜症のある者ではその悪化を来たしやすいので注意が必要である．糖尿病血管合併症については本書の各々の項も参照されたい．

その他の疾患（類縁疾患）

典型的な1型糖尿病は，多くの場合急激に発症し，早期からインスリン療法を必要とするので，通常は2型糖尿病との鑑別は容易である．しかし，一見2型糖尿病と思われる中にも膵島に関する自己抗体が陽性を示し，経過とともに徐々に膵β細胞機能が低下してインスリン依存状態にまで進行するものがある．このような糖尿病を緩徐進行1型糖尿病と呼び，急性発症1型糖尿病よりも高齢（30～50歳）で発症し，抗GAD抗体が急性発症1型糖尿病に比し高抗体価を示す傾向がある．2型糖尿病と診断された症例の中にはこのような緩徐進行1型糖尿病が潜んでいる可能性があるので，予後の推測のために，経過中に一度は膵島関連自己抗体とインスリン分泌能を測定しておくことが望ましい．

患者の生活指導

「主要疾患の解説」を参照のこと．

問題の解答と解説

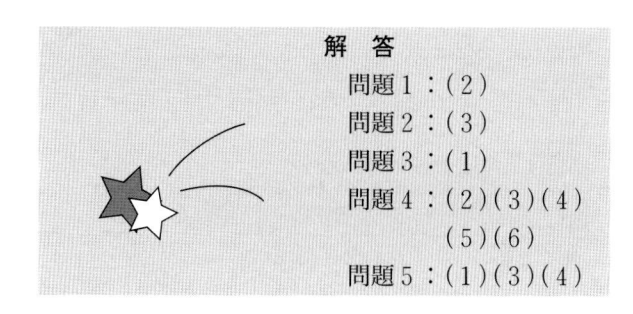

解　答
問題1：（2）
問題2：（3）
問題3：（1）
問題4：（2）（3）（4）（5）（6）
問題5：（1）（3）（4）

補　足：

問題　3

各人の目標体重は，通常，BMI 22から算出される標準体重に設定する．この体重が，成長が停止し，骨格がほぼ完成した20歳時の体重より多ければ，20歳時の体重に設定してもよい．本症例では20歳時は60kg，BMI 22に相当する体重は61kgであるから，目標体重はこれを含む（1）とする．

問題　5

OGTTの判定区分は，空腹時血糖値＜110mg/dlかつ糖負荷後2時間値＜140mg/dlを満たすものが正常型，空腹時≧126mg/dlかつ/または糖負荷後2時間値≧200mg/dlを満たすものが糖尿病型であり，いずれにも属さないものを境界型としている．したがって，この糖負荷試験自体は境界型となっている．しかし，糖尿病を発症した人では，治療によりいったん血糖値が低下しても過食や運動不足など生活習慣の悪化を契機に容易に血糖値は再上昇しうるため，治癒したという言葉は用いず，コントロールの状態（優・良・可・不可）で現状を表現する．

インスリン初期分泌能を表すinsulinogenic index（I.I.）は，75g OGTTにおける負荷前から負荷後30分までのIRIの増加（μU/ml）を，それに対応する血糖値の増加（mg/dl）で除したものであり，その時点での健常者において，この値が0.4以上あれば，将来2型糖尿病を発症する可能性が少ないとされる．また，この値が0.4以上あれば，初期分泌は保たれていると考えてよい．本症例ではこの値が0.12と低下しており，インスリンの初期分泌能が低下していると判断できる．

HOMA-IRは空腹時血糖値（mg/dl）にIRI（μU/ml）をかけて405で除したものであり，正常は1.6未満とされる．2.5以上でインスリン抵抗性ありとする．本症例はこの値が1.32であるため，インスリン抵抗性は強くないと解釈される．

レベルアップをめざす方へ

経口血糖降下薬の選択について

2型糖尿病でインスリン非依存状態にある者の治療は，まず食事・運動療法，生活習慣の改善から開始するが，これらを十分に行っても血糖コントロールの目標が達成されない場合には，通常，経口血糖降下薬を開始する．経口血糖降下薬には，現在，スルホニル尿素薬，速効型インスリン分泌促進薬，ビグアナイド薬，αグルコシダーゼ阻害薬，チアゾリジン誘導体があり，薬剤の選択はそれぞれの特徴を踏まえて行う必要がある（表2）．

スルホニル尿素薬，速効型インスリン分泌促進薬は膵島に作用してインスリン分泌を促進する薬剤である．これらの重要な副作用としては低血糖がある．速効型インスリン分泌薬はスルホニル尿素薬よりも効果は弱いが，吸収，代謝が早く，主として食後の血糖上昇を抑制する．したがって食前の低血糖が起こりにくく，インスリンが不要な時間帯にはインスリン分泌を促さないため肥満を助長しにくい．

ビグアナイド薬は骨格筋での糖の取り込みを上昇させ，肝臓での糖の産生を低下させる薬剤であり，スルホニル尿素薬やインスリンに比べて体重の増加が少なく，肥満を伴う糖尿病患者に適する．しかし重要な副作用に乳酸アシドーシスがあり，現在使用されている薬剤はその頻度が少ないとはいえ，薬剤の代謝が遅延する腎・肝機能低下時や高齢者，乳酸が蓄積されやすいミトコンドリア糖尿病，アルコール多飲者には禁忌であり，また血管造影時や手術時にはあらかじめ中止する必要がある．

αグルコシダーゼ阻害薬は，経口摂取された炭水化物がαグルコシダーゼに結合して水解・吸収される過程を競合阻害することにより，炭水化物の吸収を遅延させる薬剤である．なお，αグルコシダーゼ阻害薬の一つであるアカルボースにはαアミラーゼ阻害薬としての働きもある．重要な副作用は，食物の未消化体が小腸以降に到達するために生ずる腹部膨満感・便秘・下痢などであり，腹部の手術やイレ

表2 主な経口血糖降下薬の特徴（下線は重要な副作用）

主な作用臓器と作用		種類	薬品名	エビデンス	重要な副作用
膵島	インスリン分泌の促進	スルホニル尿素薬	グリメピリド グリベンクラミド グリクラジド トルブタミドなど	2型糖尿病の血管障害の抑制	低血糖
	より速やかなインスリン分泌の促進，食後高血糖の改善	速効型インスリン分泌促進薬	ナテグリニド ミチグリニド	2型糖尿病の血管コントロールの改善	
肝臓	インスリン作用の増強	ビグアナイド薬	メトホルミン ブホルミン	肥満2型糖尿病の血管障害の抑制	<u>乳酸アシドーシス</u> 低血糖増強 胃腸障害
小腸	炭水化物の吸収遅延・食後高血糖の改善	α-グルコシダーゼ阻害薬	ボグリボース アカルボース	血糖コントロールの改善	<u>肝障害</u> 低血糖増強 消化器症状（放屁・下痢・腹満・便秘）
脂肪組織	インスリン抵抗性の改善	チアゾリジン誘導体	ピオグリタゾン	血糖コントロールの改善	<u>浮腫・心不全</u> 肝障害 低血糖増強

ウスの既往のある患者では要注意である．また，薬剤のごく一部分は腸管から吸収されるため，これによって重篤な肝障害が招来されることがある．定期的な肝機能のチェックが必須である．上記の作用機序から，低血糖を起こした際には単糖類であるブドウ糖の投与が必須となる．

チアゾリジン誘導体は，脂肪組織を中心に血管壁やマクロファージに発現しているリガンド応答性の核内受容体型の転写因子PPARγ（peroxisome proliferator-activated receptor γ；ペルオキシゾーム増殖薬活性化受容体γ）の合成アゴニストである．チアゾリジン誘導体は，(1) 脂肪酸の脂肪組織への流入を促進して骨格筋や肝臓への脂肪酸の流入を相対的に減少させ，組織内中性脂肪含量を低下させることによって，これらの臓器におけるインスリン抵抗性を改善する，(2) 前駆脂肪細胞から脂肪細胞への分化を促進して新しく分化した小型脂肪細胞を増加させると同時に，脂肪細胞由来のインスリン抵抗性惹起因子を過剰産生する肥大脂肪細胞をアポトーシスにより減少させ，インスリン抵抗性を改善する，という機序により血糖値を低下させる．

その効果は，女性，BMIが大きい者，空腹時の血中インスリン値が高値である者において大きい傾向がある．重要な副作用としては浮腫・心不全・体重増加・CPKの上昇などがある．発売中止になった類薬であるトログリタゾンに認められた肝障害にも注意し，肝機能を定期的にチェックする必要がある．心機能低下者や重篤な肝機能障害を有する者への投与は禁忌である．

以上から，肥満・インスリン抵抗性のあるものに対してはビグアナイド薬やチアゾリジン誘導体，やせ形でインスリン分泌の低下が推測される症例では食後高血糖を抑えてインスリン分泌の低下を相対的に補償するαグルコシダーゼ阻害薬や，インスリン分泌を促進するもののうちで作用の弱いものなどがまず用いられる．

作用の強さからみるとαグルコシダーゼ阻害薬や速効型インスリン分泌促進薬はそれほど強力でないため，軽症患者を対象とするか，もしくは，αグルコシダーゼ阻害薬は単剤で食後高血糖の改善が十分でない場合の併用薬として用いられる．そして，経口血糖降下薬の増量または併用によっても効果が不十分であれば，インスリンとの併用療法もしくはインスリンへの切り替え（1～4回/日の注射）への移行を検討する．

●文　献●

1) 葛谷　健, 中川昌一, 佐藤　譲, ほか：糖尿病の分類と診断基準に関する委員会報告. 糖尿病42：385-404, 1999.
2) DECODE Study Group, the European Diabetes Epidemiology Group : Glucose tolerance and cardiovascular mortality : comparison of fasting and 2-hour diagnostic criteria. Arch Intern Med 161 : 397-405, 2001.
3) 葛谷　健：医療機関受診中の糖尿病患者における合併症の実態調査. 「平成3年度糖尿病調査研究報告書」, p. 33-38, 厚生省, 1992.
4) Ohkubo K, Kishikawa H, Araki E, et al : Intensive insulin therapy prevents the progression of diabetic microvascular complications in Japanese patients with non-insulin dependent diabetes mellitus : a randomized prospective 6-year study. Diabetes Res Clin Pract 28 : 103-117, 1995.
5) UK Prospective Diabetes Study (UKPDS) Group : Intensive blood-glucose control with sulfonylureas or insulin compared with conventional treatment and risk of complications in patients with type 2 diabetes : UKPDS 33. Lancet 352 : 837-853, 1998.
6) Stratton IM, Adler AI, Neil HA, et al : Association of glycaemia with macrovascular and microvascular complications of type 2 diabetes (UKPDS 35) : prospective observational study. Br Med J 321 : 405-412, 2000.
7) UK Prospective Diabetes Study Group : Tight blood pressure control and risk of macrovascular and microvascular complications in type 2 diabetes : UKPDS 38. Br Med J 317 : 703-713, 1998.
8) Pyörälä K, Pedersen TR, Kjekshus J, et al : Cholesterol lowering with simvastatin improves prognosis of diabetic patients with coronary heart disease. A subgroup analysis of the Scandinavian Simvastatin Survival Study (4S). Diabetes Care 20 : 614-20, 1997.

［濱本　博美／野田　光彦］

疾患

3 肥満合併の糖尿病，どう治療する？

問題編

● 症例呈示

症例
患　者：M.Y.　54歳，女性
主　訴：いびき，全身倦怠感
家族歴：兄　糖尿病・肥満症
既往歴：42歳　胆嚢摘出術
現病歴：20歳時49kgと肥満はなかったが，30歳時の出産以降太りだした．36歳時に近医にて高血糖を指摘され，75gOGTTにて境界型糖尿病と診断された．間食や夜食をとめられず食事療法が不規則なために40歳時には体重は65kgとなりHbA1c7.8％を指摘され，糖尿病の加療目的にて当院に紹介される．以後4回の教育入院中に食事療法や運動療法を施行されるも徹底できず，46歳時にSU剤（glibenclamide）による内服治療が開始される．52歳時チアゾリジン誘導体が追加され一旦血糖改善するも，体重増加と下腿浮腫が認められ中止される．この頃より家人にいびきと睡眠時呼吸停止を指摘されていた．以後ビグアナイド剤も投与されるが血糖コントロールは改善されず，降圧剤と抗高脂血症薬も追加された．53歳時には1年間で5kgも体重が増加し，起床後も睡眠の充足感がなく昼間の傾眠傾向が出現してきた．glibenclamideを10mgに増量するもHbA1cが9％となりインスリン導入を進められ，糖尿病と睡眠時無呼吸の精査加療のため入院となった．

［入院時現症］
身長150cm，体重70.3kg，BMI 33.2kg/m²，%fat 43％，血圧158/88mmHg，脈拍：62/min（整）そのほか理学的所見に異常を認めず

［入院時検査所見］

［尿定性］比重1,000，pH5.8，蛋白（－），糖（－）
［尿沈渣］RBC（－），WBC（－），硝子円柱（－）
［尿化学］Ccr 129ml/min，Alb 71mg/day
［検血］RBC 517×10⁴/mm³，Hb 14.5g/dl，Ht 44.9％，WBC 7,120/mm³，Plt 25.8×10⁴/mm³
［生化学］Na 141mEq/l，K 4.3mEq/l，Cl 105mEq/l，BUN 19mg/dl，UA 7.6mg/dl，Cr 0.7mg/dl，AST 40 IU/l，ALT 25 IU/l，γGTP 15 IU/l，LDH 169IU/l，T-Chol 208mg/dl，TG 258mg/dl，HDL-C 52mg/dl，Lp(a) 54.1mg/dl，TP 6.9g/dl，Alb 4.1g/dl，FBS 109mg/dl，HbA1c 7.8％，IRI 10.6μU/ml，1.5-AG 7.6μg/ml
［血液ガス］pH 7.408，PaO₂ 75.5mmHg，PaCO₂ 41.6mmHg，HCO₃⁻ 25.7mEq/l，BE＋1.4 mEq/l，SaO₂ 94.2％（Room Air）
［安静時心電図］異常（－）［胸部X線］異常（－）

● 設問

問題1 本症例において肥満症の診断のために有用な検査はどれか．
1．皮下脂肪計（キャリパー）法
2．DEXA法による体脂肪率の算出
3．腹部CT（呼気時の臍レベル断面像）
4．胸部CT（吸気時の乳房レベル断面像）
5．人工膵島によるインスリン感受性検査（グルコースクランプ法）

問題2 睡眠時無呼吸のスクリーニングとして不適当なものはどれか．
1．アプノメーター
2．パルスオキシメーター
3．終夜睡眠ポリグラフ検査（PSG）

4．エルゴメーターによる呼気ガス分析
5．頚部CT

問題3 本症例の糖尿病の治療法として体重増加という副作用を有さない適切な治療法はどれか？
1．食事療法
2．運動療法
3．ビグアナイド剤
4．インスリン抵抗性改善薬
5．インスリン療法

入院直後より，糖尿病食1440kcalの食事療法を開始し，1日一万歩の歩行とエルゴメーター40W20分という中等度の強度の運動療法を施行した．この食事療法と運動療法の継続により，入院時70.3kgあった体重も入院1ヵ月後には63.4kgと約7kg減少し，入院時glibenclamide 10mgにて食後2時間血糖値は271mg/dlあったが，体重の減少とともに食後2時間血糖値は低下したためglibenclamideを徐々に減量した．退院前（入院40日後）にはglibenclamideは中止となり，metformine hydrochloride 750mg/dayとvoglibose 0.9mg/dayの投与のみで食後2時間血糖値は160mg/dl，HbA1cは入院時の7.8％から6.6％に低下した．T-Choも208mg/dlから122mg/dlに，GOT・GPTも低下し脂肪肝も改善した．上腹部CTにおける臍レベルの内臓脂肪量は160cm^{2}から128cm^{2}に，皮下脂肪も272cm^{2}から229cm^{2}に低下した．HOMA-Rも著明に低下しインスリン抵抗性の改善が認められた．

問題4 本症例のように動脈硬化性疾患の発症原因となる代謝異常が集積した病態はメタボリックシンドローム（代謝症候群）と呼ばれるが，次の中でその危険因子として不適切なものをどれか？
1．高尿酸血症
2．高血圧
3．高TG血症
4．耐糖能異常
5．下半身肥満

解 説 編

1．肥満合併糖尿病について

2型糖尿病の成因はインスリン分泌不全とインスリン抵抗性である．食生活の欧米化および運動不足などの急激なlife styleの変化による肥満度の上昇は，インスリン抵抗性の増大をもたらし，膵β細胞機能が脆弱な日本人ではインスリン分泌に陥りやすく，そのために糖尿病が急増していると考えられている．したがって食事療法により摂取エネルギーを低下させ，運動療法により消費エネルギーを増加させることにより肥満，特に内臓脂肪蓄積を是正することは，インスリン抵抗性の改善をもたらし糖尿病発症や合併症の予防に極めて有意義であるといえる（図1）．

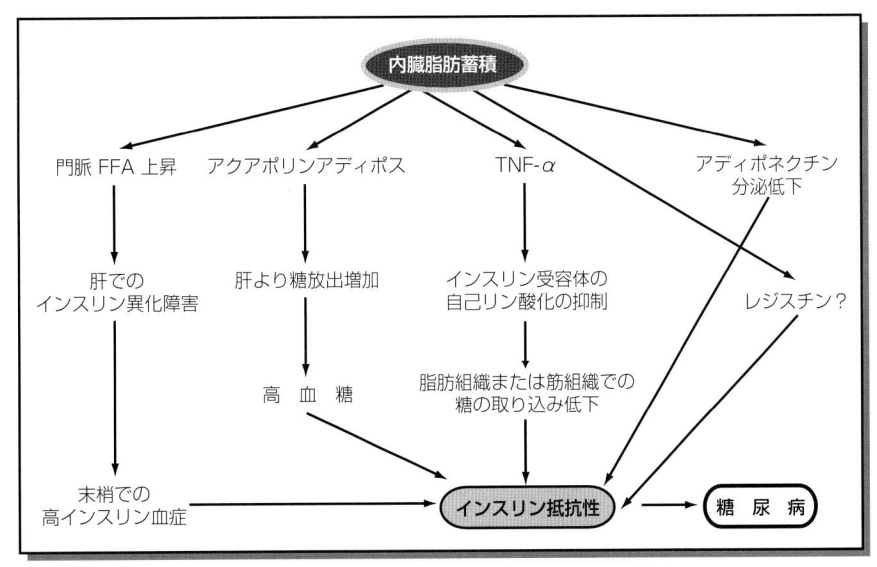

図1 内臓脂肪蓄積によるインスリン抵抗性の成立機序
（朝川秀樹ほか，2003[1]）より改変引用）

2．肥満症について

1）疾患概念

肥満の定義　肥満とは体脂肪が脂肪組織へ過剰に蓄積した状態である．

肥満症の定義　肥満症は「肥満に起因ないし関連する健康障害を合併するか，臨床的にその合併が予測される場合で，医学的に減量を必要とする病態（疾患単位）」と定義され，2型糖尿病をはじめ表1に示す健康障害10項目の1つ以上を有するか，健康障害を伴いやすい内臓脂肪型肥満は肥満症となる（表1）．

表1　肥満の判定と肥満症の診断基準

肥満症の定義
肥満症とは肥満に起因ないし関連する健康障害を合併するか，その合併が予測される場合で，医学的に減量を必要とする病態をいい，疾患単位として取り扱う．

肥満の判定

BMI	判定	WHO基準
<18.5	低体重	underweight
18.5≦ <25	普通体重	normal renge
25≦ <30	肥満1度	preobese
30≦ <35	肥満2度	obese class I
35≦ <40	肥満3度	obese class II
40≦	肥満4度	obese class III

肥満症の診断
肥満と判定されたもの（BMI 25以上）のうち，以下のいずれかの条件を満たすもの
1）肥満に起因ないし関連し，減量を要する（減量により改善する，または進展が防止される）健康障害*を有するもの
2）健康障害を伴いやすいハイリスク肥満
身体計測のスクリーニングにより内臓脂肪型肥満を疑われ，腹部CT検査にて確定診断された内臓脂肪型肥満**

*健康障害：①2型糖尿病・耐糖能障害，②脂質代謝異常，③高血圧，④高尿酸血症・痛風，⑤冠動脈疾患：心筋梗塞・狭心症，⑥脳梗塞：脳血栓・一過性脳虚血発作，⑦睡眠時無呼吸症候群・Pickwick症候群，⑧脂肪肝，⑨整形外科的疾患：変形性関節症・腰椎症，⑩月経異常

**内臓脂肪型肥満の判定は，BMI 25以上のもので，立位自然呼気時の臍周囲径が男性80cm以上，女性90cm以上を［内臓脂肪型肥満の疑い］とし，腹部CTによる自然呼気時の臍レベル断像像での内臓脂肪面積が100 cm² 以上を［内臓脂肪型肥満］と診断している．

（日本肥満学会肥満症診断基準検討委員会，肥満研究　6：18-28, 2000[2])

2）病因

肥満は従来より単純性肥満と呼ばれている原発性肥満と内分泌性疾患や遺伝，薬剤などが原因となる二次性肥満の2つに分類される．このうち原発性肥満は肥満のおよそ90％以上を占めるといわれている．原発性肥満の成因には食事による要因，社会環境因子，運動不足，更には心理的要因などが挙げられるが，多くはこれらの原因が複雑に絡み合うことにより，摂取エネルギーと消費エネルギーのバランスが崩れ，摂取エネルギーが消費エネルギーを上回る状態となり体脂肪が増加することによって肥満が発症する．

エネルギー摂取系の異常には，量的な異常である"過食"と質的な異常である"誤った食行動パターン"の2点よりなる．最近，レプチンやグレリンなど摂食調節に関わる様々な摂食促進物質や摂食抑制物質が発見・同定されており，これらの摂食調節因子の合成や分泌の異常が原発性肥満の成因に関与している可能性が強く示唆されている．また心理的要因（ストレス）も過食の大きな原因である．"誤った食行動パターン"としては，脂質摂取量の増加や，朝食の欠食・早食い・かため食い・夜間摂食症候群（night-eating syndrome）などの摂食パターンの異常などが挙げられる．

また同じカロリーを摂取しても肥満になる人とならない人がおり，エネルギーの消費に差があるものと考えられる．摂取エネルギーと消費エネルギーのバランスは脳の視床下部で調節され，交感神経を介し，褐色脂肪組織が重要な役割を果たしている．最近，視床下部における様々な神経調節ペプチドやβ3アドレナリン受容体，脱共役蛋白（Uncoupling protein），GIP（gastric inhibitory polypeptide）などの分子がエネルギー調節に重要であることが報告されている．

近年肥満は単に体脂肪量の増加だけではなく，体脂肪がどこに多いか，体脂肪の分布の違いによって，様々な合併症の発症率が変わってくることが明らかになっている．体脂肪分布に直接影響を与えるホルモンとして，インスリン，グルココルチコイド，性ステロイド，アドレナリン，成長ホルモンなどがあり，なかでもインスリン，グルココルチコイドは内臓脂肪型肥満に大きく関与する．

3）症候

肥満と2型糖尿病・耐糖能異常

肥満における糖代謝の特徴は，脂肪蓄積によるインスリン抵抗性と代償性の高インスリン血症である．肥満者では空腹時血糖が正常でも糖負荷試験で異常が出現する頻度が高く，しばしば糖尿病型または食後高血糖を呈する．空腹時の血中インスリン値は高値を示し，負荷後も高反応を呈することが多い．肥満によってもたらされたインスリン必要性の増大に対して，膵β細胞の増殖・肥大によりそれをまかなえるだけのインスリン分泌が保たれている例では，高インスリン血症が持続し，耐糖能は正常か軽度の異常にとどまる．しかし，遺伝的にインスリンの大量分泌ができない例では，膵β細胞の予備能が低下しており，比較的早期に膵β細胞が疲弊しインスリン分泌が低下し，顕性の2型糖尿病を発症する例が多い．肥満2型糖尿病では普通体

重や低体重の糖尿病に比べ食事療法や運動療法によく反応することが多く，生活指導の意義は大きい．

4）診　　断
（1）肥満の判定
肥満の判定は体重（kg）を身長（m）の2乗で割った指数をBMI（body mass index）によって行われる（表1）．1999年の肥満学会により，BMI 25以上を肥満と判定している．標準体重は最も合併疾病の少ないBMI 22を基準として，

$$標準体重（kg）＝身長（m）^2 ×22$$

で計算された値とする．

（2）肥満症の診断基準
肥満（BMI≧25）は医学的に減量を要する状態とは限らず，日本肥満学会では病的な肥満を「肥満症」として肥満と明確に区別している．肥満症は表1のごとく定義されている．

（3）内臓脂肪型肥満の診断基準
内臓脂肪型肥満のスクリーニングに用いる身体計測指標として立位，呼気時に計測した臍周囲径（ウエスト周囲径）を用いる．BMI 25以上で，男性でウエスト周囲径85cm以上，女性のウエスト周囲径90cm以上を内臓脂肪型肥満の疑いとする．

内臓脂肪型肥満の疑いと判定された例に対し，腹部CT法により呼気時の臍レベル断面像を撮影し，内臓脂肪面積を計測し，男女とも内臓脂肪面積が100cm^{2}以上であれば内臓脂肪型肥満と診断される．

5）治　　療
（1）食事療法
肥満合併糖尿病の食事療法は低エネルギー食を考慮する．標準体重に年齢，性別，生活活動強度に応じたエネルギー所要量をかけて1日のエネルギー所要量を求め，ここから500～1000kcalを減じて1日総エネルギー量を決定すべきであり，800～1400kcalの減食療法が一般的である．食事内容は脂肪摂取を減らし，1価不飽和脂肪酸を多く摂取することなどが進められている．超低カロリー食療法（very low calorie diets：VLCDs）は超肥満者において施行されていたが，一度体重減少が認められても多くの場合に再度体重増加を生じる点が問題であり，行動修正療法や運動療法の併用が重要である．

（2）運動療法
運動療法は血糖コントロールのみならず，インスリン抵抗性の改善，血圧の低下などの効果も認められるため，積極的に運動療法の介入がすすめられる．しかし，特に肥満合併糖尿病患者においては心血管障害，整形外科的疾患などの発症を考慮しなければならない．

（3）薬物療法
アドレナリン作動薬，セロトニン作動薬，ノルアドレナリン・セロトニン作動薬や脂質消化吸収阻害薬などが使用されている．脂肪細胞由来の摂食抑制物質・レプチンは臨床治験段階であり，β3アドレナリン受容体作動薬などが現在開発中である．

（4）手術療法
重篤な肥満症には胃の容積の減少を目的とした垂直遮断胃形成術や若干の吸収不良を目的とした胃バイパス術などが高度な肥満者に対して考慮される．

（5）糖尿病薬
スルホニルウレア薬やインスリン治療は，血中インスリンを増加させることにより更に体重が増加する．一方ビグアナイド薬ではこのような体重増加が生じないため，肥満2型糖尿病患者においては第1選択薬と考えられている．αグルコシダーゼ阻害薬には体重減少効果は認められないが，体重増加は認めず肥満糖尿病患者には良い適応である．チアゾリジン誘導体はインスリン感受性を亢進することにより血糖コントロールを改善するが，副作用として体重増加をきたす場合が多い．この体重増加は内臓脂肪ではなく主に皮下脂肪の増加によって生じるために代謝への影響は少ないと考えられる．

（6）合　併　症
近年の研究により，肥満者の中でも内臓脂肪型肥満者では，皮下脂肪型に比べ，糖尿病，高脂血症，高血圧など生活習慣病を合併しやすいことが明らかとなっている．これらを重積したメタボリックシンドロームは，動脈硬化の進展を促進し虚血性心疾患や脳梗塞など動脈硬化性疾患の発症に重大な影響を及ぼすことが知られている．

その他の疾患（類縁疾患）

肥満症に高尿酸血症が多いことは経験的に知られている．また肥満症患者には高頻度に睡眠時無呼吸症候群が認められる．その中でも閉鎖型睡眠時無呼吸症候群（obstructive sleep apnea hypopnea syndrome：OSAHS）が肥満と合併しやすい．更にOSAHSは，高血圧，喘息や肺高血圧などの肺疾患，虚血性心疾患や不整脈などの心疾患や脳血管障害の発症にも関与する可能性が報告されている．

患者の生活指導

日常生活の中のどのような行動が肥満と結びついているかを明らかにし，そこに働きかけるという行動療

法を食事療法や運動療法に併用することにより，長期の体重減少に対して効果が認められる．

問題の解答と解説

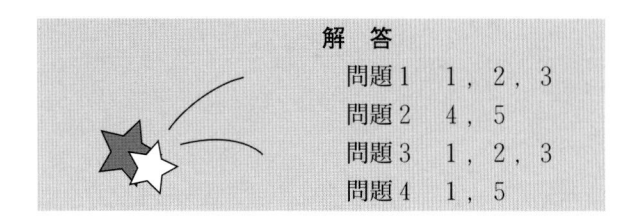

解 答
問題1 1, 2, 3
問題2 4, 5
問題3 1, 2, 3
問題4 1, 5

問題 1

肥満症は"脂肪組織の過剰蓄積という身体状況が，医学的な治療，管理対象となった状態"と考えられるので，体脂肪量，脂肪分布の測定は肥満判定や肥満症の診断，栄養状態の評価の重要な手段であり，古典な方法から最新の医療機器を利用したものまで種々の方法が開発されている（表2）．人工膵島によるインスリン感受性検査（グルコースクランプ法）は，糖尿病におけるインスリン抵抗性の評価法のひとつである．

問題 2

睡眠時無呼吸症候群（SAS）のスクリーニングの第1段階は，診察時のSASに特徴的な臨床症状や身体所見である．第2段階として，病室や自宅において夜間の無呼吸やSpO₂の低下をモニターするアプノメーターとパルスオキシメトリーの併用や，脳波室での昼間睡眠ポリグラフ検査などの予備診断法を実施する．エルゴメーターによる呼気ガス分析は，エルゴメーターの負荷を漸増していった際に無酸素的な代謝が起こり始める無酸素閾値（anaerobic threshold : AT）を測定する方法であり，各患者のAT値より至適運動強度を求め，運動療法のひとつの指標とするのが理想的である．

問題 3

食事療法は肥満合併糖尿病の減量の基本治療である．また運動療法の継続は，皮下脂肪より腹部内臓脂肪量の減少につながり，インスリン抵抗性の更なる改善が期待できる．上述のように，ビグアナイド剤は単独またはインスリン療法との併用いずれにおいても体重増加が認められないので肥満合併糖尿病患者には有効である．インスリン治療は血中インスリンの増加によりしばしば体重増加が認められる．インスリン抵抗性改善剤は，浮腫や体重増加が代表的な副作用であり，投薬の際には注意する必要がある．

本症例では，食事療法及び運動療法の徹底により，内臓脂肪の激減およびインスリン抵抗性の改善が認められ，それによりインスリン必要量が低下し，SU剤の減量とインスリン導入の回避が可能となった．肥満合併糖尿病において，減量による血糖コントロールの改善が顕著に認められたよい例である．

問題 4

生活習慣病が重積したマルチプルリスクファクター症候群は，各提唱者により内臓脂肪症候群，Syndrome X，死の四重奏やインスリン抵抗性症候群など異なった名称が付けられているが，その病態の根底にはインスリン抵抗性が存在する（表3）．病態には高尿酸血

表2 体脂肪量測定法

1. 体密度法 (densitometry)
   a. 水中体重法 (underwater weighting)
   b. 空気置換法 (air-displacement plethysmography)
2. 体水分法 (total body water)
3. 体内カリウム量測定法 (total body potassium)
4. インピーダンス法 (bio-electrical impedance analysis method)
5. 二重エネルギーX線吸収法 (dual energy X-ray absorptiometry : DEXA, DXA)
6. 中性子賦活法 (neutron activation analysis)
7. 近赤外分光法 (near infrared interactance)
8. 皮下脂肪厚法 (skinfold thickness)
9. 画像法
   a. CTスキャン法 (computed tomography)
   b. MRI (magnetic resonance imaging)
   c. 超音波法 (ultrasonic diagnosis)

（藤岡滋典ほか，2003[3]より改変引用）

表3 危険因子重積症候群の概念

内臓脂肪症候群 （松沢ら，1987）	内臓脂肪の蓄積 耐糖能異常 高TG血症 低HDL-C血症 高血圧
Syndrome X （Reaven, 1988）	インスリン抵抗性 耐糖能異常 高インスリン血症 高VLDL血症 低HDL-C血症 高血圧
死の四重奏 (deadly quartet) （Kaplan, 1989）	上半身肥満 耐糖能異常 高TG血症 高血圧
インスリン抵抗性症候群 （DeFronzo, 1991）	肥満 高インスリン血症 糖尿病 動脈硬化性脳血管障害 脂質代謝異常 高血圧

症は含まれていない．下半身肥満より上半身肥満の方が危険な因子である．

レベルアップをめざす方へ

近年肥満，特に内臓脂肪の過剰蓄積により糖尿病，高脂血症，高血圧などのインスリン抵抗性を基盤とした生活習慣病が引き起こされるメカニズムが，分子レベルで進んでいる．なかでも，今まで単なるエネルギーの貯蔵庫と考えられていた脂肪細胞から他臓器の代謝に影響を及ぼすレプチン，TNF-α，アディポネクチンなど種々の生理活性物質（アディポサイトカイン）が分泌されることが明らかになり，その生理的意義の解明や新規アディポサイトカインの発見が次々に報告されてきている（図2）．肥満によって惹起されたこれらのホルモンの異常分泌を是正する新たな生活習慣病への治療法・治療薬の開発が期待されている．

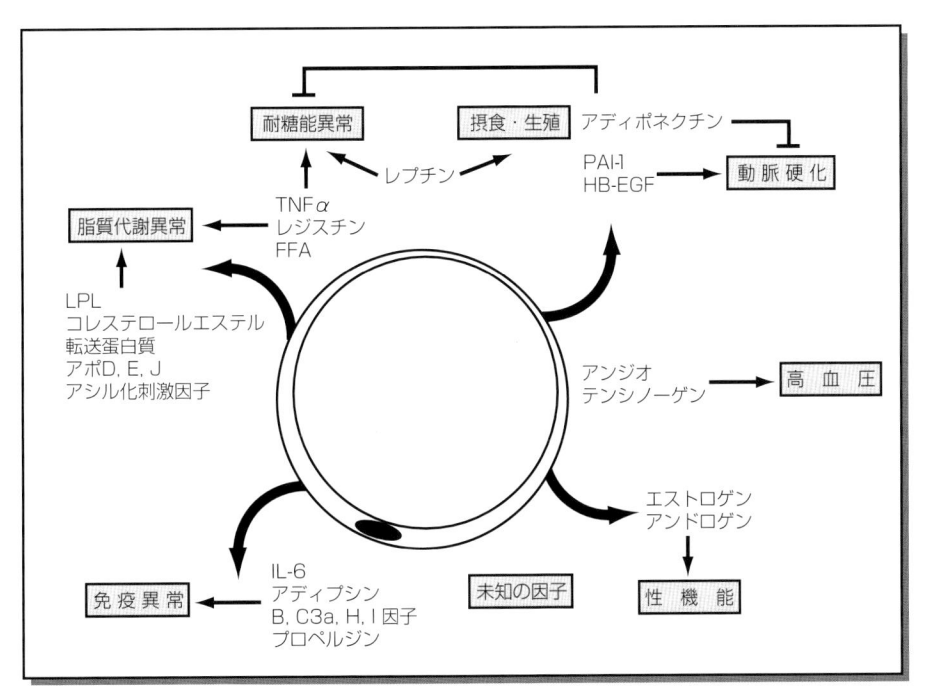

図2 脂肪細胞から分泌される様々な生理活性物質と生理機能，分泌異常と病態（船橋徹ほか，2003[4]）より改変引用）

● 文　　献 ●
1）朝川秀樹，徳永勝人：内臓脂肪型肥満と内臓脂肪症候群．日本臨牀61（増刊号6　肥満症）：433, 2003．
2）日本肥満学会診断基準検討委員会：委員会報告，新しい肥満の判定と肥満の診断基準．肥満研究6：18-28, 2000．
3）藤岡滋典ほか：体脂肪の判定法．日本臨牀61（増刊号6　肥満症），357-362, 2003
4）船橋徹，前田和久：アディポサイトカイン　概論．日本臨牀61（増刊号6　肥満症）：314-319, 2003

[佐藤　哲子／小川　佳宏]

疾患 4 効かない薬をいつまでも使ってはいけない！

問題編

● 症例呈示

症例

患　者：M.N. 59歳　男性，会社員（コンピューター事務関連　殆どがデスクワーク）

主　訴：特になし

既往症：27歳：虫垂切除術，58歳：高血圧・高脂血症

家族歴：母・兄・妹：糖尿病

嗜　好：タバコ：60本/日×30年，アルコール：ビール350ml＋ウイスキーボトル1/3本/日

食物・薬物アレルギー：なし

現病歴：40歳のとき，会社の健康診断で初めて高血糖を指摘され，同年精査のため近医へ入院した．精査の結果2型糖尿病と診断され，以来食事療法のみで空腹時血糖は100～150/mg/dlにてコントロールされていた．55歳頃より食事療法を厳守することができなくなると同時に，血糖コントロールが悪化してきたため（HbA1c値で9％台），2000年1月より近医で経口血糖降下剤ースルホニル尿素（SU）薬（グリベンクラミド2.5mg）が開始された．グリベンクラミド投与開始しばらくは効果が認められていたが，再び血糖コントロールが悪化し始めた．2000年10月には極量の10mgを投与された．しかし2ヵ月後のHbA1c値にも改善が見られなかったため，12月からはα-グルコシダーゼ阻害剤（α-glucosidase inhibitor　以下α-GI：一般名アカルボース）の追加投与が開始された．その後，空腹時血糖に若干の低下が見られたものの，最終的にはグリベンクラミド10mg，アカルボース300mgを投与してもなお空腹時血糖は200mg/dlを超えるため2001年1月29日当院を紹介され外来受診した．

初診時現症：身長170cm，体重66kg，BMI：22.8kg/m^2，BWmax：71kg（56～57歳時），血圧156/80mmHg，脈拍108/分，整，眼瞼結膜，眼球結膜に貧血・黄疸を認めない．

胸部は心音・呼吸音とも異常なく，腹部は平坦で圧痛を認めない．右腋窩から胸部にかけて苔癬状湿疹をみる．四肢に浮腫はない．神経学的には腱反射は正常，知覚は両肢で8/10，振動覚は6秒と若干の神経障害が認められた．

＜初診時検査成績＞

尿検査　尿糖（＋＋＋），尿蛋白（－），ケトン体（－），ビリルビン（－），ウロビリノーゲン（±）

血液検査　WBC 5,700/ul, RBC 552×10^4/ul, Hb 16.8g/dl, Ht 50.3％, Plt 18.0×10^4/ul, TP 7.3g/dl, Alb 4.8g/dl, GOT 26IU/l, GPT 25IU/l, ALP 171 IU/l, γGTP 23IU/l, LDH 339IU/l, CPK 90 IU/l, BUN 8mg/dl, Cr 0.67 mg/dl, UA 7.1 mg/dl, T-Cho 323 mg/dl, TG 203 mg/dl, HDL-C 60 mg/dl, HbA1c 11.1％, GA 29％, 血糖値258 mg/dl, CRP（－）

眼底検査；糖尿病網膜症を認めず．

胸部X線；心陰影拡大なし．肺野にも異常影なし．

心電図所見；正常（負荷心電図にても虚血性変化なし）

● 設　問

問題1　ここまでで，この症例に対する今後の治療の考え方として適切でないのはどれか

1．悪性疾患の合併による血糖コントロール増悪も，否定できないので悪性疾患の合併も念頭におき治療を進める．

2．SU薬の2次無効の可能性が高い．

3. 食事療法，運動療法の重要性を説明し，生活習慣の徹底を図る．
4. I型糖尿病である可能性も否定できないので，抗GAD抗体を測定してみる．
5. 食後高血糖をさらに抑制することにより，ブドウ糖毒性をとり，最終的に空腹時血糖を改善させる目的で，ナテグリニド（一般名ファスティック）を追加投薬する．

本症例に関しては，糖尿病の治療とともに，悪性疾患の検索を行ったが，明らかな悪性疾患の所見は得られなかった．また，GAD抗体（−）であり，積極的にI型糖尿病を疑う所見も認められなかった．したがって，糖尿病の治療をまず，優先して行うことにした．初診ということもあり，まず，食事療法と運動療法の徹底を行うこととし，糖尿病の治療の必要性をよく説明すると同時に，一日1,800kcalの栄養指導および毎日1万歩の歩行療法を指導した．初診後3カ月経ってもグリコアルブミン値の改善を認めなかった．

問題2 ここまでで，この症例に対する今後の治療の考え方として適切なものどれか
1. この症例は2型糖尿病であるのでインスリン分泌は保たれており，食事療法，運動療法のみで血糖は改善するはずであり，このままの治療で食事療法，運動療法のみの徹底を目指し，しばらくはこのまま外来でフォローする．
2. 外来にて，血糖コントロールの重要性を説明し，その手段として，インスリン療法が必要であると説明する．
3. 外来にてのインスリン療法導入に本人が著しい不安を訴える場合には，入院を勧めて，一過性にインスリンを使用するという方法もありえる．
4. 食事療法，運動療法が遵守できていないのだから，食事療法，運動療法の必要のないインスリン療法は，本人のQOLにとって著しくプラスになるであろうと説明し，インスリン療法の開始を始める．
5. インスリン療法を開始すると，ほとんど，一生インスリン療法を続けなくてはならないため，その必要性を理解させるためには入院が必要である．

本症例に関しては，患者と話し合った結果，外来にて，インスリン療法を導入することとした．目的のひとつには高血糖状態に伴うブドウ糖毒性の解除にある．患者はインスリン療法の意義もよく理解している．

問題3 この患者の病態生理学を考慮したうえで，インスリン導入時の最も適切なインスリンの種類と量はどれか？
1. SU薬を続けたまま，朝中間型インスリン10単位を投与する．
2. SU薬を休止して，混合製剤である．30Rをアサ6単位投与する．
3. SU薬を休止して，超速効型インスリンを毎食前に12単位ずつ投与する．
4. SU薬を休止して超速攻型インスリンを毎食前に4単位ずつ投与する．

解 説 編

テーマ疾患の総説

2型糖尿病においては，食事療法，運動療法が治療の基本となることは言うまでもないが，実際には何らかの薬物療法が必要になる症例が多い．本症例はSU薬投与が開始された後，一定の期間は血糖コントロールが得られていたにもかかわらず，徐々にその効果がなくなり血糖コントロールが悪化したSU薬の二次無効の症例と考えられる．有効な血糖コントロールが得られないままSU薬を漫然と使い続け，高血糖刺激にさらされると膵β細胞の疲弊がより早く生じる可能性が指摘されている．このような場合，早期にインスリン治療に切り替え，高血糖による悪循環を断ち，2型糖尿病患者が本来有するインスリン分泌能，インスリン感受性を温存することが重要である．また正常血糖応答が維持されれば，インスリン抵抗性が除去され，インスリン需要量は減少し，やがては離脱も可能と考えられる．したがって短期間のインスリン使用で良好なコントロールが得られるようになり，内因性のインスリン分泌能が回復すればインスリンから離脱できる可能性もある．本症例では膵β細胞障害の進行からインスリン分泌の枯渇を招き，生涯インスリン治療を余儀なくされることがないよう，SU薬を中止し，外来

にてインスリン療法に切り替えた．インスリンは速効型インスリンを各食直前に皮下注射で使用し，使用量は少量より開始した（朝食前：4単位，昼食前：4単位，夕食前：4単位，0.18単位/kg）．現在であれば，超速効型インスリンを使用するところであるが，当時，超速効型インスリンは臨床で使用できなかったため，速効型インスリンとα-グルコシダーゼ阻害薬を併用することとした．インスリン治療開始にあたり，患者は当分の間（本症例では約1カ月間）毎週1回来院してもらい，自己血糖測定の値でその後のインスリン量を決定していった．食事に関しては肥満がないため摂取カロリーを1,800kcal/日（28.3kcal/kg/日）と定めた．平素よりアルコール摂取量が多く，このことも血糖管理を悪化させている一因と考え，インスリン治療が開始される前から禁酒を指示した．

治療の全経過を図1に示す．2001年3月10日よりインスリン使用療法を開始したところ，来院時血糖は270～330mg/dlから4週間で170～190mg/dlへと速やかに低下し，同時に測定したGAも29％～20％へ改善した．4月中旬以降は一旦増加したインスリン投与量は各食前4単位ずつに減量可能となった．図1に2000年8月から2001年9月の治療の全経過と来院時血糖値・GA・HbA1cの推移を示す．HbA1cは2001年3月には10.1％であったものの，5月には6.9％と著明に改善し，6月には6.5％になった．その時点でインスリンの使用を中止し，SU薬であるグリクラジド（効力はグリベンクラミドの20～40分の1）40mgを投与開始した．その後もHbA1cは6.3％，GAは15％と再上昇の傾向は見られなかったため，グリクラジドも中止し食事療法およびα-GIのみで治療していくことにした．7月のHbA1cは6.6％，GAは16％，8月は6.4％，15％と順調な経過をたどった．また朝食後2時間血糖値も2001年1月（外来初診時）には258mg/dlであったものが同年5月には135mg/dlと著明に改善していた．またインスリン使用中に低血糖発作は一度も生じなかった．本症例はこれ以降も薬剤はα-GIのみで良好なコントロールを続けている．

問題の解答と解説

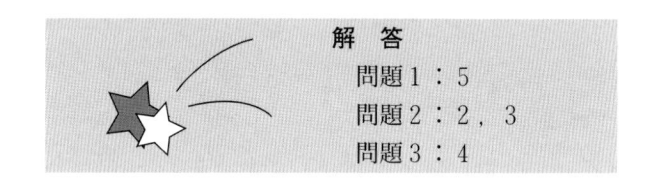

解 答
問題1：5
問題2：2，3
問題3：4

問題 1

血糖コントロールが，今まで用いていた薬剤では上手くいかなくなってきた場合には，患者の食事療法，運動療法の乱れが主因であるケースが圧倒的に多い．しかしながら，そう決めつけるのには問題がある．例えば，悪性疾患合併例では，大きく血糖コントロールが悪化するし，また，slowly progressive IDDMのケースでは，患者の食事療法，運動療法の状態とは無関係に，免疫反応により膵β細胞が徐々に崩壊していくことが血糖コントロールの原因である．したがって，常にそれらの可能性を考えながら，診断をすすめていく必要がある．近年，糖尿病治療薬として使われている，nateglinideはインスリン分泌刺激薬であるが，作用時間が大変短いため，食後高血糖是正に効力を発揮する薬剤である．但し，薬理作用部位はSUレセプターであると考えられているため，SU薬と併用しても効果はないと考えられている．

問題 2

本症例では，食事療法，運動療法の乱れが，血糖コントロール悪化に関与しているものと考えられる．し

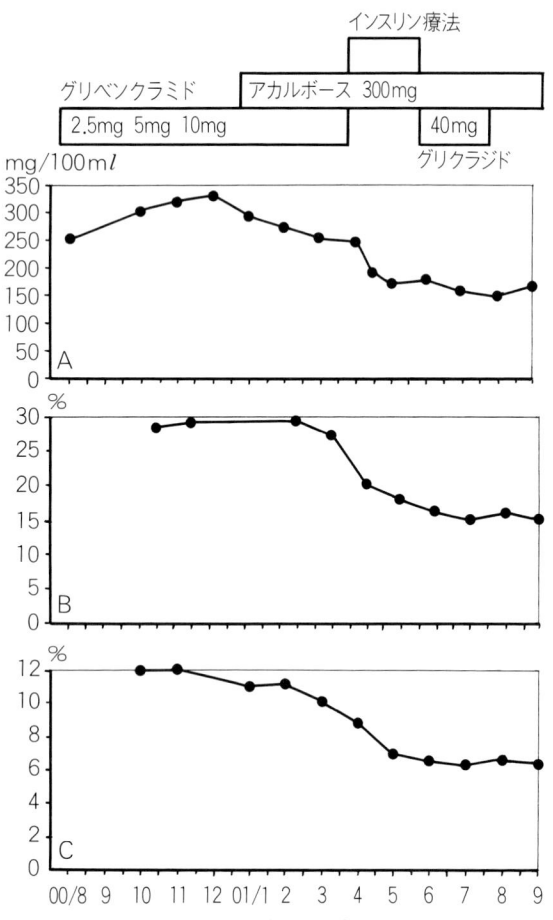

図1 インスリン療法期間を含む全治療経過
パネルA：来院時血糖値（朝食後約2時間値）
パネルB：グリコアルブミン
パネルC：HbA1c（双方とも外来で採血）を表す．

たがって，それらを厳格におこなうことが重要であるのはいうまでもないが，それのみにこだわり，長期高血糖状態を継続させるのは，糖尿病合併予防という見地からは，さらに問題である．一般に，高血糖状態においては，高血糖それ自体がインスリン分泌能，インスリン抵抗性を悪化させるいわゆる"ブドウ糖毒性"が存在することが知られているため，インスリンを用いてでも一旦血糖を下げ，インスリン抵抗性を解除する必要性があると考えられる．その際には，食事療法，運動療法の遵守を徹底させながら，一旦"ブドウ糖毒性"を解除することで，再び経口薬のみの治療とすることも可能である．以上のことが2型糖尿病のインスリン療法は"インスリン注射を一生涯継続しないで済むように開始されるべき"であり，"一度インスリン注射を開始したら生涯中止できない"といった見解は誤りといえる．このことをよく患者に理解してもらうことにより導入も円滑になるであろう．

今やインスリン治療の導入は外来でも十分に行えるようになってきた．血糖値はもちろんのこと，患者の血糖変動をリアルタイムで把握できるさまざまな指標―GAや1,5アンヒドログルシトール（1,5AG）を来院時に測定し，薬剤投薬量を変更することが可能である．その他にもインスリン注射に必要な物品の簡便性，インスリン治療に関する情報の普及（患者向け読本・ビデオなど），自己血糖測定器の進歩なども大きく寄与している．一般的には血糖値の変動が激しくインスリン量が安定しない症例，比較的大量のインスリンが必要とされる患者，患者が高齢である場合などは入院したほうが良いとされる．しかし外来で経験するSU薬の二次無効例はかなり多数存在し，実際問題としてこれらの症例すべてを入院させ治療するわけにはいかない．本症例の場合年齢・職業上の問題から入院が必要ではないと判断されたが，入院していたとすれば食事療法は厳格に守られ，治療に関しても非常に有効であり，また日々の血糖値の変異も即座に知ることができ，インスリン量もより速やかにかつ適切に決定できた可能性はある．

問題　3

2型糖尿病の基本は遺伝的に規定された追加分泌の遷延にある．したがって食後高血糖に対応するためには，超速効型インスリンを毎食前に皮下注射するのが，その病態生理を考えたうえでもっとも適切と考える．"由緒正しい糖尿病"においては，初期には食後の血糖値のみ上昇するが，この状態を放置すれば膵B細胞の疲弊を招き，追加・基礎分泌の両方が低下し，食後血糖のみならず空腹時血糖も上昇していく．このような内因性インスリンの高度に枯渇した2型糖尿病では追加分泌の補充のみならず，基礎分泌の補充も必要となる．この場合，各食前の追加補充として毎食前の速効型インスリン注射のほか，食間および夜間の基礎分泌補充として中間型や混合型のインスリンを併用する．われわれの施設では，毎食前超速効性インスリンを（朝4〜6U，昼4〜6U，夕4〜6U）より開始する．一般的には，インスリン需要量はその後，一旦増加するが，8〜12週間でインスリン需要量は各食前で2Uほど減少する．このように少量のインスリン量で血糖管理が良好に維持できるのは，とりもなおさずインスリン療法開始以前に低下していた内因性基礎インスリン分泌が回復し，高血糖を抑制することによりインスリン抵抗性が解消された結果である．確かにこの症例においては毎食前10単位のインスリンを使っても低血糖はおきないかもしれないが，外来でのインスリン療法導入にあたり，当面は低血糖の可能性を出来るだけ避け，インスリン注射の恐怖感を与えないようにする必要がある．よって，最初の1週間はインスリン注射の手技確認が最も重要と考えている．

レベルアップをめざす方へ

1．インスリン分泌とその標的臓器の協調作用による血糖応答

1型糖尿病患者の病態は絶対的インスリン欠乏状態である．したがってインスリン注射は生命維持に必要不可欠である．治療項目も長期的慢性合併症の発症・進展防止のみならず，ケトアシドーシスに代表される急性合併症の予防が重要である．つまりいかに生理的なインスリン動態を外来インスリン投与により再現できるかが問題となる．したがってその治療法は必然的に各食前速効型＋眠前中間型インスリン注射の頻回インスリン注射療法となる．2型糖尿病においても場合によりインスリン療法が適応になる．健常人の血糖値はインスリン分泌が次の2パターンで変動することにより，一定範囲内に保たれている．第1は24時間にわたる基礎分泌であり，この作用によって夜間・食間には肝臓からの糖放出と全身での糖の取込みバランスが保たれ，血糖値はおよそ80〜100mg/dlに保たれる．第2は食事による

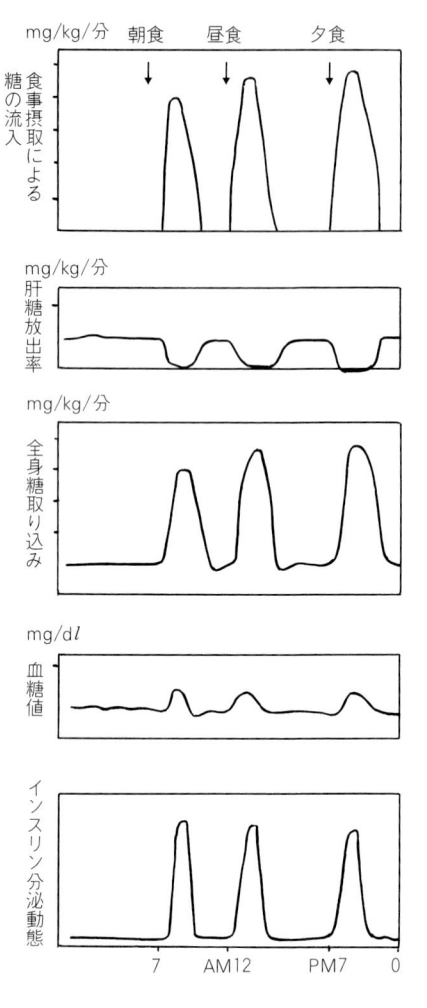

図2 正常人による糖の流れ
夜間は，肝糖放出率と全身（おもに筋）糖取り込み率が一致して，血糖値は正常域に保たれる．食事摂取による糖の流入→血糖値の上昇→インスリン追加分泌亢進→門脈内インスリンレベル上昇→肝糖放出率抑制，筋，肝での糖取り込み上昇→血糖値の前値への回復

血糖値の上昇に反応して瞬時に起こる追加分泌である．食事摂取により血糖値が上昇すると，インスリンの追加分泌が亢進し，門脈内インスリン濃度が上昇する．そして肝からの糖放出は抑制され，筋肉・肝での糖の取り込みが上昇する．結果として摂食により上昇した血糖値は速やかに前値に戻る．健常人における"糖の流れ"の模式図を示す（図2）．

2．インスリン抵抗性および2型糖尿病の血糖への影響

2型糖尿病におけるインスリンの作用不足には，インスリン分泌不全とインスリン抵抗性の2つの要素が関与すると考えられている．インスリン抵抗性とは主なインスリン感受性臓器－肝臓・筋・脂肪組織でインスリン作用が十分に発揮されない状態を示す．この臓器のインスリン抵抗性で特に重要なのは肝糖放出率，肝糖取り込み率，筋糖取り込み率の3者である．実際に euglycemic hyper-insulinemic clamp法やSSPG法により，2型糖尿病での筋糖取り込み率低下，euglycemic hyperinsulinemic clamp combined with oral glucose load法による摂食後肝取り込み率低下などが証明されている．したがって2型糖尿病で見られる食後高血糖はインスリンの追加分泌の遅延・欠如と，肝インスリン抵抗性のため糖放出の抑制，糖取り込みが不十分である結果である．また空腹時血糖の上昇は基礎インスリン分泌低下に加え，肝糖放出が高まった状態より引き起こされている．糖尿病の管理が悪く高血糖が持続すると，高血糖そのものが二次的にインスリン分泌不全とインスリン抵抗性を助長し，いわゆるブドウ糖毒性（glucose toxicity）という悪循環が成立する．高血糖を除去することによりこのサイクルを断つことが治療の戦略であろう．以上のことからも，もはやSU薬に反応しなくなった高血糖持続2型糖尿病症例には，積極的にインスリン療法が導入されるべきである．

［綿田　裕孝／河盛　隆造］

疾患 5 若年発症だけじゃない！

問題編

症例呈示

症例

患者：75歳，女性
主訴：口渇，体重減少，意識低下
既往歴：53歳時　甲状腺腫（とくに治療はしていない）
家族歴：同胞に糖尿病　1名
嗜好品：アルコール（-），タバコ（-），コーヒー時々
現病歴：2週間ほど前に咳・痰・咽頭痛を認めたため近医を受診し，上気道炎の診断にて内服治療を受けたが改善しなかった．10日前より39℃の高熱を認め，その直後に口渇・多飲・多尿とともに体重減少がおこり，食事量も低下を示した．2日前より意識レベルが低下し，近医より紹介入院となった．
入院時現症：身長152cm，体重42kg（2週間で4kg減少），血圧104/60mmHg，脈拍96/分，整脈，呼吸数15回/分，意識レベルは3-3-9度方式で30であった．貧血・黄疸は認めず，下肢の浮腫もなかった．腹部触診で肝・脾は触知せず，筋性防御も認めなかった．甲状腺はびまん性の腫大が軽度認められ，やや弾性硬であった．下肢腱反射はいずれも消失していた．
入院時検査成績：胸部X-Pは肺炎の所見なく，ECG上，PQの軽度延長とST低下が認められた．血液生化学検査成績を表1（次頁）に示した．

設問

問題1 本例につき救急離脱後，継続して行うことが望ましい血糖コントロール法はどれか

a. 経口血糖降下薬の併用法
b. 経口血糖降下薬と中間型インスリンの併用法
c. 混合型インスリン　1～2回法
d. インスリン強化療法　3～4回法
e. CSII

問題2 本例につき次に行うべき検査の組み合わせはどれか

(1) トリプシン・アミラーゼの測定
(2) グルカゴン負荷試験
(3) GAD抗体の測定
(4) TSH，FT3，FT4の測定
(5) 75gブドウ糖負荷試験

a.(1)(2)　　b.(1)(5)　　c.(2)(3)　　d.(3)(4)
e.(4)(5)

問題3 本例で陽性が予測される自己抗体の種類はどれか

(1) ICA
(2) IA2抗体
(3) マイクロゾーム抗体
(4) インスリン受容体抗体
(5) 副腎皮質抗体

a.(1)(2)(3)　　b.(1)(2)(5)　　c.(1)(4)(5)
d.(2)(3)(4)　　e.(3)(4)(5)

表1　血液生化学検査

・Urinalysis		正常値
Protein	(+)	(−)
Glucose	(4+)	(−)
Ketone	(2+)	(−)
Occult blood	(+)	(−)
Bilirubin	(/)	(−)

・Hematology		
RBC	350×10⁴ /mm³	(380〜500)
Hb	11.3 g/dl	(11.1〜15.1)
Ht	35.0 %	(33.5〜45.0)
WBC	12,500 /mm³	(3,500〜9,000)
Plt	22.5×10⁴ /mm³	(13.2〜36.8)

・Blood chemistry		
TP	6.6 g/dl	(6.5〜8.0)
ALB	3.9 g/dl	(3.7〜5.2)
T-Bil	0.8 mg/dl	(0.2〜1.2)
AST	41 IU/L	(11〜39)
ALT	38 IU/L	(5〜40)
ALP	425 IU/L	(110〜370)
γ-GTP	86 IU/L	(6〜35)
LDH	366 IU/L	(190〜440)
CHE	212 IU/L	(185〜414)
CK	180 IU/L	(45〜160)
TC	272 mg/dl	(130〜230)
TG	230 mg/dl	(65〜135)
HDL-C	35 mg/dl	(31〜69)
BUN	23 mg/dl	(6〜20)
Cr	1.0 mg/dl	(0.5〜0.9)
UA	6.2 mg/dl	(1.8〜5.2)
Na	145 mEq/L	(135〜150)
K	5.5 mEq/L	(3.5〜5.3)
Cl	103 mE/L	(95〜108)
Ca	8.9 mg/dl	(8.4〜10.4)
P	3.0 mg/dl	(2.5〜4.5)
CRP	3.2 mg/dl	(0.0〜0.3)

・Blood gas analysis		正常値
pH	7.32	(7.35〜7.45)
Pco₂	33.8 mmHg	(32〜45)
Po₂	82.5 mmHg	(83〜108)
HCO₃	14.0 mmol/L	(22〜26)
BE	−10.0 mmol/L	(0)

・Diabetes related data		
PG	682 mg/dl	
HbA1c	5.6 %	(4.6〜6.2)

解　説　編

疾患の概説

　糖尿病の分類は現在その成因により1型糖尿病，2型糖尿病，その他の特定の機序・疾患による糖尿病および妊娠糖尿病の4つに分かれ，従来は1型糖尿病はIDDM，2型糖尿病はNIDDMと呼ばれていた．このうち1型糖尿病はわが国では3％程度とされ小児・青年期に多いが，実際には年齢分布は広く[1]，最近ではごく少数ではあるが高齢発症1型糖尿病が報告されている．それらの症例をみると，1例，1例がそれぞれに異なる遺伝的背景を有し，自己抗体の出現時期，抗体価，その種類も様々である．また自己免疫学的異常を有しない特発生1型糖尿病と思われる症例も認められている[2]．

　図1に示すように，いずれの疾患でも同じであるが，疾患の成立に関しては常に遺伝要因と環境要因が様々な組み合わせで生ずると考えられ，1型糖尿病につい

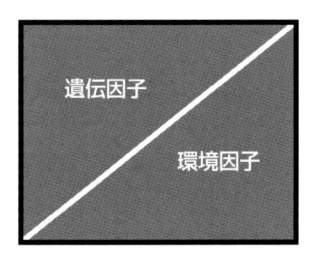

図1　糖尿病の病型と遺伝・環境因子の関係
＊1型糖尿病と2型糖尿病を明確に区別する方法はない．
＊両型のすべての患者は図中の斜線上にならんでいる．

ても年齢・性・人種を問わずすべての症例が図に示す斜線上に存在すると考えてよい．

　従来の糖尿病分類は成因分類と言うよりもむしろ臨床分類と考えた方が理解しやすい．日常臨床の立場からみると，発症が急速でかつ血糖上昇に伴う自覚・他覚所見が著明であれば現在は1型糖尿病と診断してもさしつかえがない．しかしその根拠となると，ほとんどが患者の残存β細胞機能の程度を血中あるいは尿中C-ペプチドの測定を行うことによっている．なぜβ細胞破壊が生じたかとなると，たとえHLAタイプの検索を行っても全ての症例に共通したHLAアリルは得られていないのが現在の状況である．もしβ細胞機能の低下が極めてゆっくりであれば，少なくとも発症そのものは急速あるいは劇症とはならない．1型糖尿病は成因分類ではあるが個々の症例をみればその原因を明確に決定することは困難と言わざるを得ない．しかし私どもは糖尿病患者の治療や経過観察にさいしては常に成因は何かを考えながら診療することが大切と考えられる．

● 疾患の解説

1．疾患概念と病因

　1型糖尿病の基本病態は急速な高血糖とケトアシドーシスによる自覚症状や他覚所見が認められ，インスリン強化療法による即時治療が必須となる．その原因として，膵島に対する自己抗体（膵島細胞質抗体（ICA：islet cell antibody），グルタミン酸脱炭酸酵素抗体（GAD抗体：glutamic acid decarboxylase antibody），IA2抗体（IA 2 antibody），インスリン抗体（insulin antibody））が直接，間接に関与すると考えられ，自己免疫機序が自己免疫性1型糖尿病（1A）の本態と推測されている．しかし実際にはこれらの抗体は様々な組み合わせや抗体価の差異があり一様ではない．またβ細胞破壊が急速には生じない症例もみられ，緩徐進行型（slowly progressive type 1 diabetes）[3]と称されている．このような症例では2型糖尿病と区別することが困難となる．自己抗体を認め得ない症例もあり，特発性1型糖尿病（1B）と分類されるが，未知の抗体がβ細胞破壊に関与していることは否定できない．

2．症候と診断

　成人あるいは老年者の1型糖尿病の症例報告も次第に増加しており，未発表のものを含めるとかなりの患者数になるのではないかと考えられる．β細胞の急速破壊が生じると，成人・老年者においても急速かつ著明な高血糖と口渇・多飲・多尿となり，引き続いて糖尿病ケトアシドーシスを生じて医療施設に入院することになる．したがって診断そのものはとくに困難ではなく，血糖値，血液や尿ケトン体測定，血液pH，電解質異常の有無などを急ぎチェックした上で，十分な補液（生理食塩水やブドウ糖）と，強力なインスリン治療を開始することになる．

　このような症例では2型糖尿病が何らかの理由で急速悪化したものであるのか，あるいは1型糖尿病に属する症例であるのかは，各種自己抗体を検査したり，HLAタイプを調査する必要がある．とくに重要なことは残存β細胞機能の程度を尿中C-ペプチドや血中C-ペプチド（グルカゴン負荷試験）をくりかえし測定して正しく把握することである．もし自己抗体が陽性であれば抗体価がその後どのように推移するかも調査していく必要がある．これらの自己抗体の力価とβ細胞機能低下の関係は必ずしも平行しないことも明らかにされているが，症例によっては両者がよく相関して変動することもある．

　現在私どもは1型糖尿病と2型糖尿病を成因論的に分類しているが，1型糖尿病にも多様性があり，2型糖尿病ではその膨大な患者数からみてもその多様性は極めて大きいと考えられる．事実高齢者1型糖尿病の中には2型糖尿病より移行したと考えられる症例も報告[4]されている．

3．治療および血管合併症

　糖尿病では1型にせよ，2型にせよ様々な程度の高血糖が生じ，それが長期間持続することにより血管障害が生ずる．その中で細小血管症は網膜症，腎症，下肢神経症（神経障害）を生じ，これらは糖尿病に特徴的な変化とされている．また大血管症は脳梗塞，心筋梗塞，下肢ASOとして瞬時に生命を失うことも多い病態である．したがって糖尿病治療とは食事・運動療法，経口血糖降下薬療法，インスリン療法は上昇している血糖を低下させ，いわゆる厳格な血糖コントロールをめざす手段である．しかし私どもの生活の質（QOL）を低下させる要因は細小血管症や大血管症そのものであり，糖尿病治療においては極めて重要であり，実際には集学的治療を行わざるを得ないのが現状と言える．

　1型糖尿病では年齢・性を問わず急速な血糖上昇，ケトアシドーシス，体重減少と共に口渇・多飲・多尿などの諸症状が出現し，救急医療の対象となる場合が多い．したがって必要な補液と強力なインスリン治療すなわち高度なインスリン強化治療が必要となる．成人や高齢者で生じた1型糖尿病では罹病期間が極めて短いことから少なくとも細小血管症が生じている可能

性は低いが，slowly progressive な1型糖尿病では，2型糖尿病と同じく血糖上昇が軽度であってもある程度の期間がある場合には重症網膜症が生ずるとの報告[5]もあり，細小血管症の有無はよく調査する必要がある．また高齢1型糖尿病では著明な高血糖など代謝異常を契機に大血管症の発症も十分考慮することが必要である．

急性期を脱した成人とくに高齢1型糖尿病に対し，インスリン強化療法を継続すべきかどうか，本人のQOLを考慮すると一つの問題点として浮上してくる．しかし本来β細胞機能が欠落した場合には血糖日内変動は大きく，不安定糖尿病を生じやすい．したがって中間型や混合型インスリン製剤の1日1〜2回法では対応はなかなかに困難であり，十分なインフォームド・コンセントを取り，かつ家族の協力を得て強化療法を継続すべきと筆者は考えている．それにより残存β細胞機能の維持や場合によってはβ細胞の再生が生ずる可能性も否定できない．加えて老年者とくに高齢者においては加齢による全身各臓器の機能低下があり，容易に消化器疾患・呼吸器疾患・尿路感染症を生じやすく，シックデイ対策を要する機会が増加する．その意味でも強化療法により出来るだけ安定した血糖動態を追求することが高齢1型糖尿病の治療ポイントと言える．

4．予　後

成人あるいは1型糖尿病では細小血管症の出現は少ないことから，大血管症対策やシックデイ対策を十分に行えば予後が不良とは言えないが，症例数が少ないこともあり，発症から死亡までの年数や死因をまとめた報告は現在のところない．

その他の類縁疾患

現在の糖尿病患者はほとんどが2型糖尿病とされるが，その他の特定の機序・疾患による糖尿病の中で日常臨床でよく経験するのは膵疾患や肝疾患に伴う高血糖である．前者はその多くが慢性アルコール性膵炎であり，そのこと自体により1型糖尿病に類似した不安定型高血糖を示し，急性増悪ではさらに著明な高血糖，場合によってはケトアシドーシスを生ずることもある．成人発症IDDMの中には膵酵素上昇を示す症例[6]もあるから注意を要する．そのような症例では膵島に対する抗体が外分泌細胞に対しても障害を与えている可能性があるからである．一方後者においても原因の種類を問わず高血糖がよく認められ，インスリン治療を行っている肝疾患患者も多く，肝疾患が先か，糖尿病が先か不明な症例も多い．肝疾患でも何らかの誘因により急速高血糖を生ずることがあり，1型糖尿病と同じく強化療法を必要とすることも多い．

現在ウィルス肝炎，とくにC型肝炎に対しインターフェロン治療が広く行われているがそれによりICAが陽性化し，1型糖尿病に移行した症例が報告[7]されている．このようにインスリン分泌と，栄養代謝に密接に関わる両臓器の疾患は成人や老年者にも多いことから十分な注意が必要である．

患者の生活指導，インフォームド・コンセント

成人とくに高齢者においては余命の問題もあり，インフォームド・コンセントを得て，インスリン強化療法を継続させ，かつ日常の生活指導を積極的に行うことはしばしば困難を伴うと思われる．しかし私ども医療者はくり返し，患者本人に説明・納得してもらう努力が必要と考えられ，同時に家族に対しても十分な協力が得られるように，医師を中心にコメディカルを含めた医療チームを構成し，そのことに対応することが望ましいと考えている．

問題の解答と解説

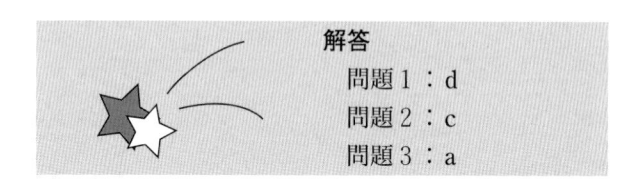

解答
問題1：d
問題2：c
問題3：a

解　説

●ケトアシドーシスを示す救急時の治療はどの施設でもその方法はほぼ確立されているが，成人とくに高齢1型糖尿病ではインスリン治療に対する理解やQOLの点から継続的に強化インスリン療法を行うことは困難が生ずる．実際1型糖尿病といっても個人差が大きく強化療法でなくても安定した血糖コントロールが得られる症例がないとは言えない．しかし原則的には強化インスリン治療を継続すべきと考えられ，経口血糖降下薬の使用は適当ではない．

●症例が成人あるいは高齢1型糖尿病の可能性が大であれば，残存β細胞機能の程度を正しく把握することが重要であり，尿中C-ペプチド測定やグルカゴン負荷試験による血中C-ペプチド測定が行われる．自己抗体としては様々なものがあるがこれまでの症例ではGAD抗体，ICA，IA2抗体の検査が基本的なものである．

レベルアップをめざす方へ

　成人とくに高齢者1型糖尿病そのものは発生頻度が極めて低い．しかし1A型では自己免疫機序がその主要な要因と考えられている．今日橋本病を中心として自己免疫機序により発症する疾患が数多く知られるようになっている．自己免疫により複数の疾患が発生する症候群は polyglandular autoimmune syndrome と言われ，自己免疫甲状腺疾患に1型糖尿病，悪性貧血，白斑・脱毛症のいずれかを伴うものは Type III とされ，そのような緩徐進行性高齢発症1型糖尿病の報告[8]がある．したがって成人あるいは高齢者1型糖尿病の成因を考えるさいには，その背景には色々な疾患を生じ得る潜在的免疫異常の存在をも考慮する臨床医の眼が必要である．

●文　献●

1) 古庄敏行ほか：インスリン依存型糖尿病の遺伝的異質性に関する研究（I）―発症年齢分布を複合正規分布と仮定した統計遺伝学的解析―．糖尿病 27（9）：981-992, 1984
2) 森　豊ほか：高齢で急性発症したインスリン依存型糖尿病の1剖検例．糖尿病 35（6）：487-493, 1992
3) 小林哲郎：slowly progressive IDDM. 小坂樹穂編　糖尿病学1983．pp205-224, 診断と治療社, 1983
4) 藤田基寛ほか：14年間の2型糖尿病の経過後に膵島関連自己抗体が陽性化し，進行性インスリン分泌低下を認めた高齢糖尿病の1例．糖尿病 43（9）：803-808, 2001
5) 田中　剛史ほか：重篤な糖尿病網膜症を合併した高齢発症1型糖尿病の1例．糖尿病 46（2）：135-138, 2003
6) 赤井　真弓ほか：糖尿病性ケトアシドーシスで発症し，横紋筋融解症と各種膵酵素の上昇を示した成人発症IDDMの1例．奈良医誌 46（6）：606-609, 1995
7) 岩谷　逸平ほか：C型慢性肝炎に対するインターフェロン治療後にIDDMに移行したNIDDMの1例．糖尿病 38（6）：455-460, 1995
8) 森田　弘之ほか：悪性貧血で発症し，慢性甲状腺炎を合併した高齢発症1型（緩徐進行型）糖尿病の1例．糖尿病 44（10）：831-836, 2001

[鬼　原　　彰]

疾患 6 注射は食事30分前？食事直前？

問題編

症例呈示

症例

患者：45歳，女性，主婦
家族歴，既往歴：特記すべき事項なし
合併症：なし
現病歴：2年前の3月，口渇，倦怠感のため近医受診．糖尿病と診断され，加療のため当院に紹介受診．最近3カ月で4kgの体重減少あり．初診時，身長155cm，体重42kg，血圧120/72mmHg，随時血糖値298mg/dl，尿ケトン体（3＋），HbA1c 11.9％，抗GAD抗体42.9U/ml．1型糖尿病と診断され，入院の上，インスリン療法を導入．入院中の尿中CPRは12μg/日．速効型インスリン朝6U，昼6U，夕6U，中間型眠前8Uで退院．以後，血糖コントロールは徐々に改善し，同年9月にはHbA1cは6.4％まで低下した．この間，一日インスリン量は22～26Uで推移した．今年に入り，食前（特に昼食前）の低血糖様症状の頻発とともに血糖コントロールは徐々に悪化し，6月にはHbA1cは8.8％まで上昇したため，治療方針の見直しのため7月に再入院した．

身体所見：身長 155cm，体重 47kg，血圧 120/77mmHg，結膜に貧血・黄疸なく，胸腹部に異常所見は認めない．神経学的には，腱反射正常・振動覚が上肢14sで下肢15s．

検査所見：WBC 4900/μL, RBC 490×10⁴/μL, Hb 12.3g/dl, Ht 37％, Plt.24×10⁴/μL. TP 7.1g/dl, Alb 4.2g/dl, T bil 0.5mg/dl, AlP 283IU/L, γGTP 17IU/L, LDH 123IU/L, ChE 555IU/L, ALT 11IU/L, AST 11IU/L, Crn 0.59mg/dl, BUN 13mg/dl, Amy 60IU/L, Na 137mEq/L, K 4.7mEq/L, Cl 96mEq/L, TG 108mg/dl, T-chol 206mg/dl, HDL-chol 64mg/dl, 尿所見：蛋白（−），糖3＋，アセトン−，潜血−
負荷心電図（ダブルマスター）にて異常所見なし．

設問

問題1 本症例の入院中の最も適切な食事療法はどれか，1つ選べ．
a. 1200キロカロリー　　b. 1400キロカロリー
c. 1600キロカロリー　　d. 1800キロカロリー
e. 2000キロカロリー

問題2 現時点での病態を知る上で必要な検査はどれか．
（1）蓄尿中Cペプチド
（2）抗GAD抗体
（3）血中インスリン基礎値
（4）24時間血圧測定
（5）蓄尿中アルブミン
a.（1）（2）　　b.（1）（5）　　c.（2）（3）
d.（3）（4）　　e.（4）（5）

問題3 治療方針としてあてはまるのはどれか
（1）食事量の増量
（2）減塩食
（3）蛋白質摂取制限
（4）運動療法の制限
（5）速効型インスリンから超速効型インスリンへ変更
a.（1）（2）　　b.（1）（5）　　c.（2）（3）
d.（3）（4）　　e.（4）（5）

解説編

● インスリン療法

　糖尿病治療の目的は，血糖値やその他の危険因子をコントロールすることにより慢性合併症を防止することである．良好な血糖コントロールを維持するための薬物療法の一つとしてインスリン療法が行われている．インスリンは製剤によって作用特性が異なる．作用時間の短いものから順に，超速効型，速効型，混合型，中間型，持続型に大別される．インスリン療法は一種のホルモン補充療法といえるが，生理的インスリン分泌動態にできるだけ近づけるには，基礎補充と食事に合わせた追加補充の両者を必要とする．すなわちインスリン強化療法と呼ばれるものである．1型，2型を問わず，厳格な血糖管理には中間型1日1回ないし2回注射（インスリン従来法）ではなく，速効型＋中間型の頻回注射が必須であることは，これまでの大規模臨床試験が実証している[1) 2)]．近年，ヒトインスリンアナログである超速効型インスリン（インスリンアスパルト，インスリンリスプロ）が登場し，生理的インスリン分泌パターンの再現はより容易になった．さらに水溶性持続型インスリン製剤も使用可能となり，インスリン療法は新しい時代に入ったといえよう．

1．速効型インスリンと超速効型インスリン
1）速効型インスリンの特徴

　インスリン分子は亜鉛の存在下で2量体となり，さらに3個のインスリン2量体が2個の亜鉛の周囲をドーナツ状に取り囲む6量体を形成する．従来のヒトインスリン製剤は，すべて6量体として存在している．速効型インスリンを皮下注射すると，皮下の組織間液で薄められ2量体あるいは単量体となった後に血液中に吸収される．そのため，速効型インスリンの吸収開始には遅れが存在し，注射した量の10％が吸収されるのに0.5～1時間を要する．吸収速度が最大となるのは1.5～3時間後であり，血中濃度が最大となる時期に一致している．すなわち速効型とはいうものの，健常者の生理的なインスリン分泌と比較すると血中濃度の上昇が遅く，消失が遅れる傾向にあるため様々な問題点を有する（表1）．

2）超速効型インスリンの特徴

　超速効型インスリンであるインスリンリスプロはヒ

表1　速効型インスリンの臨床的問題点

1．食前30分前に注射を行うためのQOL低下
2．食事までの間隔が変動すると血糖が不安定化
3．食後高血糖の是正が困難な例が多い．
　　特に夕食後，朝食後の高血糖
4．消化吸収終了後の低血糖：特に睡眠初期の夜間低血糖

トインスリンのB鎖28位のプロリンをリジンに，B鎖29位のリジンをプロリンに入れ替えたインスリンアナログである．インスリン受容体との結合はインスリンと変わらないが，2量体に会合する力が弱い．注射液中では6量体を形成しているが，皮下注射後は中間体を形成することなくすみやかに単量体のインスリンへと解離し吸収されることにより速い作用発現を可能にしている[3)]．

　同様にインスリンアスパルトはB鎖の28番目プロリンをアスパラギン酸残基に置換することで分子会合を減弱させている．そのため，このインスリン皮下注射すると速やかに血中濃度が上昇することになる[4)]．

　超速効型インスリンの薬物・作用動態上の特徴は，(1) 効果発現が速く（皮下注射後10～20分），(2) 血中インスリンのピーク形成は早く（40分），鋭敏（30～90分）である．(3) 血中からの消失が速い（3～4時間）．この3つの特徴により，速効型インスリンに比べ，生理的な食後のインスリン追加分泌動態により類似したパターンを得ることも出来ると考えられる．

3）速効型と超速効型製剤の作用特性の違い

　健常者のインスリン分泌は食後速やかに開始され，血中濃度は1時間前後で鋭いピークを示した後，血糖の正常化に伴って低下し，3時間程度で基礎値に戻る．速効型ヒトインスリンは血糖降下作用のピークが注射2時間後であり，約6時間作用が持続するのに対し，超速効型インスリンは注射後約40分で血中濃度がピークとなり，注射後約1時間で最大の血糖降下作用を発揮し，約5時間以内に効果が消失する[5)]（図1）．

2．超速効型インスリンのメリット，デメリット
1）超速効型インスリンのメリット（表2）
(1) 食直後高血糖の是正と食前低血糖リスクの低減

　従来の速効型インスリンでは食前30分の投与を行なっても食後高血糖の是正は不十分であった．しかし，超速効型インスリンでは，食直前注射で食後血糖上昇

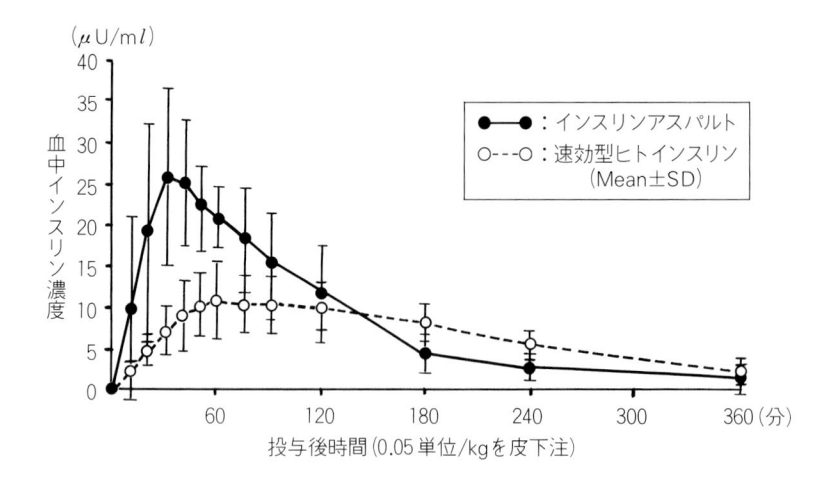

図1 健常人での血中インスリン動態

インスリンアスパルトの時間作用プロフィールは速効型ヒトインスリンとはかなり異なっていた．インスリンアスパルトの血清濃度ピークは速効型ヒトインスリンより高くかつ速かった．

(Kaku K, et al., 2000[5]より引用)

表2 超速効型インスリンのメリット

1. 食後のインスリン追加分泌を再現．
2. 皮下でのインスリン失活を少なくする．
3. 食直前注射によりQOL，コンプライアンスが向上．
4. 低血糖の頻度が低下．
5. CSIIに適する．
6. 携帯小型人工膵に応用できる．

(加来 浩平，2003[10]を一部改変引用)

表3 超速効型インスリンの適応

・新規導入の場合
1. 2型糖尿病でのインスリン導入時：基礎分泌が保たれている
2. 持続皮下注入法（CSII）
3. 食事前30分の注射が困難な例

・速効型ヒトインスリンからの変更の場合
1. 食間，食前に低血糖ぎみ
2. 食後血糖抑制が不十分
3. 血糖プロフィール不十分：1日変動が幅が大きい

・その他
1. シックデイなどで食事摂取が不安定：摂食量に応じて
2. 追加補充：SMBGで高血糖の場合

(加来 浩平，2003[10]を一部改変引用)

を十分に抑制しうる．また作用時間が短いため，次の食事の摂取が遅くなった場合の低血糖のリスクも少ない．

(2) 患者QOLの向上

速効型インスリンでは，作用発現までに15～45分を要するために，食事開始15～30分前までに皮下注をする必要があった．仕事中の食事や外食の機会が多い若年者の1型糖尿病にとってはなおさら，この待ち時間が生活上大きな問題となっている．超速効型インスリンでは食直前あるいは食直後投与さえ可能とされており，実際に患者のQOLが上昇することが明らかにされている．

(3) 持続皮下インスリン注入療法（CSII）における利点

CSIIのように基礎インスリン補充が常時少量ずつ必要なケースでは，リアルタイムな吸収はインスリン作用の安定化のうえで必要なことである．加えて食前の追加投与をより必要十分に行なえるだけ，超速効型がその利点を発揮しやすい．

2）超速効型インスリンのデメリット

作用時間が短い点は，基礎インスリン分泌が高度に障害された1型や重症2型症例においてはデメリットとなる．例えば，昼食と夕食の間は一般に長いことが多いが，昼食直前の超速効型のみでは夕食前まで効果は持続せず，夕食前の血糖上昇を招く．この対策としては，生理的な基礎インスリン補充をなっていく以外に方法はない．そのため中間型を1日2回投与するケースも起こりうる．

また，ヒトインスリンアナログ製剤に共通の課題として，インスリン受容体，IGF-1，IGF-2受容体に対する親和性がヒトインスリンと若干異なる点があげられる．そのため長期使用あるいは妊婦への使用については，その安全性について今後十分なエビデンスの集積が求められよう．

3. 超速効型インスリンはどのようなケースに有効か

超速効型インスリンの適応例を表3に示した．ここでは，どのような症例に超速効型インスリンが特に有効であるか述べる．

1）1型糖尿病における超速効型インスリンの使用

1型糖尿病患者を対象として，従来の速効型インスリンと超速効型インスリンであるインスリンリスプロを用いた6カ月のクロスオーバー試験では，食後1時間と2時間の血糖値はインスリンリスプロの使用により明らかに低下した，成績が報告されている[6]．同様

の成績は，インスリンアスパルトでも認められており[7]，また超速効型インスリン投与群では，低血糖の頻度が明らかに低下することから，インスリン皮下注射と食事の摂取時間とのミスマッチにより血糖変動を生じやすい1型糖尿病では超速効型インスリンの頻回注射が有効であると考えられる．また，青年期の1型糖尿病患者では食事が不規則となりやすいため，食直前に注射可能な超速効型インスリンは，こうした症例での血糖コントロールの悪化を防ぎ，低血糖の頻度を少なくすることに加え，精神的な負担を軽減する可能性が期待される．

しかし，超速効型インスリンの作用は短時間であるため，次の食前には血糖値が上昇する可能性がある．すなわち超速効型インスリン使用例では，中間型インスリンの回数が増える場合がある．

2）2型糖尿病における超速効型インスリンの使用

2型糖尿病患者で従来の速効型インスリンを用いたインスリン強化療法では，食事の30分前に皮下注射することが勧められているが，実際には食事時間の間際に注射を行なっている場合が多いことが知られている．2型糖尿病においても，インスリン注射と食事とのタイミングのずれは食後高血糖の制御を困難とし，さらに，食前低血糖が生じる危険性が増大する．欧米での検討では，中間型インスリンに従来の速効型インスリンあるいはインスリンリスプロを用いて，血糖コントロールを行った結果，3ヵ月後のHbA1cに変化はなかったが，リスプロ群では食後1，2時間の血糖上昇はそれぞれ有意に抑制されており，低血糖の頻度もリスプロ群で明らかに低いことが報告されている[8]．

超速効型インスリンは，糖尿病患者の肥満防止の点からも有効である可能性がある．食後2時間が過ぎても高インスリン血症が持続した場合，インスリン作用により脂肪細胞に取り込まれたブドウ糖から脂肪合成が促進される．その結果，脂肪細胞が肥大化し，肥満とインスリン抵抗性を助長する可能性がある．超速効型インスリンはこうした遅延性の高インスリン血症による弊害を防ぐ可能性があり注目される．

3）CSIIにおける超速効型インスリンの使用

CSIIは，持続的に基礎分泌に相当するインスリンと，各食前にボーラスインスリンを注入ポンプを用いて皮下投与する治療法であり，血中のインスリン濃度をより生理的な状態に近づけることが可能となる．生活習慣や食事時間の不規則な糖尿病患者や，運動選手などにはCSIIによる治療は有効性が高い．しかし，ポンプの故障やカテーテルの閉塞，インスリンの漏れなどにより急激な血糖上昇などの危険性から，わが国では1,500人とあまり普及はしていない．欧米では約10万人以上がCSIIによる治療を受けているが，海外の検討では血糖の日内変動，HbA1c，低血糖の頻度などを指標にインスリンリスプロのCSIIにおける有効性を調べたところ，従来のインスリンに比べ，食後1および2時間後の血糖値は低下し，HbA1cも改善が認められている．さらに，重症低血糖の頻度はインスリンリスプロ群で明らかに低いとされている[9]．また，速効型インスリン使用により目詰まりを起こす可能性があったが，超速効型インスリン使用により解消された．欧米では90％以上のCSIIによる治療例で超速効型インスリンが使用されており，わが国においても超速効型インスリンを用いたCSIIが普及することが考えられる．

4．超速効型インスリン注射は食事30分前？食事直前？

超速効型インスリンは皮下注射後10～20分で効果が発現し，また血中インスリンのピーク形成は40分と早い．そのため，超速効型インスリンを30分前に注射すると，食後の血糖が上昇しないうちにインスリンの効果が発現し，低血糖を惹起する可能性がある．そのため，食事直前のインスリン注射が勧められる．

● 問題の解説と解答

本症例は抗GAD抗体陽性であることから1型糖尿病である．日常生活の変化が，昼前の低血糖を惹起し，それにより食事療法も乱れた可能性がある．本症例は，40歳代と若く，進行した合併症がないため，低血糖をおこさず，かつ良好な血糖管理（HbA1c6.5％未満）が求められる．

食事療法としては，BMI 19kg/m^{2}と標準体重より低いため，食事量は標準体重×30kcalを行なう．また，病態を知るために，現在の血糖コントロール状態（HbA1c），内因性インスリン分泌（血中Cペプチド，蓄尿中Cペプチド），合併症の状態（24時間Ccr，蓄尿中アルブミン等）の検査は必要である．

インスリン療法は，食直後の高血糖是正のため速効型から超速効型へ変更する．1型糖尿病であり，超速効型インスリンへの変更後は夕食前の血糖上昇が予測されるため，昼食前にも中間型インスリンの追加が必要となる可能性があることを知っておくべきである．運動療法は血糖が安定するまで控えた方がよいであろう．

解答
問題1：c
問題2：b
問第3：e

レベルアップをめざす方へ

　超速効型インスリン製剤の特性をよく理解し，超速効型インスリンを使っている患者における基礎インスリンの重要な役割を理解する．そして，基礎インスリンの補充としての中間型インスリンの使用スケジュールについては，1～2種類だけのスケジュールをすべての患者に適用するのではなく，患者ごとに適切なスケジュールを設定する．

●文　献●

1) The Diabetes Control and Complication TrialResearchGroup：The effect of intensive treatment of diabetes on the development and progressive of longterm complications in insulin-dependent diabetes mellitus.N Engl J Med 329：977-986,1993
2) Ohkubo Y, et al：Intensive insulin therapy prevents the progression of diabetic microvascular complications in Japanease patients with non-insulin-dependent diabetes mellitus a randomized prospective 6-year study. Dibetes Res Clin Pract 28：103-117, 1995
3) 酒井　謙，小沼　富男，河盛　隆造：超速効型インスリンの特徴と治療のポイント：インスリンリスプロ．プラクティス 19：150-152, 2002
4) 松田　昌文，加来　浩平：超速効型インスリンの特徴と治療のポイント：インスリンアスパルト．プラクティス 19：153-157,2002
5) Kaku K , et al.：Pharmacokinetics and pharmacodynamics of insulin aspart, a rapid-acting analog of human insulin, in healthy Japanese volunteers. Diabetes Res. Cli Pract 49：119-126，2000.
6) Anderson JH.Jr, et al.：Reduction of postprandial hyperglycemia and frequency of hypoglycemia in IDDM patient on insulin-analog treatment . Diabetes 46：265-270,1997
7) Raskin P, et al.：Use of insulin aspart, a fasting insulin analog,as the mealtime insulin in the management of patients with type 1 diabetes. Diabetes Care 20：1287-1289,2000
8) Anderson,J.H.Jr. et al.：Mealtime treatment with insulin analog improves postprandial hyperglycemia and hypoglycemia in patients with insulin-dependent or non-insulin-dependent diabetes mellitus. Multicenter insulin lispro study group. Arch　Inter Med 157：1249-1255，1997.
9) Zinman B, et al.：Insulin lispro in CSII：Results of double-blind crossover study. Diabetes 45：440-443, 1997
10) 加来　浩平：インスリン治療実践マニュアル．28-29,南江堂, 2003

［菅田　有紀子／加来　浩平］

疾患 7 むずかしい年頃

問題編

症例呈示

症例
患者：H.R. 22歳 女性
職業：福祉関係のアルバイト
主訴：血糖コントロールできない
家族歴：父方祖母と母方の叔母に2型糖尿病，妹にバセドー病．
既往歴：特になし．肥満歴：21歳時最大体重60kg．
生活歴：飲酒歴，喫煙歴ともなし．月経歴：初潮14歳．順．

＜現病歴＞
9歳時，口渇，多飲，多尿，倦怠感，体重減少が突然に出現し，近くの病院で1型糖尿病と診断され，30Rの2回注射のレジュメで退院した．その後HbA1cが7～8％で推移していた．高校2年時，血糖コントロールがうまくいかない理由で，インスリン4回注射に変更．しかし，HbA1cは10％台であった．高校卒業後，大学進学のために上京．独り暮らしになり不規則になったためか，HbA1cは12～14％に推移した．2003年4月，大学卒業後，将来のことも考え，当センターでの診療を紹介される．紹介状には食前3回の超速効型インスリン10単位と朝前と夕前の2回の中間型インスリン10単位を指示していると記載されている（合計50単位）．

＜初診時現症＞
身長153.2cm，体重59.6kg，BMI 25.4，血圧132/89，貧血なし，黄疸なし．心音，呼吸音，異常なし．浮腫なし．知覚異常なし．PSR －/－，ASR －/－，足背動脈 触知良．

＜初診時検査所見＞
来院時血糖308mg/dl，HbA1c 12.6％，肝機能，腎機能 異常なし．尿中アルブミン145mg/gCr．眼底A0 A0．サイロイドテスト陰性，マイクロゾームテスト陰性．抗GAD抗体2.0 u/ml（基準値＜1.5u/ml）．

設問

問題1 本疾患の発症の病態として考えにくいのはどれか．
a．インスリン抵抗性の増大
b．自己免疫が関係
c．HLAとの相関がある
d．発症年齢が比較的若い
e．尿中C-ペプチドが感度以下

問題2 思春期に入る前後から血糖コントロールが悪化することが多いが，その原因として考えられやすいのはどれか．2つ選べ．
a．指示されたインスリン注射量の不足
b．指示されたインスリン注射量を打っていない
c．月経前後の血糖値のブレが大きい
d．摂食障害の存在
e．低血糖への恐怖

問題3 思春期糖尿病管理を困難にさせている要因として考えられるのはどれか．3つえらべ．
a．食事に対する罪悪感
b．インスリン注射量の増大に対する不安
c．体重への固執
d．自己管理能力の欠落
e．第2次反抗期

解説編

●テーマ疾患の概説（総論）

　思春期ないし青年期の糖尿病管理が他の年代の糖尿病管理から分類されるかというと，他の年代の糖尿病管理に要する事項だけでは管理できない要因があるからである．

　血糖コントロールができていない患者の初診時にまず聞くことは，食事時間である．超速効型インスリンの食前4回注射に加え，朝食と夕食前には中間型インスリンを加えたレジュメで行うよう指示されているが，指示されている注射回数と注射量を行っていても，夕食が夜8時以降であるなら朝の中間型インスリンも昼食時の超速効型インスリンも夕食時には切れていると考えてもよい．夕食前の血糖値が高くなっていると考えられる．本症例では朝7時，夕食は夜7時ごろとの回答だった．

　それでは次の要因をさがす．初診時のBMIが25.9であることより食事量の問題があると考えられる．『食べる量が多いのでは？』と聞くと比較するものがないので答えにくい．『同じ年齢の女性と比べて自分は良く食べる方か？』と聞いてみる．うまく聞くことができると，『良く食べる』とか，『食べ過ぎだ』とか答えてくれる．本症例では「食べるのがすき」と正直に答えてくれた．「口さみしい」とも答えてくれた．口さみしいという気持ちを表現してくれたので，その背景にあるこれまで指導されてきた食事療法がどんなものであったか，と聞く．本人が糖尿病の食事療法をどのように捉えているかである．こちらがそのように指導しなくても患者の受け取りかたは千差万別であり，食事に対する気持ち，思っていることを聞くことはとても大切である．本症例では，「9歳発症時に食べてはいけない」といわれたことを話ししてくれた．実際の指導はどのようであったか不確かであるが，患者の受け取りかたはそうであったのである．

　思春期は人生の中でもっとも食欲が出て身体発育が旺盛な時期である．本症例の9歳頃は多少食事を自分で抑制できていても思春期に入るとこれは自制が聞かず，また過食しないまでもインスリン拮抗ホルモンの増大とともに血糖値は上昇してくる．結果はHbA1cの悪化として表れるのであるが，これは本人や家族にとっては自信喪失ややる気の喪失と繋がっていく．それと同時にインスリン注射量の増大や回数の増大が指示されるが，これは自信喪失している本人にとっては『体罰』のように感じてしまう．本人は当然罰を受け入れる気持ちになっていない（やる気がない）ので，インスリン注射量の増大や回数の増大の指示に従うことは少ない．この結果はさらにHbA1cの悪化となって表れる．

　本症例の両親に，子どもが1型糖尿病になってどのように思っていたかを聞いてみる．母親は子どもが糖尿病になったのは子育てが悪かったからと思っていたこと，父親は祖母が糖尿病であるために子どもの糖尿病には自分の血筋が関係していて，糖尿病には食事制限が絶対必要と考えていたことがわかった．このような環境から本症例の食事に対する歪んだ考えかたが生まれてきたものと考えられる．両親に1型糖尿病に両親の血筋はほとんど関係しないこと，1型糖尿病の食事は年齢相当で十分で，9歳時より成長に従って食事量は自然に増大するのは当然である，ことを伝えた．

　その後，本症例のHbA1cは良好化してきて，初診から4カ月後にはHbA1c9.8%にまでなった．気持ちが楽になった，母親がやさしくなった，と話ししてくれた．

●思春期・青年期糖尿病の解説

1．概　　念

　思春期・青年期の糖尿病には，病型としては1型糖尿病も2型糖尿病ももちろんその他の糖尿病に入るものすべてが存在する．

　この時期の糖尿病を特別化する特徴は以下の点からである（表1）．これらのことから，糖尿病管理という面からすればもっとも困難な時期の糖尿病といえよう．

表1　小児，ヤング糖尿病と大人糖尿病の異なるところ

①	自己管理が望めない年齢である
②	人生の中で最も食欲の旺盛な時期である
③	家族，特に両親の協力が必要
④	家族，特に両親の「子どもの糖尿病」に対する考え方
⑤	大人より長い人生を糖尿病とともに生きる

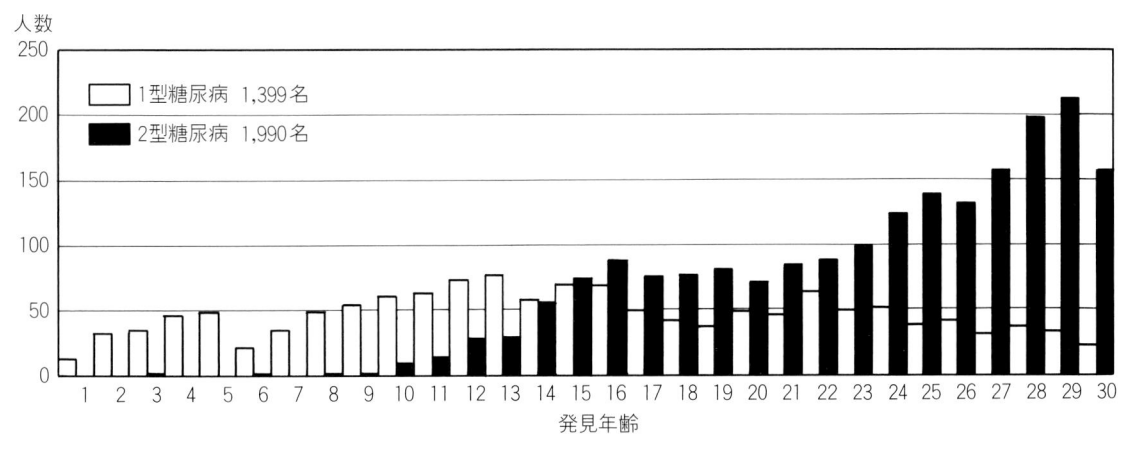

図1　30歳未満発見発症1型糖尿病および2型糖尿病患者の発見発症年齢ごとの人数
(東京女子医科大学糖尿病センター，1960～2000)

図1に，東京女子医科大学糖尿病センターを受診した30歳未満発症発見の糖尿病の病型別ないし発症年齢ごとの受診人数を示した．糖尿病センターという特殊なクリニックの受診数であるので，30歳未満発症発見日本人糖尿病の病型の比率とはいえないが，日本人若年発症糖尿病の病型の比率を表すと考え，示す．10歳未満では2型糖尿病患者数は稀であるが，10歳を過ぎると急増加し，13ないし14歳を境に2型糖尿病の患者数が1型糖尿病患者数を超える．このような現象は欧米人では見られず，極東アジア人糖尿病の特徴かもしれない．しかし，白人においても昨今10代の肥満2型糖尿病が増加してきていることが話題になっている．

2．治　療

1型糖尿病の治療はインスリン治療であり，2型糖尿病の治療は経口血糖降下薬からインスリン治療まであり，内因性インスリン分泌能，インスリン抵抗性の有無から適切な治療方法を選択することは成人糖尿病と同じである．

3．合併症の治療

これも成人糖尿病と同じ治療法でよい．唯一，妊娠可能な女性に使用を見合わせたい薬物があるので，注意が必要である．

4．患者の生活指導

若者ゆえの生活指導は上記した通りであり，自我の確立がなされていない若者に対して，どのように接していけばいいのか，自分の若い時代を振り返って，おのおの考えていただきたい．

● 問題の解答と解説

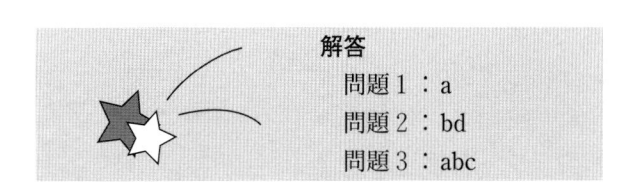

解答
問題1：a
問題2：bd
問題3：abc

問題1の解答は1型糖尿病の発症機序ないし，発症に関わる病態を聞いているので困難な問題ではないと思う．1型糖尿病といえども思春期になるとインスリン拮抗ホルモン（性ホルモンや成長ホルモンなど）の分泌増大がおこるので思春期には他の時期に比べてインスリン抵抗性の増大に傾いている．

問題2の思春期に糖尿病コントロールが悪化する原因についてであるが，思春期前発症でも思春期に発症する1型糖尿病であっても，このことはおこりうる．本症例の場合は思春期前発症1型糖尿病であるが，aの指示インスリン量の不足の可能性があれば，もっとやせていてもおかしくない．しかし，本症例ではBMIが25である．cの月経前後の血糖値のブレも可能性はある．しかし，HbA1c12％のコントロール状況からは低温期の血糖コントロールがいいとは言い難い．低血糖への恐怖であるが，インスリン注射中の患者は少なからずこの恐怖はある．しかし，低血糖がこわいから思春期ごろからインスリン注射がいやになるということはない．インスリン注射がきらいなら発症時からこの問題がおこっている．ということで，指示されたインスリン注射量を打っていないか，過食ないしだらだら喰いがある可能性が高い．

小児科ないし内科サイドにおいて，思春期糖尿病管

理を困難にさせている要因を問題3で聞いている．自己管理能力の欠落は1型糖尿病でも2型糖尿病患者でもありうるが，日常の身の回りのことができる能力があれば問題ない．第2次反抗期であるがゆえに糖尿病管理が困難になるというよりはそれだけ他人とは違う自分を意識することになるのでさらに自分のことを大事にするようになる．反抗期だけで管理が困難になるというわけではない．できそうもない食事療法などに気がついてくるのがその要因である．また，摂食障害の根本にある体型への固執ないしやせ願望もこのころから出現する．

レベルアップをめざす方へ

　思春期の糖尿病管理は20歳未満の糖尿病患者の増大に伴い，とても重要になってきている．思春期さえうまく血糖コントロールできればあとは血糖コントロールは難しくない，と考えてもいいかもしれない．もちろん30代になっても40代になってもコントロールできない患者はいるが，それでも『若いうちは無茶をしたがいまは普通の生活』という人の方が多いと思う．よって思春期よりはやりやすい．

　自分の思春期のころと考えあわせて，糖尿病の管理をするというより患者の思いを聞いてあげる態度で臨みたい．

［内潟　安子］

疾患 8 高齢者なりの注意

問題編

● 症例呈示

症例 1

患　者：M.K. 75歳　女性
主　訴：口渇，多飲，多尿
現病歴：72歳のとき初めて受診した住民検診にて尿糖陽性と高血糖を指摘される．最近，多尿を認め，70kgあった体重が半年間で65kgに減少したため近医受診．随時血糖値280mg/dl，HbA1c 9.2％と高値を認めたため，当科紹介され受診．体重は20歳時 50kg，40歳時 60kg，50歳で 70kg.
初診時現症：身長 156cm，体重 65kg（BMI：26.7kg/m²），血圧160/90mmHg，口腔粘膜乾燥，アキレス腱反射 消失，

＜検査所見＞
検　尿：蛋白（＋），糖（＋＋＋），ケトン（－），沈渣異常なし
血液検査：
生化学：空腹時血糖値 208mg/dl，HbA1c 9.0％，T.Chol 230mg/dl，TG 250mg/dl，HDLc 40mg/dl，BUN 20mg/dl，Cr 0.8mg/dl，UA，Na 138mEq/L，K 4.1mEq/L，Cl 101mEq/L，空腹時血清インスリン値：12 μU/ml，1日尿中Cペプチド：43 μg/日
心電図：運動負荷（マスターダブル）陽性
＜合併症関連検査＞網膜症：前増殖性網膜症．腎症：尿アルブミン 253mg/日

症例 2

患　者：Y.Y. 75歳　女性
現病歴：これまで毎年人間ドックを受診していたが尿糖や高血糖を指摘されたことはなかった．本年の人間ドックの際の75 g OGTTにて空腹時120mg/dl，負荷後2時間値210mg/dlを認め，同時に行ったHbA1cが6.6％と高値を示したため，精査・加療目的にて当科受診．
初診時現症：身長 156cm，体重 65kg（BMI：26.7kg/m²），血圧160/90mmHg
＜合併症関連検査＞　眼底：正常，糖尿病性の変化を認めず．腎症：尿アルブミン 15mg/日

● 設　問

問題1　症例1の推定罹病期間として正しいものを選択せよ
a. 2年未満
b. 2年
c. 5年
d. 10年以上

問題2　症例1のコントロールで正しいものは？
（1）自覚症状がでない程度のマイルドなコントロールをする
（2）厳格な血糖管理の対象である
（3）空腹時血糖値140未満，HbA1c 7％未満を目標とする
（4）血糖の急激なコントロールは避ける
（5）運動療法を積極的に行う

a(1),(2),(3)　　b(1),(2),(5)　　c(1),(4),(5)
d(2),(3),(4)　　e(3),(4),(5)

問題3　症例2に関する記述で正しいのはどれか
（1）検査結果より糖尿病と診断される

74　Ⅱ．疾患編

(2) 糖尿病の罹病期間は2年以内と推定される
(3) 厳格な糖尿病管理が必要である
(4) 直ちに運動療法を開始する
(5) 定期的な経過観察を行う

a(1),(2),(3)　　b(1),(2),(5)　　c(1),(4),(5)
d(2),(3),(4)　　e(3),(4),(5)

解説編

高齢者糖尿病

　65歳以上の糖尿病患者は全て高齢者糖尿病とよばれる．65歳以上の高齢者人口が総人口の5分の1に達しようとするわが国では，内科診療・糖尿病診療に従事する医療従事者にとって高齢者糖尿病の治療は日常茶飯事といえる．しかし，65歳以上の高齢者と一口にいっても現役でばりばりの高齢者から寝たきりの高齢者まで千差万別である．ましてや疾患とそのステージが不均一な糖尿病患者では高齢者糖尿病というものを一律に平均値としてとらえることはできない．個人差が大きいことが高齢者の大きな特徴であることから，個々の症例に対して適切な対応，いわゆるテーラーメイド医療，が最も求められるのが高齢者糖尿病である．

　不均一な高齢者糖尿病は表1に示す2つのカテゴリーに大きく分けて考えると理解しやすい．

　青壮年期発症の糖尿病は長期の罹病期間を有し，合併症を認めることも多いことから，青壮年と同様の慎重な対応が望まれる．一方，高齢発症の糖尿病は，比較的軽症であり，マイルドなコントロールでよいという従来からの高齢者糖尿病の特徴を有する症例が比較的多い．気をつけなければならない点は，高齢初診の患者が必ずしも高齢発症の患者とは限らない点である．青壮年期に発症していながら未治療放置され，高齢になって初めて医療機関を受診する症例がまれではない．特に，視力低下で眼科を受診し，糖尿病網膜症を発見されて内科へ紹介されてくる症例にはこのような例がしばしば認められる．このような症例は，合併症や治療に対する姿勢などの面で多くの問題点を抱えている場合が多い．これに対して，毎年健診や人間ドックを受診していて異常なしといわれていたのが今回初めて指摘されて受診したというような患者が真の高齢発症糖尿病であり，同じ高齢初診であっても，これと前者を同一の土俵で議論することができないことは明白である．われわれの関連施設で集計したところ，高齢者糖尿病の中で真の高齢発症糖尿病患者は全体の3分の1にとどまり，3分の2は青壮年発症の患者であった．高齢者糖尿病の大部分が青壮年発症で長い罹病期間と合併症を有する確率が高いものと考えて対処することが必要である．

高齢者糖尿病の治療方針

　高齢者糖尿病の治療方針は原則的には青壮年者と同じであるが，患者の予後が糖尿病以外の疾患も含めて何で規定されるか，予想される生命予後とそれに寄与する糖尿病コントロールの影響はどの程度か，患者のQuality of life（QOL）をいかに維持するか，などに関して青壮年者とは異なる配慮が必要となる．

　平均寿命が85歳（女性）というわが国の現状を考えると，高齢者でも糖尿病治療状態が患者予後に与える影響は決して小さくはない．平均寿命は0歳の平均余命であり，小児期や青壮年期の死亡例も含めた平均値である．上記症例のように75歳まで生きてこられた方の寿命は決して85歳ではなく，2002年の統計によると平均余命（75歳）は15年，すなわち平均で90

表1　高齢者糖尿病の分類

	高齢発症	青壮年発症
自覚症状	軽微ないし欠如	合併症に関する訴えが多い
代謝異常の程度	軽度～中等度	軽度～高度
病識	個人差が大きい	過去の糖尿病教育・管理に左右される多い
糖尿病の合併症	少ない	一般の糖尿病と変わらない
治療	食事療法のみ，または少量の経口薬でコントロール可能な症例が多い	インスリンを必要とする症例も少なくない

表2　高齢者の平均余命

	女　性	男　性
65歳	22.96年（87.96歳）	17.96年（82.96歳）
70歳	18.69年（88.69歳）	14.32年（84.32歳）
75歳	14.67年（89.67歳）	11.07年（86.07歳）
80歳	11.02年（91.02歳）	8.25年（88.25歳）
85歳	7.94年（92.94歳）	5.97年（90.97歳）
90歳	5.56年（95.56歳）	4.29年（94.29歳）

（　）内は年齢に余命を加えた寿命
（厚生労働省「平成14年簡易生命表」より）

歳までの寿命がある（表2）．75歳であっても今後のコントロール次第で合併症が進行し，生命予後やQOLを大きく低下させる余地が十二分に残されているのである．高齢であっても視力低下・失明や腎不全による臨床症状・透析導入は大きな障害であり，阻止しなければならない．また，動脈硬化の進行による狭心症・心筋梗塞などの虚血性心疾患や脳梗塞も生命予後・QOLの低下に直結し，予防・治療が必要である．こういった観点から考えると，高齢者であっても糖尿病のコントロールをなおざりにする訳にいかないことは明白である．

高齢者糖尿病のコントロール目標

厚生省長寿科学総合研究事業でまとめられた高齢者糖尿病治療のガイドライン「厳格な治療を要する高齢者糖尿病」（表3）によると，空腹時血糖値140mg/dl以上，HbA1c 7％以上，網膜症・微量アルブミン尿以上の腎症のいずれかを満たす症例は厳格な糖尿病治療が必要とされている．このガイドラインが設定された根拠は空腹時血糖値140mg/dl以上もしくはHbA1c 7％以上の症例はそれ未満の症例に比し，有意に合併症が進行しやすいとのデータ（後向き研究）があるからである．空腹時血糖値140mg/dl以上もしくはHbA1c 7％以上の症例であっても合併症が進行しない症例も，もちろんあるわけで，全例にこのコントロールが必要かというと必ずしもそうではない．臨床経験の豊富な糖尿病専門医は経験的に「この症例はこのまま合併症が進行しないでいける」，「合併症が進行しそうで危うい」ということを症例ごとにある程度嗅ぎ分けながら診療を行っている．しかし，客観的に合併症が進行しやすい症例としにくい症例を見分ける術がない現状では全例が進行する可能性があると考えて対処せざるを得ないのが実情である．また，このようなコントロールをした場合に，疾患の予後と患者のQOLや満足度をすべて含めたメリット・デメリットがどう

かということに関しては現在のところまったくエビデンスがない（レベルアップをめざす方へ参照）．

問題の解説と解答

問題　1

症例1は2年前に検診ではじめて糖尿病を指摘されているが，検診自体を受診したのが初めてであるため，2年前を発症時期と決めるのは早計である．最近，糖尿病の代謝失調によると思われる多尿と体重減少を認め，血糖値，HbA1c値もかなりの高値を示していることから，現在の糖尿病状態は決して軽症とは言えない．また，糖尿病網膜症，腎症を明らかに認めることから罹病期間は少なくとも10年はあるものと考えるべきであろう．病歴を詳細に聴取するとともに，合併症を中心とする現在の糖尿病状態から，受診に至るまでの患者の過去をできるだけ正確に推定することが高齢者糖尿病の診断においては重要なポイントである．

問題　2

高齢者糖尿病治療のガイドライン「厳格な治療を要する高齢者糖尿病」（表3）によると，空腹時血糖値140mg/dl以上，HbA1c 7％以上，網膜症・微量アルブミン尿以上の腎症のいずれかを満たす症例は厳格な糖尿病治療が必要とされている．本症例はこのすべてを満たしており，ガイドラインからいってもしっかりと管理・治療すべき症例である．合併症が顕性化してきていることからもマイルドなコントロールではなく，ガイドラインの基準値である空腹時血糖値140mg/dl未満，HbA1c 7％未満が当面の目標となる．しかし，眼底に前増殖性の変化を認めることから，急激な血糖コントロールは避けて，HbA1cで月平均1％程度の低下となるように徐々にコントロールをしていくことが望ましい．眼底所見，顕性腎症，心電図の虚血性変化などから積極的な運動療法の対象とはならない．

表3　厳格な糖尿病管理を要とする高齢者糖尿病

① 空腹時血糖値が140mg/dl以上
② 空腹時血糖値が140mg/dl未満であっても糖負荷後2時間血糖値が250mg/dl以上
③ HbA1cが7％以上
④ 糖尿病性網膜症あるいは微量アルブミン尿を認める

老年者の糖尿病治療ガイドライン
（厚生省長寿科学総合研究事業1996）

問題 3

　症例2はOGTTの2時間値が200mg/dl以上で糖尿病型を示しており，同時に測定したHbA1cが6.5％以上であることから，診断基準のうち，一回の採血で診断してよい場合の②を満たしており，糖尿病と診断される．診断基準は高齢者でも青壮年者と同じである．毎年の健診で異常なかったものが今年の健診で初めて異常を指摘されたことから発症は昨年の健診以降と考えられ，罹病期間は2年以内と推定される．糖尿病の細小血管障害を認めないことも罹病期間が短いことと矛盾しない．空腹時血糖値（＜140mg/dl），負荷後血糖値（＜250mg/dl），HbA1c（＜7.0％）のいずれも表3のガイドラインの値より低く，網膜症や微量アルブミン尿も認めないことから，厳格な血糖管理の対象とはならない．ライフスタイルの改善を心がけ，定期的に血糖値とHbA1c値をチェックしながら経過観察を続けること，また食後過血糖は動脈硬化のリスクであることから，虚血性心疾患や脳梗塞などの予防や早期発見・早期治療を心がける．ライフスタイルの改善の一つとして運動療法が考えられるが，症例2では運動してもよいかどうかのメディカルチェックに関する情報が提示されていないため，直ちに運動療法を始めてはいけない．虚血性心疾患の有無や変形性関節症の有無などをチェックし，問題がないことを確認した上で運動療法を開始する．

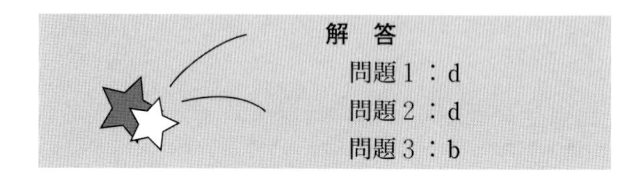

解　答

問題1：d
問題2：d
問題3：b

レベルアップをめざす方へ

高齢者に対する全人的医療

　糖尿病では特有の細小血管障害に加えて，大血管障害（動脈硬化）の掌握と予防・進展阻止が重要であることには異論はない．高齢者ではこれに加えて糖尿病以外の合併症が予後を大きく左右する．糖尿病患者の死因で最も多いのは，日本人一般人口と同じく悪性新生物（癌など）であることを忘れてはならない．糖尿病や血管合併症にのみ目を奪われて，癌を見落とし短命に終わるような片手落ちにならぬよう注意が必要である．また，転倒・骨折などをきっかけとして容易に寝たきり状態になるため注意を要する．いずれも，糖尿病そのもののコントロール状態とは異なる部分で予後が左右されることが特徴であり，高齢者ならではの全人的医療を心がける必要がある．

　糖尿病そのものに関しても，合併症によるQOLの低下は阻止すべきであるが，QOLの低下に直結しないレベルの合併症は高齢者の場合には許容できるとの考え方もある．網膜症であれば視力への影響，腎症であれば腎不全から透析導入へと進行しないとの保障があれば，その前段階までは容認するとの治療選択もありうる．厳格な治療で合併症の進展を阻止しても，患者がストレスでふさぎこんでしまうようでは何のための治療かわからなくなる．厳格な治療で合併症の発症進展阻止を目指した場合と通常治療で経過観察した場合を比較して，生命予後や疾患の予後のみならず，患者の満足度・心理的負担度・認知機能・ADLなども含めた全人的な観点からメリット・デメリットを比較したデータはこれまでにない．現在，これらを検証するための前向き研究「高齢者糖尿病を対象とした前向き大規模臨床介入研究（長寿科学総合研究，井藤英喜班長）」が進行中であり，その結果が待たれる．

［池上　博司］

疾患 9 「妊娠してから」じゃ遅い！

問題編

◎ 症例呈示

症例

患者：32歳　女性

現病歴：過去に，検診を受けたことはなかった．今回，妊娠16週より尿糖（＋＋＋）であったが，特に産婦人科では検査はされなかった．妊娠30週の時点で，FBS 243 mg/dlのため当院内科を紹介され即日入院となる．

既往歴：特記すべきことなし

家族歴：糖尿病（＋）高血圧（＋）心疾患（＋）脳血管障害（－）

現症：身長160cm　体重91.9kg　血圧146/91 mmHg　下腿浮腫（＋）

検査所見：空腹時血糖235mg/dl，HbA1c10.4％　末梢血，肝機能，腎機能，甲状腺機能は正常範囲内．網膜症：単純網膜症，腎症：III-A

経過：直ちにインスリン強化療法を行い，ペンフィルR朝24単位―昼12単位―夕12単位，ペンフィルN就寝前8単位を使用し，良好なコントロールを得た．妊娠中毒症による高血圧はアプレゾリン®，アルドメット®，アダラートL®にてコントロールされた．しかし，妊娠33週＋4日目に児の両腎の奇形，心奇形のため，大学病院へ母体搬送となる．

搬送後，胎児仮死疑いで緊急帝王切開を施行．アップガースコアは1分後8点，5分後9点で，児には右水腎，左多嚢胞腎，心奇形（極型ファロー），呼吸不全を認めた．その後患者自身の網膜症は増殖型へ進行し光凝固治療を要した．出産後1年間は定期的に通院していたが，現在は通院を中断され，連絡不能となっている．

◎ 設問

問題1　糖尿病合併妊娠と奇形につき正しいものを1つ選べ

a. 妊娠に気づいてすぐ厳格な血糖コントロールをおこなえば奇形の心配はない．
b. 奇形率は1型の方が2型より高い
c. 胎児の主要器官形成は妊娠約第18週位目までである
d. 周産期死亡，奇形頻度ともに近年低下している．
e. 計画妊娠をおこなえば奇形頻度はほぼ正常妊婦と同様である

問題2　糖尿病合併妊娠と網膜症につき正しいものを2つ選べ

a. 妊娠中，急速に血糖コントロールをおこなうと網膜症は悪化しやすい．
b. 光凝固治療でも網膜症が沈静化できない時は人工妊娠中絶の適応がある．
c. 妊娠初期に網膜症を認めなければ次の眼底検査は1年後である．
d. 妊娠前に光凝固を済ませておけば網膜症の悪化はない．
e. 増殖停止網膜症では妊娠を許可できない．

問題3　妊娠希望糖尿病患者につき正しいものを1つ選べ

a. 早期腎症があれば妊娠は許可できない．
b. 妊娠許可にはクレアチニンクリアランスが70ml/分以上必要である．
c. アンギオテンシンII受容体拮抗薬は腎保護作用

があり，妊婦希望の糖尿病患者の高血圧治療に望ましい．
d. HbA₁c8％以下であれば妊娠許可できる．
e. SU剤は催奇形性があり妊娠希望者はインスリンに切り替える．

解説編

疾患概念

血糖コントロールの悪い糖尿病の母体からの児は出産後の高ビリルビン血症，低血糖，多血症，呼吸不全，低カルシウム血症，新生児仮死や早産，心筋症，巨大児，低体重児，先天奇形などのあらゆる危険を伴う．巨大児は分娩外傷の危険も伴う．奇形，低体重児，巨大児は生涯にわたる管理が必要である．また，母体側にも飢餓性ケトーシス，糖尿病性ケトーシス，低血糖，妊娠中毒，羊水過多，早産，子宮内胎児死亡，網膜症・腎症悪化，尿路感染症などの危険もある．胎児主要器官形成期は妊娠10週目位までのため，妊娠前からの計画妊娠が必要である．しかし，実際には計画妊娠の患者は少なく，周産期死亡率は改善しても奇形率は低下していない[1]．糖尿病患者の若年化とともに近年2型糖尿病患者の妊娠例が増加しており，特に自覚症状の少ない妊娠可能年齢の2型糖尿病女性への啓蒙が重要と考える．

治　療 (表1)

妊娠中の血糖コントロールは空腹時血糖100mg/dl以下，食後2時間血糖は120mg/dl以下，正常HbA₁c，正常グリコアルブミン，尿ケトン体（−）が望まれる．

1. 食事療法

妊娠中は空腹時には低血糖とケトン体産生亢進，食後は高血糖となりやすい．一日エネルギー量の設定は，妊娠前期は25〜30cal/kg＋150cal，妊娠後期は25〜30cal/kg＋350cal[2]，または非肥満妊婦は30cal/kg＋350cal，肥満妊婦は30cal/kgを目安とする[3]．肥満妊婦の食事カロリーについては完全に一致した意見はまだ得られていない．以前は6回食が主流であったが，超速効型のインスリン導入により3回食で血糖コントロール可能となる症例が増加した．妊婦は容易に飢餓性ケトーシスとなりやすく，朝食前にケトンがでる場合は就寝前に補食が必要となる．

体重は妊娠中の体重増加を肥満妊婦で約4Kg，非肥満妊婦で約8kgを目安とする．極端な食事療法は母体のケトン体産生をきたし，また低体重児となる可能性がある．低体重児は成人期にインスリン感受性低下を招き，高血圧，肥満，耐糖能低下，冠動脈疾患，動脈硬化などをきたす危険性があるともいわれている[4]．

2. インスリン療法

妊娠時に増加するエストロゲン，プロゲステロン，胎盤性ラクトーゲン，コルチゾールは耐糖能に影響す

表1　糖尿病合併妊婦および妊娠糖尿病患者の管理

食事指導	妊娠前期は25〜30cal/kg＋150cal，妊娠後期は25〜30cal/kg＋350cal 肥満妊婦は30cal/kg〜1,440〜1,200cal：尿ケトン体が陽性にならないこと 3回〜6回食
体重増加	非肥満例　6〜8kg 肥満例　　4kg以下
SMBG (一日7回測定)	食前血糖100mg/dl以下 食後血糖120mg/dl以下　食後1時間後も120mg/dl以下
正常HbA₁c，正常グリコアルブミン	1〜2週ごとにインスリン量を調整する
SU剤はインスリンへ変更	
合併症の管理	網膜症定期検査　　尿微量アルブミン，尿蛋白排泄量 妊娠後期　　　　　妊娠中毒の有無 　　　　　　　　　・自宅で血圧測定 　　　　　　　　　・浮腫の有無 　　　　　　　　　・胎動減少

る．特に胎盤性ラクトーゲンの影響が強く胎盤完成後の妊娠20週以降にインスリン必要量は増大する．脂肪異化亢進のためケトン体合成が亢進し，1型糖尿病ではケトアシドーシスの危険因子となりうる．1型糖尿病はインスリンを使用しているが，妊娠中は厳格な血糖コントロールが必要のため，頻回注射療法または持続皮下インスリン注入療法（CSII）とする．1日7回の血糖自己測定と場合によりスライディングスケールが必要となる．

　胎盤完成前の妊娠初期はつわりなどによる食欲不振もあり，逆に血糖が低下することがある．つわりにより食事摂取不可能の場合はsick dayと同様の対応をおこなう．妊婦は食後高血糖となりやすく，特に午前中は血糖が高くなりやすいため朝食前のインスリン量は比較的は多くなる．妊娠に伴うインスリン抵抗性のためインスリン必要量は1型糖尿病では約1.5〜1.7倍程度，2型糖尿病では約2倍程度に増加する．インスリン必要量は妊娠36週位に最大となる．経過中，急速にインスリン必要量が低下した場合は胎盤機能不全を疑う．切迫早産時に使用する子宮収縮抑制剤の塩酸リトドリンはβ_2刺激剤であるため，血糖が上昇する可能性があり，インスリンの増量が必要である．出産直後は急速にインスリン必要量が低下する．

　血糖コントロールの指標として一般的に用いられているHbA1cは約1〜2カ月前の血糖コントロールの指標であり，急速に血糖是正が必要な糖尿病合併妊婦では正確にコントロール状況を反映しない可能性がある．また，妊娠中に貧血を生じると低めの値となる．グリコアルブミンは約2週間の血糖コントロールを反映し，HbA1cよりリアルタイムに血糖コントロールを反映する．ただし，妊娠末期に低アルブミン血症となると低めの値となる．

3．無自覚性低血糖

　妊娠中は極めて厳格な血糖コントロールが必要となるため，低血糖の頻度が増す．低血糖の時にすみやかにブドウ糖，または砂糖で低血糖の対処を行わないと，脳が血糖の低い状態に過剰適応して，低血糖の時に動悸，空腹感などの自覚症状が出現しなくなる．そのため低血糖に気がつかず，進行する低血糖に対して糖質を摂取できず，さらに低血糖が進行し意識消失に至る．妊娠前より，低血糖時に適切な対応を行うように習慣づけておく必要がある．

予　　　後

　妊娠初期の血糖コントロールが奇形率に寄与する．東京女子医大糖尿病センターの統計では，2型糖尿病の母体から出生した児の大奇形はHbA1c 6.9%以下では1.1%，7.0〜8.9%では1.4%，9.0%以上では17.6%であった[1]．大阪府立母子保健総合医療センターの統計では奇形の出現頻度は妊娠初期のHbA1c 6.9%以下は1.1%，7.0%以上では16.7%であった[5]．

患者の生活指導（計画妊娠，性教育）

　妊娠許可の条件はHbA1c 6%以下（7%までは許容），網膜症を認めないまたは単純性網膜症まで，前増殖型および増殖型は光凝固術後眼底が安定していること，腎症に関しては尿蛋白1g/日以下，クレアチニン・クリアランス70ml/分以上，血圧正常である[6]．血糖コントロール不良の糖尿病女性は血糖コントロールがつくまで避妊する必要がある．

　避妊法としては種々の方法がある．平成11年より低容量ピルが使用可能となったが，低容量ではあるが血糖が高くなる可能性もある．子宮内避妊器具（IUD）は確実であるが，未経産婦には使用できない．また，血糖コントロール不良者では感染の危険もある．コンドーム，ペッサリーは正しく使用すると確実性も高く，感染の危険も減らす．基礎体温を測定し排卵周期を知ることのみによる避妊は確実性に欠ける．正確な避妊法の知識を知っている患者は少なく，思春期に入る頃に避妊を含めた性教育が必要である．そのためには患者との良好な人間関係を築き上げていなければならない．

　妊娠中の喫煙は早産，周産期死亡率，低体重児のリスクを増加させるため，思春期からの禁煙教育も大切である．また，妊娠中はカルシウムが不足しがちで齲歯も進みやすいため，歯科治療も済ませておく．肥満者は標準体重へ近づけるように努力する．

妊娠糖尿病（GDM）

　GDMは妊娠中に発症した，または発見された様々な耐糖能障害と定義され，75gGTTにて空腹時値≧100mg/dl，負荷後1時間後値≧180mg/dl，2時間後値≧150mg/dlのうち2つ以上を満たすものと定義されている．GDMは周産期母児管理上重要な病態であり，糖尿病合併妊娠と同様の厳格な管理を行う．出産

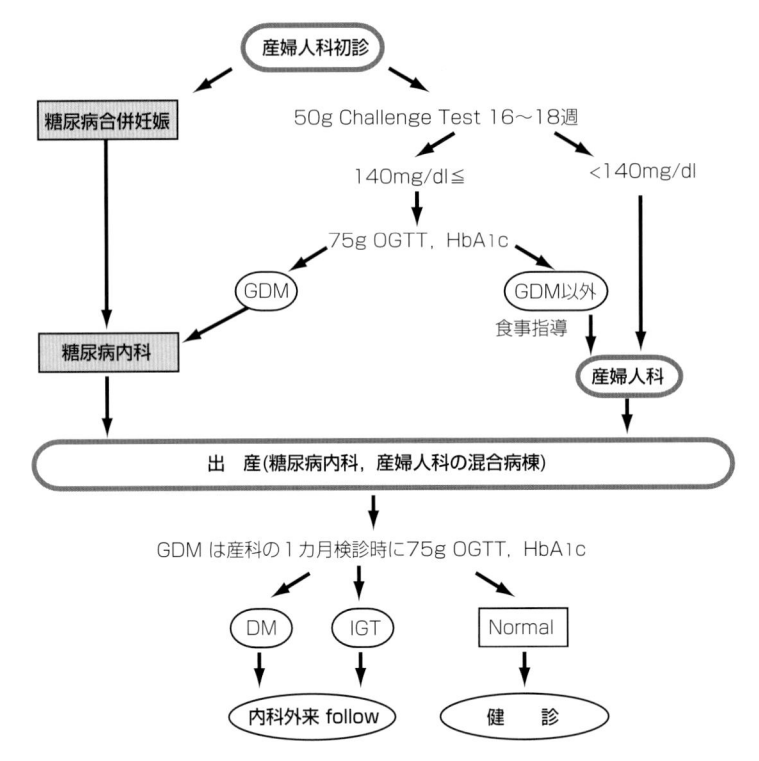

図1 当院の糖尿病合併妊婦および妊娠糖尿病患者の管理

後1〜3カ月後に再び75gGTTを行い、正常型、境界型、糖尿病型であることを確認する。たとえ、正常型であっても糖尿病への移行率は高く前糖尿病状態と言っても過言ではない。出産後は血糖コントロールが乱れることが多く、また中断例も多い。出産後の2型糖尿病、GDMのフォローアップが次の児の奇形防止、また糖尿病合併症を防ぐ意味でも大切である。図2は当院のスクリーニング体制を示す。

問題の解説と解答

問題 1

児の奇形発生率は母体の血糖コントロールに比例する。糖尿病合併妊婦分娩例の周産期死亡率は近年改善されているにもかかわらず、奇形頻度は改善が少ない。その理由は胎児の器官形成は妊娠のごく初期に決定し、もっとも奇形が生じやすい臨界期は妊娠第10週目にはほぼ終了しているためである。すなわち、妊娠に気づいてから血糖コントロールを開始してもすでに遅く、妊娠前からの計画妊娠が必要である。計画妊娠を行えば奇形頻度はほぼ正常妊婦と同様であると言われている[7]。妊娠前よりインスリン治療をされている1型糖尿病は医療機関に通院しているが、2型糖尿病では自覚症状がないため治療中断または糖尿病と気づかずにいる例も多い。

問題 2

妊娠中には網膜症が悪化しやすい。妊娠前に前増殖性網膜症以上を有する場合は光凝固をすませて網膜症を安定化させておく。しかし、妊娠前に光凝固を済ませていても悪化する例がある。妊娠前に血糖コントロールが不良であれば、急速に血糖コントロールを行うため網膜症はさらに悪化しやすくなる。妊娠中は頻回の眼底検査が必要で、光凝固治療でも網膜症が沈静化できない時は人工妊娠中絶の適応がある。

問題 3

糖尿病腎症合併妊娠では妊娠中毒症を発症しやすく、早産、体内発育遅延、子癇、帝王切開、周産期死亡が増加する。ACE阻害薬、アンギオテンシンⅡ受容体拮抗薬は胎児死亡、催奇形性などのため妊婦には禁忌であるので、妊娠希望者には投与しない。血圧の管理は非常に重要で、メチルドーパが第一選択薬となる。尿中微量アルブミン量、尿蛋白排泄量、血清クレアチニン値、クレアチニンクリアランスより、腎症の程度を知る。尿蛋白1g/日以下、クレアチニン・クリアランス70ml/分以上が必要と言われている。SU剤は胎盤を通過し、また乳汁にも分泌する。催奇形性については明らかではないが、胎児に低血糖を来す可能性があり、インスリンへ切り替える。

解　答
問題1：e
問題2：a, b
問題3：b

レベルアップをめざす方へ

　女性は性周期により，血糖コントロール状態が変わるため，常に生理を意識する習慣をつける．生理前は黄体ホルモンのため血糖は高くなり，生理後急速に血糖が低下するため，特に1型糖尿病の患者ではインスリン必要量が著しく変化する．性周期を知ることにより，より厳格な血糖コントロールが可能となり，かつ生理の遅れから妊娠にも早期に気がつく．妊娠可能女性には，計画妊娠の重要性を理解してもらい，生理が遅れたら常に妊娠の可能性を考慮する習慣をつける．

●文　献●
1) 佐中真由実，柳沢慶香，岩本安彦，ほか：糖尿病女性における計画妊娠の重要性. Diabetes Frontier：679-684, 1999
2) 栄養問題委員会報告（委員長：須川 吉）：妊娠糖尿病，糖尿病合併妊娠の管理指針（案）．日本産婦人科学会雑誌 37：473-477, 1985
3) 佐中真由実：妊娠の栄養・食事指導の実際：糖尿病合併妊娠．周産期医学 31：227-230, 2001
4) Hales CN, Barker DJP, Clark PMS, et al：Fetal and infant growth and impaired glucose tolerance at age 64. BJM 303：1019-1022, 1991
5) 和栗雅子：妊娠糖尿病と先天奇形　「妊娠と糖尿病」診療スタンダード．藤田富雄，豊田長康編著，金芳堂，京都，p253-259, 2002
6) 大森安恵，佐中真由実，清水明美：妊娠・分娩・産褥と内科疾患．井村裕夫，他編：最新内科学体系77 糖尿病，中山書店，東京，p189-200, 1994
7) Kitzmiller JL, Gavin LA, Gin GD et al：Preconception care of diabetes. Glycemic control prevents congenital anomalies. JAMA 265：731-736, 1991

［小野　百合］

疾患

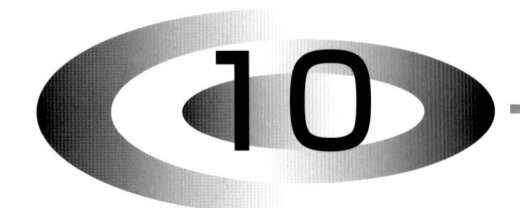

10 不安定な医療者が血糖を…

問題編

症例呈示

症例
患　者：50歳，男性
主　訴：度重なる高血糖と低血糖
既往歴：平成12年，甲状腺機能亢進症/平成13年，両前増殖網膜症に対して光凝固術を施行
現病歴：昭和63年ごろ，会社検診で尿糖を指摘され，近医で糖尿病と診断された．スルフォニル尿素（SU）薬内服を開始したが，血糖コントロールは徐々に増悪し，グリベンクラミド2.5mgより5mg，7.5mgと増量されたが，HbA1cが10％を超えるようになった．平成12年には同院で1日1回のインスリン治療に変更されたがコントロールが困難で，HbA1cは依然高値であった．最近になり1日2回注射に変更され，血糖自己測定値にもとづいてインスリン投与量を変更するように指導されたが，日内日差の血糖変動はかえ

表1　症例が2週間行った自宅での血糖自己測定値

	朝食前	朝食後	昼食前	昼食後	夕食前	夕食後	就寝前	深夜
7/15 (月)	215	323	270	157	119		77	
7/16 (火)	119	252	125	74	291		305	311
7/17 (水)	329	311	234	284	178		195	
7/18 (木)	114		62	170	271		157	44
7/19 (金)	119	246	103		331		273	
7/20 (土)	113		44	226	293		113	
7/21 (日)	119		38	201	269		200	
7/22 (月)	177	161	71		220		202	
7/23 (火)	151	153	102	276	292		155	
7/24 (水)	85	273	192	211			79	44
7/25 (木)	107	129	55		285		129	
7/26 (金)	252	248	122	61	255		127	
7/27 (土)	149	239	139	96	90		78	
7/28 (日)	82	241	197	77	326	370	127	33
7/29 (月)	217	88	56	248	288	374		
7/30 (火)	85	250	137	91	226		283	
7/31 (水)	176	194	80	74	256			

朝食前血糖の
標準偏差　65
平均　175
最大　329
最小　82

M値の算出式

$$M = \frac{\Sigma \left| 10 \log_{10} \frac{BG}{standard} \right|^3}{n}$$

(Schlichtkrull J, et al., 1965[2])

って大きくなり，低血糖発作も頻発するようになったため，当科に紹介された．なお，平成10年頃より両下肢のしびれ感を訴え，神経学的所見では，アキレス腱，膝蓋腱反射が消失，起立性低血圧を認める（Schellong testが陽性）．

検査所見：HbA₁c 12.8％，空腹時C-ペプチド0.3ng/ml，尿中C-ペプチド5.1μg/日，抗GAD抗体512倍と強陽性．

表1に最近2週間に行った1日6回の自宅での血糖自己測定値を示す．7月28日（日）の血糖値100mg/dlを基準値としたM値は64と高値である．

設　問

問題1 不安定型糖尿病の病態を示しやすい糖尿病は次のどれか．
(1) 2型糖尿病
(2) 1型糖尿病
(3) 膵摘出後糖尿病
(4) ステロイド糖尿病
(5) 妊娠糖尿病

a(1),(2)　　b(1),(5)　　c(2),(3)　　d(3),(4)
e(4),(5)

問題2 不安定型糖尿病における不安定性の評価指標としてよく用いられるのはどれか．
(1) MAGE
(2) M値
(3) インスリン低血糖に対するグルカゴン分泌反応
(4) 一日尿中CPR排泄量
(5) 早朝空腹時血糖値の標準偏差

a(1),(2),(3)　　b(1),(2),(5)　　c(1),(4),(5)
d(2),(3),(4)　　e(3),(4),(5)

問題3 不安定型糖尿病に対して有効な対策はどれか．
(1) 運動療法
(2) 頻回分割注射療法
(3) CSII
(4) SMBG
(5) ビグアナイド薬

a(1),(2),(3)　　b(1),(2),(5)　　c(1),(4),(5)
d(2),(3),(4)　　e(3),(4),(5)

解　説　編

問題の解説と解答

問題　1

不安定型糖尿病の病因を表2にまとめた．表中C以下の病因は誘因ともいうべきものであり，主因はあくまでも内因性インスリン分泌の枯渇である．すなわち，インスリン分泌の高度障害が基盤に存在し，血糖のコントロールを外因性インスリンに100％依存せざるをえない，1型糖尿病のような症例にこれらの誘因が加わると不安定型の病態を示すようになる．特に，重症1型のように，究極までインスリン分泌が障害されると，インスリン拮抗ホルモンのうち低血糖からの回復に最も重要な役割を演じている膵グルカゴンの分泌反応までが二次的に障害される．すなわち，グルカゴン分泌は普段は奇異性の分泌亢進パターンを示していながら，いざ低血糖のときには低反応となる．その結果，高血糖やケトーシスに陥りやすい一方で，インスリン作用過剰のときには重篤な低血糖を来しやすく，血糖は大きく変動するようになる．膵摘出後糖尿病ではグルカゴンが欠落しているため，重篤な低血糖を起こし

表2　不安定型糖尿病の病因

A. 内因性インスリン分泌能の高度障害
B. インスリン拮抗ホルモン分泌異常
　　とりわけ膵グルカゴン分泌障害
C. 食事の量・組成・摂取時間の大きな変動
D. 運動の量・内容・行動時間の大きな変動
E. 誤ったインスリン治療
　　・不正確な注射手技
　　・不適切な処方
　　・単位数の過剰な変更
　　　とりわけ不正確な血糖自己測定値に基づく
F. インスリン抵抗性
　　・インスリン抗体
　　・皮下組織でのインスリン分解活性（？）
G. 他の合併症
　　・感染症
　　・胃運動機能障害（糖尿病性胃麻痺）
　　・糖尿病性下痢
H. 精神的問題
　　・不　安　　・性格異常　　・精神病
　　・思春期の問題　・家庭問題　・性的問題
　　・生活苦

やすい．主治医がこの病態を深く理解せず，血糖自己測定値に応じてただいたずらに投与インスリン量を変動させるようなスライディングスケールを患者に指導すると，かえって不安定性を助長する危険性がある．まさに本稿のタイトルのように『不安定な医療者が作り出す』，いわゆる医原性の不安定型糖尿病ということになりかねない．

問題 2

前述のように，内因性インスリン分泌の荒廃を背景とした病態であるため，一日尿中CPR排泄量は低値であり，食事やグルカゴン負荷に対する血中CPR分泌反応も著しく低下している．これにインスリン低血糖に対する膵グルカゴン分泌異常も加わって，血糖の日内・日差変動が大きくなる．この評価指標として，MAGE，M値や早朝空腹時血糖値の標準偏差などがあり，いずれも不安定性の増大とともに高値となる．

MAGE（Mean Amplitude of Glycemic Excursions，日内血糖変動幅）は，Serviceら[1]が提唱したもので，24時間連続血糖測定値の1標準偏差以上の変化を示した血糖の揺れ幅の平均値をいう．M値はSchlichtkrull[2]が考案した指標で，一日に測定したある個数の血糖値を用い，その各値が80～120mg/dlの範囲内のある基準値（一般的には100を基準にとることが多い）からどの程度離れているかを表す指標で，各血糖値をM値に換算してその値の平均値を算出する（表1の算出式参照）．

より実際的には，外来患者がある期間内に自己測定した空腹時血糖値の標準偏差やその最大値と最小値の差をもって示すことが多い[3]．前者が80mg/dl以上，または後者が200mg/dl以上の場合を不安定型糖尿病と呼んでいる．また野中らはこれに加えて，2～3年にわたって頻回に測定した空腹時血糖値が5％以上の確率で60mg/dl以下の低血糖域にあることを不安定型糖尿病の必須条件としている[4]．

問題 3

不安定型糖尿病症例の血糖コントロールを安定させ，日常生活で遭遇する著しい高血糖や低血糖をできるだけ防ぐには，いわゆる強化インスリン療法を行う必要がある．すなわち，インスリンの補償を追加／基礎2つのコンポーネントに分けて行え，かつ作用の発現／持続とも短い速効型もしくは超速効型インスリンを多用する頻回分割注射法か，CSII（Continuous Subcutaneous Insulin Infusion，持続皮下インスリン注入療法）を行い，さらに頻回の血糖自己測定によってインスリン投与量のみならず，食事や運動量など全てにわたって自己管理を強化する以外にうまい方法はない[5]．

医療者は患者が持参する（最近では，インターネットでの交信法もあるが）血糖自己測定結果をみながら，データのうらに隠れた患者の生活上の問題点を抽出してその解決策を十分な心理的サポートを行いながら模索していく必要がある．そのためには，この領域の専門医の指導が必要となることが多い．特に，長期間の罹病で自律神経障害を合併した例や最近強い低血糖を経験した例では，低血糖の前駆症状に乏しくいきなり意識障害に陥る，いわゆる無自覚性低血糖を起こしやすいので，注意を要する．

2003年末に，作用パターンがピークレスである水溶性持効型（超持続型）アナログインスリンが市販された．欧米の治験成績では，1型糖尿病に対して従来の中間・持続型インスリンよりも安定した血糖コントロールをもたらすと報告されているので，超速効型アナログインスリンと組み合わせた強化インスリン療法に期待したい．

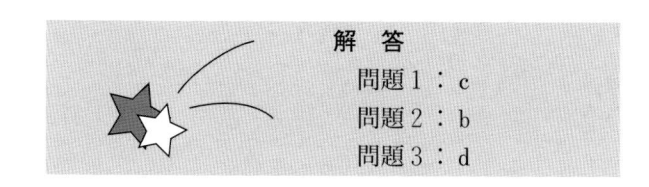

解 答
問題1：c
問題2：b
問題3：d

レベルアップをめざす方へ

ソモジー（Somogyi）効果と暁現象（Dawn phenomenon）（図1）

両者とも不安定型糖尿病に対するインスリン治療中にしばしば観察される病態で，特に早朝空腹時血糖の不安定性の原因となりうる．ソモジー効果は，過剰なインスリン投与によって引き起こされた低血糖（とりわけ夜間睡眠中）に対して分泌されたインスリン拮抗ホルモンと早朝のインスリン切れのために，朝方著しい高血糖がおこる現象である．この高血糖に対して夜間帯のインスリン投与量を増加させると，翌日さらに高血糖が増悪するのが典型的なパターンである．

暁現象は前夜投与したインスリンが切れる時間帯に，特にコルチゾールの morning surge が重なり，一気に高血糖が惹起される現象である．

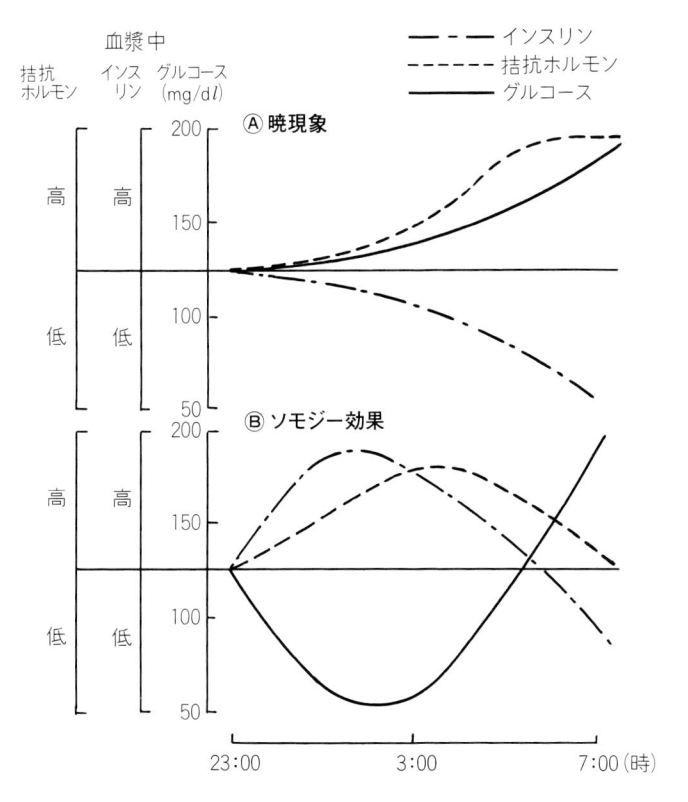

図1 ソモジー (Somogyi) 効果と 暁現象 (Dawn phenomenon) の病因と病態 (概念図)

　両病態とも就寝前の血糖自己測定値に基づいて，中間型もしくは遅効型インスリンの投与量や投与タイミングさらに，吸収の穏やかなスナックの摂取などを工夫することで，早朝高血糖の軽減を図る．それでもコントロールが困難な症例に対しては，睡眠中に基礎注入スピードを変更できる pre-programmable type のポンプを用いた夜間帯のCSIIが有効である．また前述の超持続型アナログインスリンによる，ピークレスでかつ安定した基礎インスリン補償によって両現象が抑止される可能性にも期待が寄せられている．

●文　献●
1) Service FJ, et al. : Mean amplitude of glycemic excursions, a measure of diabetic instability. Diabetes 19 : 644-55, 1970.
2) Schlichtkrull J, et al. : The M-value : an index of blood sugar control in diabetics. Acta Med. Scand. 177 : 95-102, 1965.
3) Shima K, et al. : Studies on the etiology of "brittle diabetes" relationship between diabetic instability and insulinogenic reserve. Diabetes 76 : 717-25, 1977.
4) 野中共平：Brittle diabetes とその治療．糖尿病 22 : 1356, 1979.
5) 難波光義, 河野典夫：不安定型糖尿病．糖尿病—最近の展開 (改訂第2版), p. 123-132, 南江堂, 1994

［難波　光義／浜口　朋也］

疾患

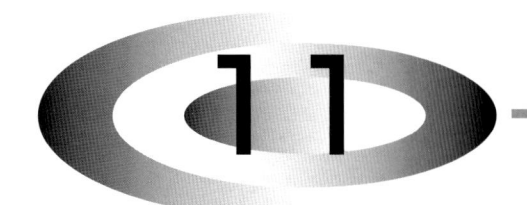

11 スピーディな併発症の対応を！

問題編

症例呈示

症例

患　者：K.N.　33歳　女性
主　訴：発熱，食欲不振
現病歴：平成10年に急激な体重減少，口渇・多飲・多尿を生じ，1型糖尿病と診断されて強化インスリン療法を施行していた．数日前に排尿時痛を自覚，その後38℃の発熱と背部痛を生じ，食欲低下をきたしたため，総合感冒薬を内服し，インスリン注射を通常量より減量した．朝から食欲がなく，インスリン注射せずに様子をみていたところ，悪寒，嘔気を伴うようになって来院した．

来院時現症：意識清明，血圧98/64mmHg，体温37.5℃，脈拍108/分・整，眼瞼結膜は軽度貧血，球結膜は黄染なし．口腔・舌とも乾燥．頸部は甲状腺腫なし．皮膚は乾燥，弾力性低下．心音・呼吸音異常なし．腹部は平坦・軟で腫瘤触知せず，右背部に叩打痛を認める．神経学的には異常所見を認めない．

＜検査所見＞
尿検査：糖（3+），蛋白（+），ケトン体（3+）
沈渣　白血球多数，潜血（+），細菌（+）
血液検査：WBC 18,400，RBC 380万，Hb 12.1g/dl，Ht 34.6％，血小板 18.3万
血液生化学：AST 20IU/l，ALT 30IU/l，LDH 166IU/l，ALP 263IU/l，CPK 125IU/l，T-Bil 0.5mg/dl，TP 6.4g/dl，Alb 4.1g/dl，BUN 28.0mg/dl，クレアチニン 1.6mg/dl，Na 133mmol/l，K 4.9mmol/l，Cl 109mmol/l，Ca 8.9mg/dl，TC 219mg/dl，TG 130mg/dl，尿酸 3.0mg/dl，CRP 9.0mg/dl，総ケトン体 6.8mmol/l，血漿浸透圧 380mOsm/l，随時血糖 576mg/dl，HbA1c 9.5％　動脈血ガス分析（室内気）：pH 7.296，PCO₂ 23.6 mmHg，PO₂ 96.3mmHg，HCO₃⁻ 5.6mmol/l，BE －8.7mmol/l，酸素飽和度 97.2％

胸部単純レントゲン撮影：CTR42.8％，肺野に異常を認めない．

心電図：洞性頻脈

設　問

問題1　初期治療として正しいものはどれか．
(1) 抗菌剤の投与
(2) 速効型インスリンの持続静脈内投与
(3) 中間型インスリンの皮下注射
(4) ループ利尿薬の投与
(5) 生理食塩水の輸液

a.(1),(2),(3)　　b.(1),(2),(5)　　c.(1),(4),(5)
d.(2),(3),(4)　　e.(3),(4),(5)

問題2　入院前の処置として，適切なものはどれか．2つ選べ．

a. 経口摂取が可能なら，少量，頻回の摂取をすすめ，インスリンは通常量注射する．
b. 経口摂取が全くできない場合は，インスリン注射を中止する．
c. 経口摂取が全くできない場合は，血糖が上昇するので通常の倍量のインスリンを注射する．
d. 発熱に対して，積極的にNSAIDを投与する．
e. 食事が摂れない場合は，積極的に水分，糖質の摂取を促す．

問題 3 感染症を合併した糖尿病の血糖管理について，正しいのはどれか．
(1) 一般的には血糖コントロールに影響を与えない．
(2) 普段インスリン注射を必要としない患者でも，インスリン注射をすることがある．
(3) 感染症の中で最も多いのは，尿路感染症である．
(4) 尿路感染症の起因菌としては，ブドウ球菌が多い．
(5) 感染症の予防のために，抗生剤を予防内服させておくことが有効である．

a.(1),(2)　　b.(1),(5)　　c.(2),(3)
d.(3),(4)　　e.(4),(5)

解 説 編

糖尿病におけるSick Dayについて

　糖尿病の血糖管理のために何らかの薬物療法を施行中の患者では，血糖に影響を与え得るアクシデントに遭遇した場合の対処法について，自己管理の範疇として教育しておくことが必要である．特に，インスリン療法中の患者にあっては，一般的に食欲の低下に伴う摂食量の変化に際し，低血糖を生じることに対する不安感が強く，インスリン注射の減量ないしは中止を自己判断することが多い．しかも，かかる状況下で，直ちに医療機関への受診が可能とは限らない．インスリンの減量中止は，1型糖尿病患者にとっては生命に関わる大事である．したがって，外的な要因として種々のストレスが加わった場合には，まったく食事を摂らなくても，血糖が増加する場合のあることを知り，少なくとも初期治療に順ずる処置を患者自らが行えることが望ましい．症例として提示したケースは，尿路感染症から発熱し，脱水状態にあったが，食事とインスリン注射との関係を重視するあまり，インスリン注射を中止し，糖尿病性ケトアシドーシスに至った症例である．実際にこのようなケースは後を絶たない．

1．疾患概念

　sick dayとは糖尿病患者が急性感染症（感冒，肺炎，尿路感染症等），脱水，外傷，外科手術などによって急激な血糖変動を生じたり，食欲低下，嘔吐，下痢等の消化器症状によって摂食量が低下し，その対処のために通常の血糖管理法の変更をせまられる状態である．

2．成　因

　基礎疾患によって事情は異なるが，感染症，外傷などの外的ストレス状態では，カテコールアミンやコルチゾールの分泌亢進により高血糖を招く．また，発熱にともなう脱水は，インスリン作用を低下させ，高血糖を助長する．嘔吐や食欲不振を伴う場合は，経口血糖降下剤やインスリン療法を摂食量に応じて減量することになるが，必要以上に減量ないしは中止すれば，血糖の上昇をきたし，その上水分の補給がなければ脱水が高血糖を助長することになる．

3．症候と診断

　基本的な症候は，基礎疾患によるものである．感染症の併発例では，発熱とともに，喀痰，咳，排尿時痛など感染臓器に由来する症候に留意する．Sick Dayにおいて，特に注意を要することは，脱水の程度を把握することであり，特に高齢者では急激な発熱によって，容易に脱水をきたして血糖の上昇を認める．摂食量の低下する状態では，やはり原因疾患の特定が重要である．食欲の低下のみであれば，薬物療法の継続によって低血糖を生じる．しかし，これに嘔吐，下痢といった水分，電解質の喪失をきたす事態が合併すると血糖の変動は脱水によって左右され，薬物療法の減量，中断によって高血糖を生じる．脱水の程度は，意識状態に問題がなければ口渇感の有無によって判断できる．しかし，高齢者の場合，口渇感に乏しいまま発熱とともに全身状態が悪化することがあるので注意を要する．Sick Dayにあたっては，できる限り血糖を測定することが望ましい．インスリン療法中であって，血糖自己測定を施行中の患者では，当座の血糖値によってその対処を決定できる．即時に血糖が測定できない場合でも，症状の持続をみる場合には近隣医療を受診し，血糖を測定して然るべき対処をするよう指導する．

4．治　療

　糖尿病患者におけるSick Dayでは，その原因となる疾患の治療が最優先である．原因疾患が治癒するまでの不安な血糖状態に対する対処法が，Sick Day Ruleとよばれる一連の管理法であって，適切な原因疾患に対する治療を行うことが前提であることを患者

1）食事摂取

ストレス状態では，エネルギー源として糖質を中心として，脱水の予防に可能な限り水分と糖質を摂取する（表1）．ただし，経口摂取により消化器症状が増悪するときには経口摂取を中止させ医療機関の受診を指示する．

2）薬物療法

（1）1型糖尿病

1型糖尿病患者において安易なインスリンの自己中止は容易にケトアシドーシスを招き危険である．日頃より血糖自己測定を徹底させ，スライディングスケールによるインスリンの増減法をsick day rulesとして指導する．例えば1日4回の強化インスリン療法中の患者では通常の半分以上の経口摂取が可能なときは通常の速効型インスリン量を血糖値にしたがって増減する（表2）．睡眠前の中間型インスリンは食事量に関係なく注射する．経口摂取が通常の半分以下の場合は速効型インスリン量を半分量とするが医療機関を受診することが望ましい．経口摂取が全くできない場合は医療機関を受診し，補液を行う．ケトアシドーシスを伴う症例では原則的に入院を勧め，生理食塩水および速効型インスリンの持続点滴を行う．

（2）2型糖尿病

2型糖尿病ではsick dayでも経口摂取可能な場合，薬物療法は通常どおり実施する．経口摂取が半分以下のときは以下のとおりとする．経口血糖降下剤内服中の場合，スルホニア尿素薬（SU薬）では半分量とし，α-グルコシダーゼ阻害薬（α-GI）やビグアナイド薬は原則的に中止とする．α-GIは消化器症状を増悪する可能性があり，ビグアナイド薬は乳酸値が上昇しやすくするためである．

インスリン療法中の患者では，通常の半分量から2/3量を注射し，血糖自己測定を指導中であれば1型と同様に血糖値に応じたインスリン量の調節を指示する．全く経口摂取できない場合は医療機関を受診し，補液を行う．

3）患者の生活指導

sick dayの病態と対応法を指導することが大切である．主治医に連絡すべき症状，水分と食事のとり方，血糖測定や尿中ケトン体の測定法，インスリンの注射法，経口血糖降下薬の服用法を指導する．特にインスリン治療中の患者ではインスリン注射を中止しないこと，十分な水分摂取により脱水を防ぐことが最も大切である．

表1 sick dayの食事と飲み物

① 十分な水分摂取（脱水予防）
- 30分から一時間ごとにコップ1杯の水を（1日1ℓ以上を目標に）
- スープや味噌汁ならばなおよい．
- 食事がとれればお茶や水でよい．
- 食事がとれなければジュースやスポーツドリンク．ただし，糖質を含まない水分もあわせてとる．

② エネルギーの補充
- 糖質100〜150g/day

Sick Dayでは，糖質を中心とするエネルギーと脱水を防ぐために十分な水分の摂取を促すことが重要である．

表2 スライディングスケールの一例

● 速効型インスリン
血糖 80mg/dl未満 30%減量
200mg/dl以上 10%増量
300mg/dl以上 20%増量
400mg/dl以上 30%増量
尿ケトン体陽性の時はさらに10%増量

● 中間型インスリン
原則的には通常どおり
血糖80mg/dl未満で10〜20%減量

これはあくまで一例であり，個々の患者について個別の指導を考慮することも必要である．

問題の解説と解答

問題 1

sick dayでの対応で大切なのは高血糖の是正と脱水の解消である．ケトアシドーシスに陥っている場合生理食塩水の補液と速効型インスリンの静脈内投与が必要である．低血圧は脱水に伴うものなのでカテコラミン製剤の投与は必要ない．

問題 2

インスリン注射中の患者はsick dayの際インスリン注射を中止してはいけない．水分・糖質を十分摂取しスライディングスケールによる血糖コントロールを行う．

問題 3

　糖尿病における感染症の合併は血糖コントロールの悪化を招く．十分な抗生剤の投与とインスリンによる血糖コントロールが重要である．ただし，慢性の下部尿路感染症に対して予防的に抗菌剤を常用させることは，意味がないことが判明している．

解　答
問題1：b
問題2：c, e
問題3：c

レベルアップをめざす方へ

　sick day対策は何より日頃の患者教育が一番大切である．日頃から血糖自己測定，尿ケトン体測定とそれらの変化に伴う治療法の変更法の教育を徹底させる．特にインスリン治療中の患者ではインスリンを中断させないことと脱水を防ぐために十分に水分摂取するよう指導する．医療機関の受診の目安を教育しておくことも大切である．また，糖尿病患者は易感染性であり感染症の予防は重要事項である．

［五　條　　淳／宇都宮　一典］

疾患 12 ステロイド糖尿病 治療は不要？

問題編

症例呈示

症例
患者：M.K. 32歳 女性
主訴：尿糖陽性
家族歴：母が糖尿病でインスリン治療中
既往歴：特記事項なし．妊娠の既往なし．
嗜好品：タバコなし．アルコールは付き合い程度．
現病歴：元来健康であり，毎年行われている会社の検診でも異常を指摘された事はなかった．平成15年6月より全身倦怠感と下肢の浮腫を認めたため近医受診，ネフローゼ症候群と診断され7月J大学病院膠原病内科を紹介された．血清学的検査結果および腎生検の病理組織像よりループス腎炎と診断された．7月24日よりプレドニゾロン（PSL）1.0g/日を3日間のステロイドパルス療法開始され，後療法としてPSL 30mg/日を投与された5日目より尿糖認め糖尿病内分泌内科紹介となった．

初診時現症：身長150.0cm，体重46.4kg，体温36.5℃，血圧108/62mmHg，脈拍62/分・整，意識清明，眼球結膜 黄染なし，眼瞼結膜 貧血なし，心音・呼吸音 異常なし，腹部 平坦・軟，圧痛なし，アキレス腱反射 右2/左2，足背動脈 左右とも触知良好，下肢振動覚 右9秒/左9秒

＜検査所見＞
検　尿：蛋白3.9g/日，糖12.0g/日，尿中CPR61μg/日
検　血：RBC360万/μl，Hb 10.4g/dl，Hct 34.5%，WBC7300/μl，Plt25.3万/μl
生化学：GOT20IU/l，GPT51IU/l，γGTP57IU/l，TP5.7g/dl，Alb3.4g/dl，FBS128mg/dl，HbA1c6.0%，T.Chol305mg/dl，TG193mg/dl，HDL-Chol 70mg/dl，BUN19.0mg/dl，Cr0.57mg/dl，UA3.3mg/dl，Na139mEq/l，K 3.9mEq/l，Cl102mEq/l
血　清：CRP 0.1，F-IRI 17.1μU/ml，抗GAD抗体（－）
眼底所見：異常なし
腹部エコー：腎臓の萎縮（－），腎実質のエコーレベル上昇（＋），肝臓・胆嚢・膵臓に異常なし

設問

問題1 本症の糖尿病のタイプとして最も考えられるものを選択せよ．
a．1型糖尿病
b．2型糖尿病
c．ミトコンドリア糖尿病
d．ステロイド糖尿病
e．Slowly Progressive type 1 DM（緩徐に発症・進行する1型糖尿病）

問題2 本症の病態として正しいものを選択せよ
（1）ステロイドの投与をきっかけに発症する
（2）インスリン抵抗性が病態の基本にある
（3）空腹時高血糖を伴う事が多い
（4）糖尿病の家族歴は発症に関係ない
（5）インスリン分泌能の低下を伴う事がある
a．（1），（2），（3）　　b．（1），（2），（5）
c．（1），（4），（5）　　d．（2），（3），（4）
e．（3），（4），（5）

問題3 本症の治療方針として正しいものを選択せよ
（1）一過性の高血糖であり治療の必要はない

（2）ステロイド投与中止さえすれば高血糖はすべて改善されうる
（3）未治療例では糖類分解酵素阻害剤（αグルコシダーゼ阻害剤）を第一選択とする
（4）グリコアルブミン・1,5-AGなどの短期の指標が有用である
（5）インスリン投与を必要とする場合もある

a．（1），（2），（3）　　b．（1），（2），（5）
c．（1），（4），（5）　　d．（2），（3），（4）
e．（3），（4），（5）

解説編

ステロイド糖尿病について

ステロイド糖尿病の概念

元来，副腎皮質から分泌されるステロイドホルモンであるグルココルチコイドは糖代謝に大きな影響を与える事が知られている．臨床的に過剰なグルココルチコイドが耐糖能異常を惹起する病態としては，慢性内因性グルココルチコイド過剰症であるCushing症候群や，抗炎症作用や免疫抑制作用による膠原病等の治療目的として使用されるグルココルチコイド製剤（ステロイド剤）の投与に伴うものがある．特に後者はステロイド剤による副作用によるものであり，投与前からの予知や早期発見，早期の治療が必要である．

ステロイド剤の投与による糖尿病の発症頻度は6-25％とされ，発症に関与する因子は年齢（40歳以上），糖尿病の家族歴，肥満・運動不足などの生活習慣，ステロイド投与量が挙げられる．また，薬剤の種類によっても糖代謝に及ぼす影響は異なり，ハイドロコルチゾンを1とすると，プレドニゾロン3.5～4.0，デキサメサゾンは30倍程度と考えられている．

病態としてはインスリン抵抗性に伴う食後過血糖が中心であり，早朝空腹時に比して食後～夕方にかけて著明な高血糖を認めることが特徴である．

ステロイド剤の投与中止により血糖上昇は改善される場合もあるが，投与中の高血糖に伴う糖毒性のため，中止後も高血糖が持続する例もあり，一過性の高血糖と軽視せず，厳格な血糖コントロールが必要である．

ステロイド糖尿病の病態

1．肝への影響

肝はブドウ糖をグリコーゲンとして大量に貯蔵すると同時にブドウ糖新生も行っており，糖代謝において重要な役割を果たしている．グルココルチコイドを投与すると，肝のグリコーゲン合成とブドウ糖新生の両者が促進されることが古くから知られている．

ブドウ糖新生増加の機序として，律速酵素であるphospho-enolpyruvate carboxykinase（PEPCK）の遺伝子発現増加や，蛋白・脂質の末梢組織での分解により，ブドウ糖新生への基質が肝に多量に流入する事が挙げられる．一方，グリコーゲン合成については，グルココルチコイド投与によりglycogen synthaseとglycogen phosphorylaseの双方が活性化されるが，後者の活性が前者を上回り，結果としてグリコーゲン量が減少する事がin vitroで報告されているが，in vivoの結果とは異なり，一致した見解を得ていない．

健常人では，食後の肝へのインスリン急速流入によりブドウ糖の産生・放出（HGO）が十分に抑制されるが，グルココルチコイドはインスリンによるHGOの抑制を減少させる事が報告されている．これはグルココルチコイドがFoxo1と呼ばれる転写因子に作用することでインスリンによるPEPCK等の発現抑制を阻害するためと考えられ，ステロイド糖尿病の食後過血糖という病態の中心を担う機序と考えられている．

また，コルチゾンをコルチゾールへと活性化する11β-hydroxysteroid dehydrogenaseが肝での糖代謝に重要な役割を持つことが近年明らかにされ，注目されている．

2．筋・脂肪組織への影響

先にも述べた通り，ステロイド糖尿病の基本病態はインスリン抵抗性であり，筋・脂肪組織でのインスリン依存性の糖取り込み能が傷害されていることが大いに予想される．しかし，その分子生物学的機序は未だ明らかにされていない点が多い．インスリンの細胞内情報伝達に重要な役割をはたす，インスリン受容体，insulin receptor substrate-1（IRS-1），phosphatidylinositol 3-kinase（PI3-kinase），glucose transporter（GLUT）-4の発現や機能に影響を与えることが報告されているが，結果は細胞種や動物によって様々である．しかし，インスリンの細胞内情報伝達に何らかの障害を与え，インスリン抵抗性を惹起していることが大いに予想され，今後の研究が期待される．

脂肪細胞に対しては，グルココルチコイドはホルモン感受性リパーゼの活性を亢進し，トリグリセライド分解が促進され，遊離脂肪酸やグリセロールが産生される．

3．膵β細胞への影響

デキサメサゾンで抑制されたインスリン分泌がグルココルチコイド受容体拮抗薬で改善されること，膵β細胞特異的にグルココルチコイド受容体を過剰発現させたトランスジェニックマウスのインスリン分泌能が低下していることから，グルココルチコイドが，膵β細胞に直接作用してインスリン分泌能を低下させる可能性が示唆されている．

その機序としてGLUT-2の減少や，glucose 6-phosphatase活性の亢進に伴うATPの過剰消費，細胞内カルシウムの上昇に対する分泌機構の反応性の低下などが報告されているが，不明な点も多い．

● ステロイド糖尿病の治療

1．食事療法・運動療法

ステロイド糖尿病も他の糖尿病同様に厳格な血糖コントロールが必要であり，食事療法・運動療法も同じである．しかし，現疾患の状態やステロイド投与に伴う副作用を十分踏まえて行われるべきである．長期のステロイド剤投与例では骨粗鬆症を伴っている可能性があり，過度の運動により骨折の危険性があることを認識すべきである．

2．経口血糖降下薬

1）α-グルコシダーゼ阻害剤（α-GI）と速攻型インスリン分泌促進剤（ナテグリニド）

経口薬未使用例には，α-GIを開始する．少量から開始し，副作用や腹部症状に注意しながら徐々に増量していく．インスリン初期分泌の低下を伴う例では，速効型インスリン分泌促進剤のナテグリニド，または同剤とα-GIの併用が効果的である．

2）スルホニル尿素薬（SU薬）

SU薬以外の経口血糖降下薬が無効である例は，SU剤の併用を試みる．短時間作用型のグリクラジド（グリミクロン）を少量（20mg/日）から開始し，1日量が80mg（2錠）でもコントロールできない場合は，より強力なグリベンクラミド（オイグルコン，ダオニール）を50mg/日とする．また，グリメピリド（アマリール）は膵外作用を有するユニークな薬剤であり，内因性のインスリン分泌が十分でない例に有効な場合がある．

3）メトホルミン，チアゾリジン誘導体

ステロイド糖尿病に対するメトホルミンやチアゾリジン誘導体の有効性は，検討されていない．特に後者はグルココルチコイド受容体と同様の核内受容体（PPAR）を標的とする薬剤であり，その相互作用が懸念さえるため慎重に投与されるべきである．

3．インスリン療法

経口薬でコントロールが不可能な例は，速やかにインスリン療法に切り替える．ステロイド糖尿病は食後高血糖を主に来すため，レギュラーインスリンの毎食前投与注射が基本となる．図1は当教室でプレドニゾロン内服中の糖尿病患者5例と非内服の糖尿病患者5例を対象に，人口膵臓を用いて毎食時のレギュラーインスリンの必要量を検討した成績である．プレドニゾロンの内服はすべて1日1回朝食後の内服で，平均11mg投与されていた．1日のインスリン必要量の割合は非内服群は朝食時が最も高値だったのに対し，プレドニゾロン群では昼食時に最も高率であった．したがって，朝食後1回のプレドニゾロンが糖代謝に及ぼす影響は昼食から夕食にかけての時間帯であり，さらに服用量が多い例では夕食以降にも影響が残る可能性があり，注意が必要である．

レギュラーインスリンと超速効型インスリンのどちらを選択するのが有効かは，未だ検討されていない．

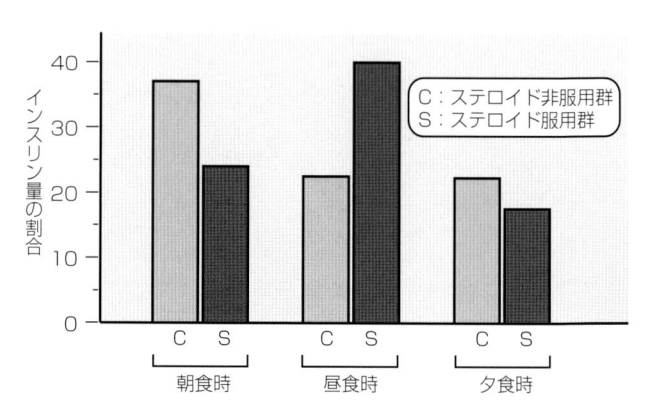

図1 1日のインスリン使用量における毎食時の必要インスリン量の割合
（河盛隆造編：慢性疾患薬物療法のツボ．糖尿病，p.79，日本医事新報社，2002より引用）

● ステロイド糖尿病の予知・予防

現在のところステロイド糖尿病発症につながる決定的な予知因子は未だない．強いて挙げるならば前述の妊娠歴，家族歴や生活習慣であろう．ステロイド投与までに，時間的余裕があれば，75g糖負荷試験を行う

べきと思われる．

また，投与開始後も血糖・尿糖のみならず1, 5-AGやグリコアルブミンなど短期の指標を定期的に測定するべきである．

```
解　答
問題1：d
問題2：b
問題3：e
```

レベルアップをめざす方へ

専門医でなくても治療可能か？

　　ステロイド剤投与前から糖尿病の発症を念頭に置き，家族歴の聴取，生活習慣の是正，７５ｇ糖負荷試験を含めた検査データの把握をし，投与後は食後の血糖やグリコアルブミンを指標に早期から介入を行えば，特に専門医の受診を必要とはしない．しかし，大量のステロイド剤を長期に投与する場合や，インスリン分泌能の低下を伴う場合は速やかに専門医を紹介するべきと思われる．

ステロイド剤の投与を中止すれば糖尿病も改善するのか？

　　ステロイド剤投与中止によって，糖尿病状態から離脱できるのは約50％と言われている．その規定因子としては遺伝的素因や投薬中の血糖コントロールが挙げられている．短期間であってもステロイド剤投与中に高血糖を持続させる事で糖毒性の状態が惹起され，インスリン分泌能の低下やインスリン抵抗性状態を引き起こしかねない．投与中止後も血糖値やその他の指標を検索し，その結果によっては治療も必要となる．

［野見山　崇／田中　　逸］

疾患

13 手術成績にも影響する

問題編

症例呈示

症例

患者：OK　58歳，男性
主訴：体重減少，食欲不振
家族歴：母親に糖尿病（経口血糖降下剤）
既往歴：特記事項なし
嗜好品：ビール350ml毎日，タバコ20本毎日
現病歴：20年前に体重減少と口渇，多飲，多尿にて高血糖を指摘され直ちに1日4回のインスリン頻回投与が開始された．食事療法と運動療法にてインスリンは混合型インスリンの1日2回注射に変更されており，現在は朝食前にペンフィル30R® 24単位，夕食前にペンフィル30R® 14単位を行っている．ここ2～3年のHbA1c値は7.2～7.8％であった．2カ月前より背部痛と体重減少をきたし，精査の結果，膵臓頭部腫瘍が指摘された．腹腔内臓器や腹腔内リンパ節への遠隔転移はみられなかった．食欲不振にもかかわらず，血糖値は不安定でHbA1c値は9.2％となっている．

外科的手術目的で外科に入院したが，血糖管理が不十分とのことで術前，術中，術後の血糖管理を中心とした内科的管理の相談がなされた．

身体所見：身長168cm，体重52kg，血圧168－96mmHg，脈拍68/分，整．眼瞼結膜に貧血なく，眼瞼強膜に軽度の黄疸を認める．頸部リンパ節腫脹なし．心，肺に特記すべきことなし．腹部は平坦であるが臍部に軽度の圧痛あり．肝臓，脾臓は触知せず．下肢に浮腫はなく，下肢動脈は良く触れる．下肢の腱反射は低下．

尿所見：尿糖（+++），尿タンパク（+），尿ウロビリノーゲン（+），尿潜血（－）．

眼底所見：両眼ともに単純性網膜症．
胸部X線：CTR 51％，肺野に異常なし．
血液生化学検査所見：赤血球388万/μl, Hb12.6g/dl, Ht 35.7％, 白血球9,880/μl（好中球78％，単球4％，好酸球4％，リンパ球14％），血小板18.5万/μl, GOT 79IU/l, GPT 124IU/l, ALP 589IU/l, LDH 782IU/l, γGTP 432IU/l, T.P. 7.3g/dl, Alb 4.5g/dl, T.Bil. 3.6mg/dl, D.Bil. 3.1mg/dl, BUN 21.4mg/dl, Cr. 1.2mg/dl, UA 8.2mg/dl, Na 146mEq/l, K 4.7mEq/l, Cl 107mEq/l, Ca 9.2mg/dl, T.Chol 278mg/dl, TG 189mg/dl, HDL-Chol 43mg/dl, CRP 1.4mg/dl, CEA 6.9IU/l, CA19-9 2,480IU/l.

血糖日内変動：朝食前 178mg/dl，朝食後2時間 321mg/dl，昼食前214 mg/dl，昼食後2時間347mg/dl，夕食前276mg/dl，夕食後2時間411mg/dl，就寝前288mg/dl.

尿中C-ペプチド 21μg/日，空腹時インスリン値 4.2μU/ml, HOMA-IR＝1.8　HOMA-β＝9.4％

腹部CT：膵臓頭部に直径2.4cmの腫瘤陰影あり，膵管の拡張を認める．

胸部CT：特記すべきことなし

設　問

問題1 糖尿病性細小血管合併症を有しているコントロール不良の2型糖尿病患者が，膵臓頭部癌で全身麻酔下での手術が必要となった．手術までにすべきことを選択せよ．

（1）網膜症の進行状況
（2）自律神経障害の精査
（3）手術前日より絶食として生理食塩水のみ投与
（4）手術前日よりインスリン注射を中止
（5）手術前日より絶食としてブドウ糖液とインス

リンの持続投与
a(1)(2)(3)　b(1)(2)(5)　c(1)(4)(5)　d(2)(3)(4)
e(3)(4)(5)

問題2　手術前日に，外科の主治医は次のような指示を出した．正しい指示はどれか．
(a) 手術当日空腹時血糖値150mg/dl以下では，インスリンなし
(b) 手術当日空腹時血糖値151〜200mg/dlでは，中間型インスリンを4単位皮下注射
(c) 手術当日空腹時血糖値201〜300mg/dlでは，中間型インスリンを6単位皮下注射
(d) 手術当日空腹時血糖値301mg/dl以上では，中間型インスリンを8単位皮下注射
(e) 手術前日の夕食前の混合型インスリンは中止して，ブドウ糖液の補液と速効型インスリン1.0単位/時間の持続静脈内投与を開始して，血糖を2時間ごとに測定

問題3　手術中の指示で適切なものはどれか．
(1) 補液は血糖が上昇しにくいフルクトースを主体とする．
(2) 補液は血糖は上昇するがブドウ糖を主体とする．
(3) 補液に加えてインスリンとカリウムの補充を行う．
(4) インスリンは速効型を頻回に皮下投与する．
(5) 目標血糖値は300mg/dlとする．
a(1)(2)　b(1)(5)　c(2)(3)　d(3)(4)　e(4)(5)

問題4　手術後の指示で正しいものはどれか．
(1) インスリン静脈内持続注射は中止する．
(2) 尿ケトン体が陽性であれば直ちに重炭酸ナトリウムを投与する．
(3) 血糖値と電解質の測定は，手術後も同様に行う．
(4) 術後はsurgical diabetesの状態となるので目標血糖値は150mg/dlとする．
(5) 高カロリー輸液を開始する．
a(1)(2)　b(1)(5)　c(2)(3)　d(3)(4)　e(4)(5)

解　説　編

糖尿病患者の手術前後の管理を依頼された場合

　手術前後の糖尿病管理の目標は，①糖尿病があるために手術の時期が送れないようにすることと，②手術の結果が悪くならないようにすること，③手術でケトアシドーシスや非ケトン性高浸圧性高血糖を引き起こして，手術を失敗させたり，④糖尿病合併症を悪化させないことである．
　手術の時期は，原疾患の緊急性と糖尿病状態とのバランスで決定する．手術時期を延期せざるを得ない場合は，著しい高血糖とケトーシスである．高血糖は感染抵抗力を低下させ，術後の肺炎，尿路感染の誘因となるのみならず，手術創の感染，離開を引き起こしやすい．手術を許可する目標血糖値は150mg/dl前後である．

糖尿病患者の手術前の一般的な評価と準備

1．手術前にすべきこと
　手術前にすべきことは，充分な病歴（現病歴，既往歴，家族歴，社会歴を含む）の聴取と身体所見の把握である．
　即ち，糖尿病と診断された年月日，インスリンや経口血糖降下剤の投与の有無と量，種類，メーカーなどを含めた治療歴と治療内容．市販薬の有無．アレルギー．ケトアシドーシス，非ケトン性高浸圧性高血糖，重症低血糖の既往．可能であれば自己血糖測定記録やHbA1c値などの血糖コントロールの評価．現在の体重と過去の最大体重．現在の自覚症状．女性の場合は最終月経と出産歴．

2．入院前の検査所見の評価
　HbA1c値の上昇は，血糖管理の不十分さを示しており，脱水状態にあり，ケトアシドーシスや非ケトン性高浸圧性高血糖を生じる危険性がある．白血球の増

加はCRPが高値でなくとも，術後回復を妨げる感染症の存在を示唆する．電解質異常の場合は，脱水，腎機能低下などを考慮して術中の補液量と電解質補液を考えねばならない．

3．各臓器機能の評価と対策

患者の心血管，脳血管，末梢血管，呼吸，神経，腎臓の機能を適切に評価して，対策を講じる必要がある．

手術のストレスにより心筋梗塞，鬱血性心不全，脳血管障害，急性腎不全などが生じやすい．麻酔薬は心筋機能を減弱させ不整脈を誘発しやすい．電解質異常が現ればさらに不整脈に注意すべきである．術中の循環血液量の減少，低血圧，頻脈あるいは除脈に注意する．したがって，血圧と心電図のモニタリングが術前から術後まで必要である．鬱血性心不全のある症例では，肺水腫と末梢浮腫の評価をしながら，利尿剤を使用して低カリウム血症に注意する．

糖尿病性神経障害のうち自律神経障害があれば，術後の回復が遅れたり尿路感染を起こしやすいので注意する．

腎機能の低下している症例では，造影剤による血管撮影検査は慎重に選択すべきであり，低浸透圧性造影剤の使用が望ましい．腎毒性の抗生剤の投与には十分の配慮が必要である．

手術前でも急激に血糖値を低下させてはいけない場合がある．糖尿病網膜症が前増殖期以降の未治療の場合は，急激な血糖是正で黄斑症や硝子体出血の危険性が高くなる．したがって，緊急手術以外の場合は，眼科で光凝固療法を行いながらゆっくりと血糖管理を行い，空腹時血糖値が150mg/dlで手術を許可する．

◎ 手術前の患者あるいは家族とのかかわりかた

1）手術中にインスリンをどのように投与し，どのように量を調節するのかを患者に説明する．
2）ブドウ糖の静脈内投与の重要性を説明する．
3）経口血糖降下剤で治療している患者には，手術前と手術中，手術直後には一時的にインスリン投与が必要となることがあることを説明しておく．多くの患者はインスリン治療が一生続くことを心配している．

◎ 手術当日に外科医あるいは麻酔医にどのように引き継ぐか

手術前にあらかじめ，外科医と麻酔医と合同のカンファレンスをもって，術前の治療内容や術中の管理方法と術後の治療内容などを検討する必要がある．全身麻酔，腰椎麻酔，硬膜外麻酔の場合は，朝から絶食になり，それまでの経口剤やインスリン皮下注射は全て中止する．ブドウ糖含有電解質液輸液による補液を中心として，血糖を頻回に測定しながらインスリン持続静脈内注入を開始する．

心血管系に疾患があり抗血小板療法や抗凝固療法を行っている患者は，手術前日より，その投与量の減量ないし中止する場合がある．心臓血管手術が行われる症例では手術直後より，抗凝固療法がなされるので，網膜症が進行していると眼底出血に注意しながら抗凝固療法を行う必要がある．

◎ 糖尿病患者の術中の管理

インスリンと輸液管理に関しては糖尿病専門医または内分泌専門医に相談するのが望ましい．

1）食事療法，または血糖降下剤にて血糖コントロールの良好な症例の場合には，手術当日の内服は中止するが，経口血糖降下剤の種類（作用時間の長いクロルプロパマイドやグリベンクラミド）によっては，手術前日の1～2日前から内服を中止する．ビグアナイド剤もできれば術前日より内服を中止していたほうが，術中の虚血による乳酸アシドーシスを防ぐためにも望ましい．術後は経口摂取が可能となるまでは，経口血糖降下剤の内服は中止し，必要に応じてインスリン投与を行うべきである．

2）補液はブドウ糖が望ましいが，血糖値が300mg/dl以上であれば生理食塩水で補液を開始して，血糖値が200mg/dl前後になればブドウ糖を含んだ電解質液（KN3B®，ソルデム3A®）にきり変える．

3）インスリンは超速効型あるいは速効型インスリンを生理食塩水で希釈して微量注入ポンプあるいは持続静脈内注入シリンジを用いて，時間0.5～1.0単位の速度で投与を開始する．速やかに血中濃度を維持するために最初は2～3単位を急速注入する．また血糖値を1時間ごとに測定し，0.2～0.5単位ずつ増減させて血糖値を150mg/dl前後に維持する．その際にも，変化させる量（0.2～0.5単位）だけ急速注入しておけば，予測量に速やかに到達できる．

4）長時間の手術の場合には，術前からブドウ糖とインスリン持続注入を行っておき，低血糖や高血糖を予防しておく必要がある．その場合，糖5gにたいしてインスリン1単位の割合で投与開始し，インスリン量を血糖値に応じて調節する．

5）インスリン投与量とブドウ糖補給が適切かどうかは，頻回の血糖測定とケトン体（βハイドロキシ酪酸）の測定が必要である．とくに血糖値が240mg/dl以上の場合には頻回に測定する．

糖尿病患者の術後の管理

1）血糖値が200md/dl以上の場合には創傷治癒は傷害されるために，創部を注意深く観察し，感染や排膿の兆候や，体温の変化に注意せねばならない．末梢血管障害のある症例では，血行の維持と改善が，創傷治癒の促進に必要である．

2）手術によるストレスが減り，感染症が治癒されるにつれて血糖値が著しく改善するために，速やかにインスリン投与量を減量して低血糖を予防する．

3）手術後の栄養管理は，栄養士の協力を得て術前の治療法に持っていく必要がある．栄養管理の第一段階は，手術前から手術直後までの初期の異化作用の段階であり，そこで行われる食事指導は，十分量のブドウ糖とそれを代謝させるインスリン量の補充である．第二段階は，患者が経口摂取出来ない状態から通常の食事に移行する段階である．流動食を再開するときには，目標の血糖値を維持するために，少量の超速効型インスリンまたは速効型インスリンの静脈内投与（0.1～0.5単位/時間）あるいは皮下投与（0.1～0.2単位/体重）を続けるべきである．出来るだけ早く通常の食事に戻すことにより，治癒が促進されてホメオスターシスが確立される．ケトーシスを防ぐために，適当量の糖質が必要である．

4）いったん食事が摂取されたら，インスリン持続静脈内投与は中止して，感染症，疼痛，ステロイド，完全静脈内栄養などを考慮して，インスリン皮下投与を行うが，しばらくの間は超速効型インスリンあるいは速効型インスリンの毎食前投与と，空腹時血糖の値に応じて，就寝前に中間型インスリンまたは持続型インスリンの皮下投与が望ましい．高血糖を防ぐために，インスリン持続静脈内投与を中止する最低30分前に，インスリン皮下投与（超速効型あるいは速効型インスリン0.05～0.1単位/体重）を行うことが重要である．

5）術後の疼痛に対する薬物療法がなされている場合には，患者は傾眠傾向になり，低血糖を自覚しにくくなっているので，頻回の血糖測定が望ましい．

問題の解説と解答

この症例は，糖尿病性細小血管合併症をすでに有していて，血糖コントロールも不良であったが，膵臓頭部腫瘍による閉塞性黄疸が出現していたために，至急に外科的手術が必要となった症例である．手術に先立ってチェックすることは，糖尿病状態の把握と治療内容であり，急激な血糖コントロールがもたらす合併症の悪化の阻止である．術前，術中，術後管理はブドウ糖補液を基本としてインスリンの持続静脈内投与が原則である．頻回の血糖と電解質をチェックして，術後の感染症を含む合併症を予防，阻止するために血糖値を150mg/dl前後に維持することが望ましい．

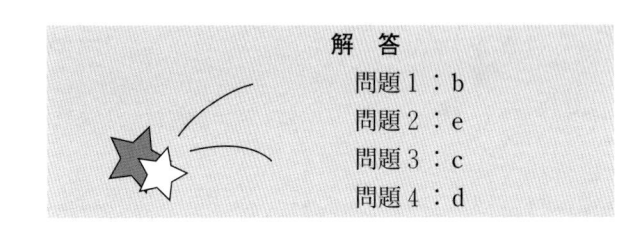

解　答
問題1：b
問題2：e
問題3：c
問題4：d

レベルアップをめざす方へ

緊急手術の場合

高血糖状態での緊急手術が必要となった場合，超速効型あるいは速効型インスリンの持続静脈内投与（0.1単位/体重の急速注入の後，0.1～0.5単位/時間で持続静脈内投与）を開始する．30分ごとに血糖を測定して，0.05～0.1単位/体重の速効型を追加注入し，持続投与量を増加させて，血糖値を200mg/dl前後に維持する．カリウム製剤を適宜投与して，血清カリウム値を5.5mEq/L以上に維持する．血糖値が300mg/dl以下になれば，補液を生理食塩水からブドウ糖液（電解質含有）に変更する．表1に，情報が無い場合のインスリン投与量の決め方を示す．

消化管術前術後食の処方

糖尿病患者の消化管術後合併症として，しばしばみられるのが縫合不全である．高血糖であれば易感染性となっているので，敗血症から多臓器不全へと悪化する危険性がある．したがって，経口摂取開始時期は慎重に検討する必要がある．

表1 高血糖患者が初診で情報が無い場合の緊急処置として最初のインスリン投与量の決め方

① 意識不明で昏睡状態
　＊補液による脱水の是正が最優先
　＊超速効型あるいは速効型インスリンの静脈内持続注入
　　・5～10単位/時間を2時間ごとに血糖管理下に投与
　　・血糖が300mg/dlに低下すれば，糖とカリウムを補給
② 意識があっても食事がとれない場合
　＊超速効型あるいは速効型インスリンを4～6時間ごとに皮下投与
　　・血糖値が140mg/dlになるまで
　　　始める量（単位）＝（体重×0.05）＋（血糖値－140mg/dl）/40
　　　例：60kgで随時血糖が310mg/dl＝(60×0.1)＋(310－140)/40＝7単位
③ 意識があり食事が摂取出来る場合
　＊超速効型あるいは速効型インスリンで毎食前に皮下投与する
　　始める量（単位）＝（体重×0.1）＋（血糖値－140mg/dl）/40
　　例：60kgで空腹時血糖が310mg/dl＝(60×0.1)＋(310－140)/40＝10単位
　　例：60kgで空腹時血糖が210mg/dl＝(60×0.1)＋(210－140)/40＝8単位
　　・指示量が一定になった後の血糖値の変化による微調節
　　　＝指示インスリン量＋（血糖値－100mg/dl）/40
　　　例：指示インスリン量が8単位で，血糖が180mg/dlの場合
　　　　＝8＋(180－100)/40＝10単位と2単位増やす
　＊混合型または中間型で開始する場合
　　始める量（単位）＝（体重×0.1）＋（血糖値－140mg/dl）/20
　　　例：60kgで空腹時血糖が310mg/dl＝(60×0.1)＋(310－140)/20＝14単位
　　　例：60kgで空腹時血糖が210mg/dl＝(60×0.1)＋(210－140)/20＝10単位
　　・指示量が一定になった後の血糖値の変化による微調節はしない（速効型との違い）
　　・混合型を朝と夕に分ける場合→朝：夕＝3：1　または　2：1

　術前では消化管通過障害があればるいそうが著明であるので，栄養は経静脈高カロリー補液が主体であり，インスリン療法にて血糖の安定化が要求される．
　術後の，消化管運動低下や消化吸収不良により下痢，低栄養状態（低蛋白血症，ビタミン欠乏）が誘発されやすいので，経腸栄養が適応となる．
　経口摂取が可能となれば，タンパク質の分解亢進から糖新生が行われるので，それを阻止するために，150～180g/日以上の糖質摂取が望ましい．総エネルギーの60％以上を炭水化物によって供給するのが望ましい．手術後の体内のタンパク質の崩壊を防ぐために，タンパク質は1.5～2.0g/日，総エネルギーの15～20％になるような摂取が望ましい．脂質は吸収が低下している場合があるので不飽和脂肪酸の多いものを摂取（総エネルギーの20％前後）させる．胃切除後は，ビタミンB 12と鉄の欠乏状態になりやすいし，血糖不安定状態や術後感染症を合併しておれば吸収障害が著しいので，多めにそれらを供給する必要がある．

スライディングスケールとアルゴリズムの違い

　スライディングスケールは，経口摂取が不可能で糖質が一定量体内に注入されている場合（持続静脈内投与，経腸栄養など）に用いられるスケールで，その時の血糖値高さに準じてあらかじめ決めた量に従って，次の血糖測定までの間に投与する速効型インスリン量を設定したものである（表2）．
　アルゴリズムとは，経口摂取を行っている場合で，その時点での血糖値の変動はその血糖値に責任ある時間帯のインスリン量に起因させるものである．したがって，次の日のその時間帯でのインスリン量を指示に従って調節させるものであって，現時点での血糖値の高さに従ってすぐにインスリン量を変化させるものではない（表3）．

表2 スライディングスケール

① 超速効型あるいは速効型インスリンを用いて最初は1.0単位/時間で持続静脈内投与する
② 血糖の測定ごとに，その値によってそれまでの注入速度を以下のように増減させる
・血糖(mg/dl)100以下→インスリン注入速度（単位/時間）
　　　　　　　　　注入を30分間中止して再検
　　　　　　　　　60mg/dl以下の場合はブドウ糖10g注入

血糖値	注入速度変更
101〜150	−1.0
151〜200	±0.0
201〜250	+0.5
251〜300	+1.0
301〜400	+1.5
401〜	+2.0

表3 アルゴリズム

高血糖の場合
- 起床時の空腹時血糖値が2日間つづけて130mg/dl以上
  - ▶ 就寝前の中間型インスリンを1〜2単位増加（頻回投与例）
  - ▶ 夕食前の中間型あるいは混合型インスリンを1〜2単位増加（2回投与例）
- 朝食後2時間血糖値が150mg/dl以上で，昼食前血糖値が130mg/dl以上が2日間つづく
  - ▶ 朝食前の速効型インスリンを1〜2単位増加（頻回投与例）
- 昼食後2時間血糖値が150mg/dl以上で，夕食前血糖値が130mg/dl以上が2日間つづく
  - ▶ 昼食前の速効型インスリンを1〜2単位増加（頻回投与例）
  - ▶ 朝食前の中間型あるいは混合型インスリンを1〜2単位増加（2回投与例）
- 夕食後2時間血糖値が150mg/dl以上で，就寝前血糖値が130mg/dl以上が2日間つづく
  - ▶ 夕食前の速効型インスリンを1〜2単位増加（頻回投与例）

低血糖の場合
- 起床時の空腹時血糖値が60mg/dl以下，あるいは夜間に低血糖をきたした
  - ▶ 就寝前の中間型インスリンを1〜2単位減量（頻回投与例）
  - ▶ 夕食前の中間型あるいは混合型インスリンを1〜2単位減量（2回投与例）
- 朝食後2時間血糖値が60mg/dl以下，あるいは昼食前に低血糖をきたした
  - ▶ 朝食前の速効型インスリンを1〜2単位減量（頻回投与例）
- 昼食後2時間血糖値が60mg/dl以下，あるいは夕食前に低血糖をきたした
  - ▶ 昼食前の速効型インスリンを1〜2単位減量（頻回投与例）
  - ▶ 朝食前の中間型あるいは混合型インスリンを1〜2単位減量（2回投与例）
- 夕食後2時間あるいは就寝前血糖値が60mg/dl以下，あるいは低血糖をきたした
  - ▶ 夕食前の速効型インスリンを1〜2単位減量（頻回投与例）

糖尿病患者の眼科手術時でのポイント

　糖尿病での手術は眼科における手術が増加しているが，白内障では局所麻酔で短時間の外来手術が基本となってきている．経口血糖降下剤やインスリン療法中の患者では，手術開始時間を食間に設定してもらえれば，インスリンや内服薬の投与方法を変更することは少ない．しかし，硝子体手術の場合は，絶食で全身麻酔が基本であるので，他の外科手術と同様の全身管理が必要である．最近では，局所麻酔の硝子体手術が可能となっているが，術後に悪心嘔吐を起こしやすく，1〜2食が絶食となる可能性があるので，インスリンや内服薬の投与調整が必要となる．手術で眼圧が上昇する場合が多いので，悪心嘔吐にも拘わらず高血糖をきたしやすいことに注意すべきである．

[石田　俊彦]

疾患

14 緊急入院：その1

問題編

症例呈示

症例
患　者：28歳　女性
主　訴：全身倦怠感，嘔吐，腹痛
家族歴：特記すべきことなし
既往歴：特記すべきことなし
生活歴：飲酒・喫煙歴なし　未婚
現病歴：生来健康．これまで尿糖を指摘されたことはなく，4月下旬の職場検診でも，空腹時血糖92mg/dlで尿糖も陰性であった．6月1日に咽頭痛と37.2℃の微熱を認めたため，市販の感冒薬を服薬．6月3日には感冒様症状は改善したものの，新たに口渇，多飲，多尿を自覚するようになった．6月6日には全身倦怠感と腹痛を自覚するとともに嘔吐を繰り返すようになったため，同日午前10時当院内科を受診した．なお来院時の問診によると，ここ数カ月間は清涼飲料水などの過剰摂取はなかった．

＜来院時現症＞
身長158cm，体重56kg，BMI 22.4，血圧102/68mmHg，脈拍98/分・整，腹部臍周辺に軽度圧痛を認めるが，その他理学的所見および神経学的所見に異常を認めない．

＜検査所見＞
検　尿：糖（＋＋＋），蛋白（±），ケトン（＋＋＋），尿中hCG（－）
末梢血：WBC 11800/μl，RBC 411×10^6/μl，Hb 13.4g/dl，Plt 230×10^3/μl
生化学：TP 7.0g/dl，Alb 4.0g/dl，GOT 27IU/l，GPT 23IU/l，T-bil 0.6mg/dl　ALP 238IU/l　LDH 300IU/l，AMY 448IU/l，BUN 28mg/dl，UA 4.6mg/dl，Cr 0.66mg/dl，総ケトン 7460μmol/l，3-HB 5030μmol/l，Na 130mEq/l，K 4.0mEq/l，Cl 94mEq/l，CRP 1.0mg/dl，グルコース 680mg/dl，HbA1c 5.8％
血液ガス：pH 7.020，PO$_2$ 96torr，PCO$_2$ 22torr，HCO$_3$－ 4.0mmol/l，BE －14.4mmol/l

設問

問題1　本例入院時のアニオン・ギャップはどれか．
(1) 44mEq/l
(2) 38mEq/l
(3) 32mEq/l
(4) 26mEq/l
(5) 20mEq/l

問題2　本例入院時の血清浸透圧として，最も近いものはどれか．
(1) 320mOsm/l
(2) 314mOsm/l
(3) 308mOsm/l
(4) 302mOsm/l
(5) 296mOsm/l

問題3　本症の初期輸液として適切なものを選択せよ．
(1) 生理食塩水を1000ml/hr，かつ重炭酸ナトリウムを50mEq/hrの速度で点滴静注．
(2) 0.45％食塩水を1000ml/hrの速度で点滴静注．
(3) 0.45％食塩水を2000ml/hrの速度で点滴静注．
(4) 生理食塩水を1000ml/hrの速度で点滴静注．
(5) 生理食塩水を2000ml/hrの速度で点滴静注．

問題4 本例のインスリン投与法として適切なものを選択せよ．
(1) 中間型インスリン0.1単位/kg/hrで持続静注．
(2) 中間型インスリン0.5単位/kg/hrで持続静注．
(3) レギュラーインスリン0.1単位/kg/hrで持続静注．
(4) レギュラーインスリン0.5単位/kg/hrで持続静注．
(5) 強化インスリン療法．

直ちに入院の上，速やかに末梢静脈路を確保し，最初に速効型（レギュラー）インスリンを6単位静注し持続注入を開始した．

急性腹症鑑別のため，腹部CTを施行したが，明らかな膵の異常はなく，他の異常所見も認められなかった．しかし追加検査でトリプシンは1620ng/mlと高値を示していた．

治療3時間後には腹痛や嘔気は消失，しかし口渇感，倦怠感は残存していた．

治療3時間目の検査データを下記に示す．

血液ガス：pH7.223, PO₂ 96torr, PCO₂ 30torr, HCO₃⁻ 6.0mmol/l, BE －9.6mmol/l

生化学：Na 133mEq/l, K 3.7mEq/l, Cl 102mEq/l グルコース 426mg/dl, 総ケトン 4966 μmol/l

問題5 この時点の治療法で適切なものを選択せよ．
(1) アシデミアの改善が不良なので重炭酸ナトリウムが必要である．
(2) 血糖値の改善が不良なので，インスリンの増量が必要である．
(3) カリウムの投与はまだ必要ではない．
(4) 輸液を生理食塩水から低張輸液（ソリタT2®またはT3®など）に変更したほうがよい．
(5) リン酸カリウムの補給を検討する．

以後，表1経過表のごとく順調に血糖およびケトンは低下し，アシドーシスも改善した．輸液開始2時間より，生理食塩水を500ml/hrの投与速度変更し，5時間経過した時点から，速効型インスリン量を4単位/hrに減量し，輸液も生理食塩水からソリタT3®（ブドウ糖濃度4.3%）250ml/hrへと変更した．

口渇や倦怠感も軽快し，翌日より経口摂取を開始するとともに，輸液，インスリンの持続静注も中止し，強化インスリン療法（速効型各食前3単位，眠前に中間型4単位；R 3-3-3, N4）を開始した．最終的に（R 4-6-4, N8）で血糖コントロールは良好となった．

また上昇していた膵外分泌酵素は8日目にはすべて正常化し，入院13日後に退院となった．

退院前に行った検査結果を以下に示す（表2）．

表1 入院後経過表

経過時間	血糖値 mg/dl	総ケトン μmol/l	3-HB μmol/l	pH	HCO₃⁻ mmol/l	Na mEq/l	K mEq/l
入院時	680	7,460	5,030	7.020	4.0	130	4.0
1時間	604			7.116	4.8	131	3.9
2時間	518			7.181	5.2	132	3.8
3時間	426	4,966	3,488	7.223	6.0	133	3.7
4時間	332			7.265	8.3	133	3.6
5時間	240			7.300	10.9	132	3.5
6時間	222	1,824	1,126	7.318	12.2	133	3.4
7時間	206			7.362	14.8	134	3.4
8時間	200			7.380	16.8	134	3.3

表2 検査所見

膵島関連抗体…………抗GAD抗体 陰性，抗ICA抗体 陰性，抗IA-2抗体 陰性，抗IAA抗体 陰性
尿 化 学…………尿中CPR 3.6μg/日，尿中微量アルブミン 14mg/g・creat
眼 底 検 査…………両側糖尿病性変化なし
グルカゴン負荷試験……Cペプチド：0分 0.3ng/ml, 6分 0.5ng/ml
ウイルス抗体価…………コクサッキーB群，サイトメガロ，麻疹，風疹，ムンプス，EBvirusなどの有意な抗体価上昇は認めない．

解 説 編

　本例は，高血糖と代謝性アシドーシスを認め，糖尿病性ケトアシドーシス（diabetic ketoacidosis：DKA）と診断するのは容易である．DKAは1型，2型糖尿病のいずれにも起こりうるが，本例の場合1カ月前の検診でも糖尿病を指摘されておらず，HbA1cが相対的に低値であるため，短期間に発症した糖尿病であるといえる．鑑別すべき疾患として，比較的若年者に多い清涼飲料水ケトアシドーシスや，急性膵炎による糖尿病などが挙げられるが，経過および検査所見から1型糖尿病（本例は劇症1型糖尿病と考えられる）と診断された．DKAの臨床症状は，口渇，多飲，多尿がほぼ必発であるが，消化器症状（悪心，嘔吐，腹痛）もしばしば認められ，急性腹症との鑑別が必要である．高血糖，アシドーシスが著明になると意識障害などをきたすこともある．理学所見としては，Kussumaul呼吸，頻脈，血圧低下などが認められる．検査所見としては，著明な高血糖のほかに，尿・血中ケトン体陽性，高血漿浸透圧，BUN/Cr高値，アニオンギャップ上昇型の代謝性アシドーシスを認めるが，白血球増多や肝酵素，膵酵素の上昇を認める場合もある．

　DKAは，1型糖尿病の急性発症として生じるほか，インスリン注射の中断，感染，手術，外傷，脳血管障害，膵炎，薬剤などを誘因として発症し，致死的合併症となり得る．その病態はインスリンの著明な欠乏状態を基盤とした浸透圧利尿による脱水，高ケトン性アシドーシスである．したがってこのような場合，可及的速やかに，適切な補液とインスリン投与を中心とした全身管理を行う必要がある．

問題の解答と解説

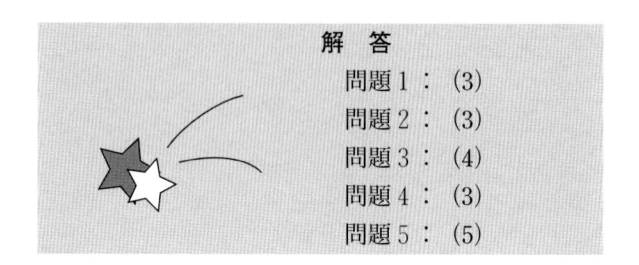

解　答
問題1：（3）
問題2：（3）
問題3：（4）
問題4：（3）
問題5：（5）

問題 1

　アニオン・ギャップ（AG）は次式で計算される．
　Anion gap＝血清Na－（血清Cl＋血清HCO₃⁻）
　正常値は14±4mEq/lであり，本例は高AG型の代謝性アシドーシスである．代謝性アシドーシスの鑑別

表3　AGに基づく代謝性アシドーシスの鑑別

AG上昇	糖尿病性ケトアシドーシス，乳酸アシドーシス，尿毒症，サリチル酸中毒，メタノール中毒
AG正常	下痢，尿細管性アシドーシス，アルドステロン症，副甲状腺機能亢進症

にAGは重要であり，主たる病態を表3に示す．
　DKAの場合，代謝性アシドーシスはケトン体の上昇によってもたらされる．アセトン，アセト酢酸，3-ヒドロキシ酪酸（3-HB）のうち，特に3-HBが著増するため，これを治療の指標にするのが良い．ちなみに，尿ケトン定性で主に使われる試験紙（ケトスティック）はアセトン，アセト酢酸にのみ反応し，3-HBには反応しないことも知識として重要である．

問題 2

　血清浸透圧は次式で推定される．
　血清浸透圧＝2×血清Na（mEq/l）＋血糖値（mg/dl）
　　　　　　／18＋BUN（mg/dl）／2.8
　DKAの場合300〜400mOsm/lまで上昇する．

問題 3

　DKAは，高血糖による浸透圧利尿のため脱水状態にある．水分欠乏量は体重の5〜10％程度とされており，初期輸液は生理食塩水を15〜20ml/kg/hrで開始する．0.45％食塩水は高血糖性高浸透圧性昏睡の場合に使用されるが，DKAの場合も血清Na＞150mEq/lの場合は使用してもよい．循環虚脱が強い場合は代用血漿製剤を適宜使用し血圧を保持する．小児や高齢者では7〜10ml/kg/hrで開始，また低心機能や腎不全の場合は，中心静脈圧や時間尿量をモニターしながら輸液量を調節する．
　メイロンの使用は，pH＜7.0の場合においてのみ考慮され，通常使用は控える．その理由は重炭酸により生じたCO₂が血液脳関門を通過し，中枢神経のアシドーシスを増悪させるほか，赤血球2,3DPG濃度が低下しているなか酸素解離曲線を左方移動させ，末梢での酸素供給が低下するためである．

問題 4

　DKAは絶対的インスリン欠乏状態にあるため，速効型インスリンの持続静脈注入が基本である．血清K＞3.3mEq/Lの場合，速効型インスリン0.15単位

/kgをbolusで静注し，続けて0.1単位/kg/hrで持続注入する．血糖値は50～75mg/dl/hrで低下するのが理想であり，せいぜい100mg/dl/hr前後までにとどめるのが安全である．100mg/dl/hrを大きく超えると，特に小児で脳浮腫をきたす危険があるため，小児のインスリンbolus静注は薦められない．

血糖値が250mg/dlまで下がれば，速効型インスリン0.05～0.1単位/kg/hrに減量し，輸液も糖質を含むもの（5％ブドウ糖液，ソリタT2®，ソリタT3®など）に切り替え，さらにケトン体の減量をはかるのが重要である．

問題　5

(1) 血糖値の改善にくらべ，pH，ケトン体の改善は若干遅れるにしても，適切な輸液，インスリン投与がなされている限り重炭酸ナトリウムの投与は必要ない．

(2) 血糖値は，50～100mg/dl/hrの範囲内で低下しており，インスリンの量は適正と判断できる．急激に血糖が低下した場合，インスリン量減量とともに，脳浮腫による頭痛や意識障害など神経所見の変化に十分注意する必要がある．逆に，血糖低下が不十分ならインスリン投与速度を倍にする．

(3) インスリン治療により，カリウムは細胞内に移行するため，高カリウム血症がないかぎり，当初より輸液中に20～30mEq/lの補充が必要である．

(4) 3時間目の血糖は依然高く，生理食塩水の輸液を続行すべきである．

(5) インスリン治療により，血清リンは細胞内に移行し利用される．よってしばしば血清リン値は低下するが，著明なリン欠乏は比較的まれである．血清リン値＜1.0mg/dlの場合は，心機能，呼吸機能障害が出現することがあるので，20～30mEq/lのリン酸二カリウム投与が推奨される（図1）．

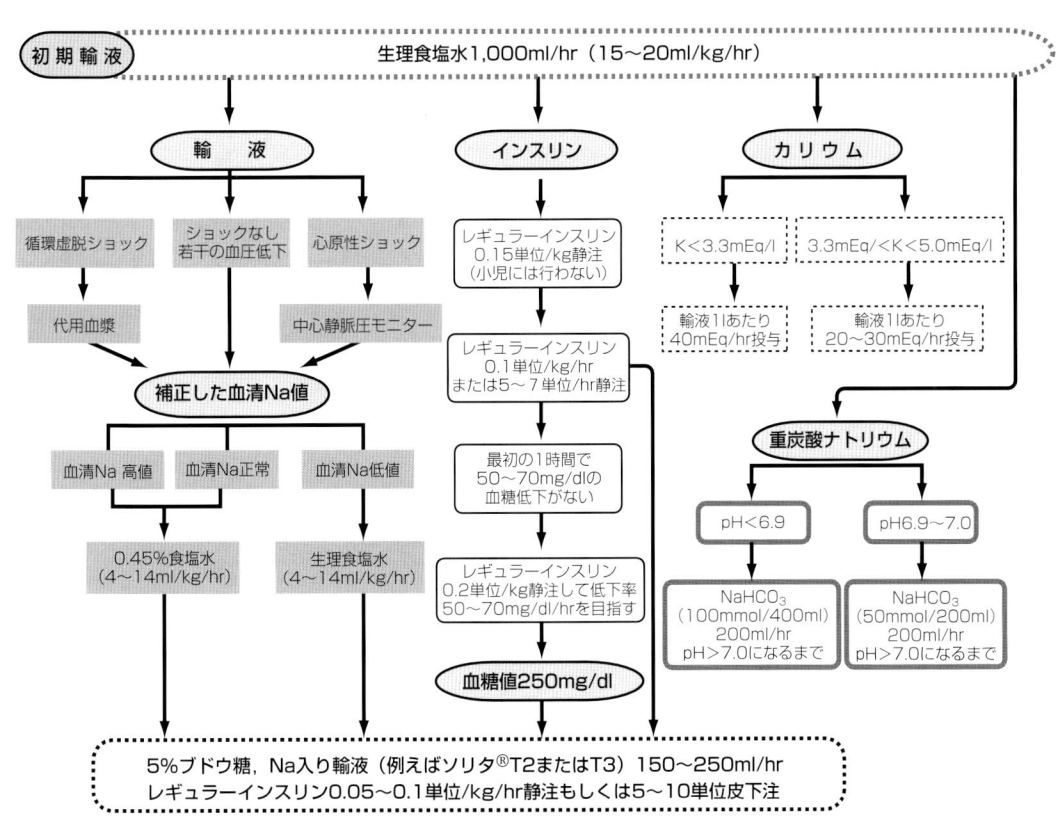

図1　糖尿病ケトアシドーシスの治療
(1) American Diabetes Association, 2002[1]／藤田淳，ほか，2003[2] より引用）

レベルアップをめざす方へ

　1型糖尿病は，自己免疫性と特発性の2つの亜型に分類される．前者は膵β細胞に対する自己免疫機序により，膵島へのリンパ球浸潤（膵島炎，insulitis）がおこりβ細胞が著減すると考えられている．関連する自己抗体として，抗ICA抗体（islet cell antibodies）のほか，抗GAD抗体（anti-glutamic acid decarboxylase antibodies），抗IAA抗体（insulin autoantibodies），抗IA-2抗体（anti-islet antigen 2 antibodies）などが報告されている．後者の病態はいまだ不明な点が多く，その中でも数日の間でβ細胞がほぼ完全に廃絶するという極めて急激な臨床経過を示す1型糖尿病の亜型が見いだされ，「劇症1型糖尿病」として近年提唱された．表4にこれら1型糖尿病の比較を示す．

　劇症1型糖尿病は，疫学的には，男女差はなく，平均年齢は40歳前後であるが，1〜80歳と幅広く分布している．女性の場合，妊娠後期に発症するケースが少なくない．原因は不明であるが，ウイルス感染によるものや自己免疫によるものが想定されている．ウイルス感染を示唆する所見は，しばしば感冒症状を前駆症状として認めること，ヘルペスウイルス感染と関連して発症した例があることである[4]．

　自己免疫を示唆するのは，一部にGAD抗体陽性例を認めること[5]，膵島炎を認めた症例があること，HLA DR4との関連が示唆されていることである[6]．また，妊娠に関連して発症したケースも散見されており，その多くは妊娠後半から分娩後に発症していることから，妊娠後期の免疫状態の変化との間に何らかの因果関係が存在している可能性がある．最近わが国で日本糖尿病学会劇症型糖尿病調査委員会による全国調査が行われ，その詳細が報告されたが，急性発症1型糖尿病と診断された患者のうち約20％が本病型であった．本疾患の特徴を表5に示す．

表4　自己免疫性1型糖尿病と特発性1型糖尿病の比較

病　型	自己免疫性	特発性（＝非自己免疫性）	
		劇症型	慢性型
診断までの有症状期間	数週間	数　日	数週間
発症時のHbA1C	著明上昇	正常〜軽度上昇	著明上昇
発症時の膵外分泌酵素の上昇	なし	あり	なし
発症時の尿中CPR	10μg/day以上	10μg/day以下	10μg/day以上
発症時のアシドーシス	−〜＋	ほぼ必発	−〜＋
ICA、GAD抗体	＋（時に−）	−（ごくまれに＋）	−（まれに＋）
発症後の血糖コントロール	比較的容易→困難	困難	比較的容易
急性発症1型糖尿病における頻度	約60％	約20％	約20％
発症時の膵組織所見			
1．膵島炎	＋	−*	−
2．膵島細胞におけるMHCクラスⅠ抗原発現増強	＋	−	−
3．膵外分泌細胞におけるリンパ球浸潤	−	＋	＋

＊膵島炎を認めたという症例報告もある
（花房俊昭，今川彰久，2003 [3]より引用）

表5　劇症1型糖尿病の特長

1）糖尿病関連膵抗体が陰性である．
2）ケトアシドーシスを伴って非常に急激に発症する．
3）発症時に著明な高血糖を認めるにもかかわらず，HbA1cは正常または軽度上昇にとどまる．
4）発症時すでにインスリン分泌は枯渇している．
5）発症時に血中膵外分泌酵素の上昇をみとめる．
6）膵島炎を認めない．
7）膵外分泌腺にTリンパ球を主体とした単核球の浸潤を認める．

（花房俊昭，今川彰久，2003 [3]より引用）

本疾患の特徴の一つは，膵外分泌酵素の上昇がしばしば認められることである．ほとんどの場合で画像診断上膵炎所見を欠き，酵素上昇も2～3週のうちに正常化する．また最大の特徴は，発症から平均わずか4日でDKAに陥るという激烈な臨床経過をたどるということである．本疾患ではしばしば感冒や急性胃腸炎など，先行する症状の後に発症することが多く，このような症状で来院された場合でも，急激に全身状態が悪化し死亡する可能性があるので，本疾患を念頭に置き，病態を十分に理解しながら，外来初診でも最低限尿検査にて尿糖および尿ケトン体を確認することが本病型による不幸な転帰を予防することになると考えられる．

●文　献●

1) American Diabetes Association：Hyperglycemic crisis in patients with diabetes mellitus．Diabetes Care　25（S1）：100-108, 2002
2) 藤田　淳，ほか：糖尿病性ケトアシドーシスと高血糖性高浸透圧性昏睡の輸液療法．治療 85(2)，2003
3) 花房俊昭，ほか：劇症1型糖尿病．内科 91(1)，2003
4) 長岡　匡，ほか：急性膵炎発症後急速にインスリン依存状態をきたし，単純ヘルペスウイルスの関与が考えられた糖尿病の1例．糖尿病 44：315，2001
5) 中條大輔，ほか：非自己免疫性劇症1型糖尿病の臨床像を呈したが抗GAD抗体が陽性であった1例．糖尿病 46(2)，2003
6) Akihisa Imagawa, et al.：Fulminant type 1 diabetes；A nationwide survey in Japan. Diabetes Care　26(8)：2345-2352，2003

［佐野　寛行／寺前　純吾／花房　俊昭］

疾患 15 緊急入院：その2

問題編

症例呈示

症例
患者：Y.A. 72歳 男性
主訴：意識障害
家族歴：特記すべき事項なし
既往歴：58歳に軽度のめまいから脳梗塞と診断され，その後，抗血小板薬の服用を続けている．ひとり暮らしであるが，介護を受け日常生活が出来ていた．
嗜好品：喫煙20本／日，機会飲酒家
現病歴：約25年前に糖尿病の診断を受け，それ以降，経口糖尿病薬（グリベンクラミド2.5mg/日）で加療を受けていた．4カ月前の検査値は，HbA1c7.5％，昼食前血糖220mg/dl，同時測定の血中Cペプチド（CPR）3.6ng/ml，尿中微量アルブミン85mg/gCr，眼底は単純性網膜症であった．今回，入院約10日前より，発熱があり風邪気味で，食欲がなく，食事がとれない時は経口糖尿病薬を中止していたが，ほぼ寝たきりの状態であった．この2年ひとり暮らしで，友人が電話を掛けても応答がないので尋ねてみると，食事がとれないことと次第に言語障害と意識障害の進行に心配して救急受診を勧め，緊急入院となった．
初診時現症：身長165cm，体重48kg．意識障害（JCS100点），体温37.2℃，血圧92/68mmHg，脈拍112回/分．舌・口腔粘膜や皮膚は著明に乾燥し，turgor低下がみられる．眼球結膜に黄染なし，眼瞼結膜に貧血なし，胸部・腹部に理学的異常所見は認めず，両アキレス腱反射は低下，病的反射はなし，下腿に浮腫なし．
検査所見：尿所見：蛋白（−），糖（4＋），ケトン体（±），潜血（±）．血液所見：赤血球357万，Hb12.4g/dl，Ht 39.0％，白血球 11,000．
血清生化学所見：総蛋白 6.1g/dl，総コレステロール 210mg/dl，総ビリルビン 0.7mg/dl，尿素窒素 101mg/dl，クレアチニン 4.2mg/dl，尿酸9.3mg/dl，Na 156mEq/l，K 6.6 mEq/l Cl 110 mEq/l．AST（GOT）37単位，ALT（GPT）45単位，γGTP45単位，LDH 425単位，CPK 250単位，血糖値 685mg/dl，HbA1c10.2％，CRP5.8mg/dl．
動脈血ガス分析所見：pH 7.42，PO2 71.9mmHg，PCO2 34.8mmHg，HCO3− 24.2mEq/l．胸部および腹部X線検査に異常所見なし，心電図は頻脈，腹部超音波検査に異常所見なし，頭部CTに異常所見なし．

設問

問題1 本症について誤りはどれか．
 a．2型糖尿病患者に多い．
 b．中高年者に多い．
 c．著明な脱水所見がみられる．
 d．Kussmaulの大呼吸を伴う．
 e．多彩な精神・神経症状がみられる．

問題2 本症の治療計画として適切でないのはどれか．
 a．少量インスリン持続的静注を行う．
 b．重炭酸ナトリウムの静脈注射を行う．
 c．初期は生理的食塩水の十分な補液を行う．
 d．高ナトリウム血症の改善がみられない時は，1/2生理的食塩水を考慮する．
 e．血糖値の低下がみられたら，カリウムの補給を考慮する．

問題3 本症の発症誘因となりうる薬剤はどれか．
(1) 高カロリー輸液
(2) 副腎皮質ステロイド
(3) 利尿薬
(4) 抗生物質
(5) 経口血糖降下薬

a(1), (2), (3)　　b(1), (2), (5)　　c(1), (4), (5)
d(2), (3), (4)　　e(3), (4), (5)

解　説　編

ケトアシドーシスを伴わない糖尿病（高血糖）性昏睡について

約20～30年前まで，糖尿病性昏睡はインスリンの絶対不足が原因で高血糖とケトアシドーシスを伴って糖尿病性昏睡へと進展すると考えられていた．しかし，一部の患者では著明な高血糖はあるがケトアシドーシスがみられない例が存在することが理解され，糖尿病性ケトアシドーシス（DKA）とは別の疾患概念として高浸透圧非ケトン性昏睡（HONK）という名称が用いられるようになった．ただし，高血糖性昏睡でDKAか，HONKに明確に分けられない例も多い．

高浸透圧非ケトン性昏睡（hyperosmolar nonketotic diabetic coma ; HONK）について

1．疾患概念

HONKは著しい高血糖，血漿高浸透圧，著明な脱水がみられるが，ケトアシドーシスを欠如するか，あっても軽微で，DKAと比較して口渇，多飲などの訴えは少なく，多彩な精神・神経症状を呈する高血糖性昏睡である．

2．病　因

HONKは，中高年者で渇感覚の低下で，十分な水分をとらなかったために脱水が進行し，高浸透圧になったと考えられる．ただし，中高年者でも脳梗塞既往の方，ひとり暮らしの高齢者，慢性合併症などにより理解力や日常生活動作（ADL）が低下し，十分な介護が受けられなかった方にみられることが多い．

そのほかにHONKの誘因としては，軽症糖尿病や2型糖尿病患者が大手術の術後に高カロリー輸液を受けたり，ステロイドの投与，利尿剤の投与によりHONKが引き起こされることがあるので注意を要する．

なぜが高血糖になったがケトアシドーシスがみられないかの病態は，(1) 末梢での脂質分解を抑制するに必要な最小限のインスリン分泌は存在していた，(2) 脱水と高浸透圧が脂質分解を抑制し，ケトン体産生を減少させるなどが考えられている．

3．症　候

HONKは，DKAと比較して高血糖症状（口渇，多飲，多尿）の訴えが乏しく，けいれん，精神障害（幻覚，せん妄など），不全麻痺，脱力感，言語障害など，多彩な精神・神経症状などを呈することが多く，診断に注意を要する．

4．診　断

HONKは，著明な高血糖（600～1,500mg/dl），尿ケトン体は陰性か，軽微の陽性，多く例では高ナトリウム血症（150～180mEq/l）と高尿素窒素血症を伴う．

高浸透圧の診断は，血漿浸透圧が直接実測できない場合は計算式として

$$血漿浸透圧（mOsm/l） = 2[Na+K] + \frac{血糖}{18} + \frac{血中尿素窒素}{2.8}$$

高浸透圧は血漿浸透圧330 mOsm/l（基準270～290 mOsm/l）以上で，350 mOsm/l以上で軽度の意識障害が始まり，400 mOsm/l以上で昏睡に，420 mOsm/l以上では死亡の危険性が高い．

HONKでは，血中総ケトン体（基準：120 μM/l以下，βハイドロオキシ酪酸（β-HOBA），70 μM/l以下）100～1,000 μM/l（DKAでは，3,000～20,000 μM/l），動脈血ガス分析では，pH7.3～7.4，HCO₃⁻ 18～24mEq/l程度で，上記の検査を行うことで明確にHONKとDKAを診断できる．

5．治　療

HONKの病態は著明な脱水が主体であるから十分

な補液が重要であり，体重あたり10〜15％の補液が必要になる．最初は生理的食塩水（0.9％食塩水）で補液を行うが，多くの症例では高ナトリウム血症を伴っており，低血圧が是正され，尿量が適当量みられたら，低張性食塩水（0.45％食塩水）の補液を考慮する．最初から低張性食塩水を大量に行うことは溶血を引き起こす危険性がある．

インスリン投与はHONKでもDKAと同様に少量持続静脈内注入法（3〜5単位/時間）が用いられる．初期に目標とする血糖値は250〜300mg/dlで，その後，食欲がなければブドウを含んだ補液と伴にインスリン投与を行い，この時点でカリウムを含んだ補液を考慮する．

本来，インスリン治療不要の糖尿病患者であった患者がHONKになったのであれば，インスリン投与が中止できる可能性がある．

6．予　　後

HONKの予後も早期発見，早期治療が最も重要で，診断が遅れて高度の意識障害に陥ってしまってからの治療開始では死亡率が高い．また，他の合併疾患の程度が予後を左右させる．特に合併疾患がなければ，本来は軽症または2型糖尿病患者であるから，HONKの治療が成功すれば軽症糖尿病に戻れる．

7．その他の疾患（類縁疾患）

DKAは，高血糖（血糖値300〜800mg/dl）とケトアシドーシス（尿ケトン体強陽性，動脈血ガス分析pH7.3以下，HCO_3^- 15mEq/l以下）で診断できる．しかし，HONKとDKAとに必ずしも診断されず，両者の中間的な症例もある．

乳酸アシドーシスは，種々な原因によって血中に乳酸が増加し，著しい代謝性アシドーシスを起こして昏睡に陥る予後不良な疾患である．臨床症状としては，傾眠から昏睡に至る意識障害，嘔吐，腹痛など消化器症状や過呼吸を示してショック状態に陥る．糖尿病患者ではケトーシスがなく，アニオン・ギャップが高値の時に乳酸アシドーシスの合併を疑う．糖尿病薬であるビグアニド薬を，腎不全患者，アルコール多飲者，食事が取れず脱水気味の患者などに使用して乳酸アシドーシスに陥ったという報告がみられる．

8．患者の生活指導

中高年者でも脳梗塞既往の方，ひとり暮らしの高齢者，慢性合併症などにより理解力や日常生活動作（ADL）が低下している方には，意識して水分をとることの指導，自分自身で出来ない方は，介護の方が水分補給も注意するように指導する必要がある．

問題の解説と解答

問題1はHONKの特徴に関する問題であるが，(1)2型糖尿病患者に多い，(2)中高年者に多い，(3)著明な脱水所見がみられる，(4)多彩な精神・神経症状がみられるは，本文に説明したようにHONKの特徴であるが，(5)Kussmaulの大呼吸は，代謝性アシドーシスのための代償性の大呼吸でDKAではみられるが，アシドーシスがないHONKではみられない．

問題2はHONKの治療計画に関する問題であるが，(1)少量インスリン持続的静注法，(2)初期の生理的食塩水の十分な補液，(3)高ナトリウム血症の改善がみられない時は低張性食塩水（0.45％食塩水）の投与を考慮，(4)血糖値の低下がみられたらカリウムの補給を考慮は本文で説明したが，(5)重炭酸ナトリウムの静脈注射は，ケトアシドーシス（pH7.0以下）の時が適応でHONKでは行わない．

問題3はHONKの発症誘因となりうる薬剤を問う問題であるが，(1)高カロリー輸液，(2)副腎皮質ステロイド，(3)利尿薬はHONKを引き起こす薬剤であるが，抗生物質と経口血糖降下薬は直接HONKの誘因にはならない．

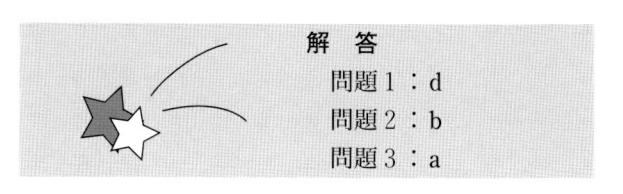

解　答
問題1：d
問題2：b
問題3：a

レベルアップをめざす方へ

1. HONKは高カロリー輸液や薬剤が誘因となる医原性病のことが多い．

　術前には気にならない程度の糖尿病であったが，大手術後における高カロリー輸液，副腎皮質ステロイドや利尿剤等の投与が誘因となってHONKを引き起こすことがある．高カロリー輸液では血糖値が200mg/ml程度に上昇するのは当たり前で，重症患者では多くの検査は行っていたが，気がつくと著明な高血糖I，高ナトリウム血症で高浸透圧性昏睡に陥っていることがあり，週に数回は空腹時血糖値のチェックが必要である．

2. HONKは横紋筋融解症（rhabdomyolysis）の合併症が多い．

　HONKで横紋筋融解症の合併症がしばしば報告されている．横紋筋融解症の発症機序として，高度の脱水，高浸透圧，高ナトリウム血症，低カリウム血症，末梢循環障害による筋虚血，低栄養，インスリン不足による糖利用障害，ATP産生低下に伴う細胞障害などがあげられている．そして多くのHONK患者はsubclinical rhabdomyolysisが存在しており，GOT，LDH，CPK（CPK-MM）血中，尿中のミオグロビンの著しい上昇，腎不全に進行することがある．HONKの治療経過において，この横紋筋融解症の合併症を念頭におき，上記の検査を行い，横紋筋融解症の発症が疑われたら，早期の対応が重要である．

［林　洋一／荻原　典和］

疾患 16 患者カード，手帳必携

問題編

● 症例呈示

症　例
患　者：MK, 63歳女性
主　訴：冷汗，動悸
家族歴：兄弟に糖尿病あり
既往歴：特記事項なし
現病歴：45歳時に糖尿病と診断され，食事療法と運動療法を開始した．血糖コントロールが不良のため，50歳時からスルホニル尿素（SU）薬を，58歳時からα-グルコシダーゼ阻害（α-GI）薬の併用を開始した．60歳時に網膜症のため光凝固法を行い，61歳時から尿蛋白陽性となった．数日前から感冒のため摂食量が低下し，本日午前11時から冷汗と動悸が持続するため来院した．
初診時現症：意識あり，アセトン臭なし．身長160cm，体重68kg，血圧138/80mmHg，貧血あり黄疸なし．胸腹部に異常なし，前脛骨部浮腫あり．アキレス腱反射の消失あり，病的反射なし．
＜検査所見＞
検　尿：蛋白（3＋），糖（－），ケトン体（－）．
検　血：RBC 385万/mm³, Hb 10.2 g/dl, Ht 32％, WBC 8500/mm³, Plt 28万/mm³.
生化学：GOT 15 IU/l, GPT 20 IU/l, CK 110 IU/l, UN 38 mg/dl, Cr 2.1 mg/dl, Na 140 mEq/l, K 4.5 mEq/l, Cl 108 mEq/l, PG 48 mg/dl, HbA1c 7.4％.
血液ガス分析：pH 7.38, PCO₂ 40mmHg, PO₂ 95 mmHg, HCO₃ 22mEq/l.
心電図：洞性頻脈．
胸部エックス線・頭部CT：異常なし．

● 設　問

問題1　低血糖で増加するホルモンはどれか．
(1) グルカゴン
(2) アドレナリン
(3) バゾプレッシン
(4) アルドステロン
(5) プロラクチン
a(1),(2)　　b(1),(5)　　c(2),(3)　　d(3),(4)
e(4),(5)

問題2　低血糖がみられないのはどれか．
(a) 副腎皮質機能低下症
(b) 暁現象 dawn phenomenon
(c) ソモギー効果 Somogyi effect
(d) ダンピング症候群 dumping syndrome
(e) インスリン自己免疫症候群

問題3　治療方針として正しいものはどれか．
(1) 砂糖を経口摂取する
(2) グルカゴンを1mg静注する
(3) 5％ブドウ糖液を20ml静注する
(4) 1～2単位相当の食品を摂取する
(5) インスリン療法に変更する
a(1),(2)　　b(1),(5)　　c(2),(3)　　d(3),(4)
e(4),(5)

解 説 編

● 低血糖症の概説

低血糖は糖尿病の治療中にしばしば出現し，これによる症候が低血糖症である．低血糖の定義は静脈血漿値で50mg/dl未満とするのが一般的であるが，70mg/dl未満から症状が出現しやすい．この軽度低血糖では自律神経症状が，50mg/dl未満の中等度低血糖では中枢神経症状が，30mg/dl未満の重度低血糖では重篤な大脳機能低下症状が出現するが，血糖値と症状との関係には個人差が大きい．

● 主要疾患の解説

1．疾患概念

中枢神経系はそのエネルギーをグルコースだけに依存するため，低血糖は脳の機能低下を引き起こし，その程度に伴い症状は重篤になる．最終的には低血糖昏睡に至るが，この状態が数時間持続すると，不可逆的な後遺症を残すか死に至る．

血糖を調節するホルモンは，インスリン，アドレナリン，グルカゴン，成長ホルモン，コルチゾールなどである．インスリンは血糖を低下させる唯一のホルモンで，それ以外は上昇させるホルモンであるためにインスリン拮抗ホルモンという．血糖値が低下すると，中枢神経症状を予防する反応として，インスリン拮抗ホルモンの分泌が亢進する．これらの作用による症候が，軽度低血糖の自律神経症状である．

2．病因

糖尿病患者における低血糖は，血中グルコースの供給減少と利用増加によって発症する．前者には糖質摂取不足や肝糖産生の減少，後者にはインスリンと感受性の増加，インスリン拮抗ホルモンの分泌と作用の低下が関与する．具体的には，食事，運動，薬物などが要因となる（表1）．

薬物療法と一致した規則正しい食事をしない場合や，空腹時に激しい運動を行った場合に出現しやすい．薬物はインスリンあるいは経口血糖降下薬であるが，前者の場合の頻度が高い．後者はSU薬を使用している場合がほとんどで，ビグアナイド薬，α-GI薬およびチアゾリジン誘導体の単独の使用ではまれである．また，アルコールを含めた併用薬剤の使用により発症

表1　糖尿病治療中の低血糖の要因

1．食　　事	・食事時間の遅れ ・食事量（特に糖質量）の摂取不足 ・下痢・糖尿病性胃腸症などの消化吸収障害
2．運　　動	・過激な運動 ・空腹時の運動
3．インスリン	・注射量や手技の間違い ・入浴や運動による皮下吸収の亢進
4．経口血糖降下薬	・服用量の過誤 ・不適切な使用（腎機能・肝機能障害時）
5．併用薬剤	・アルコール（糖質を摂取しない飲酒） ・インスリンや経口血糖降下薬の作用を増強する薬剤
6．その他	・妊娠（胎児のブドウ糖要求，インスリン抵抗性の増加） ・生理に伴う性ホルモンの変動 ・副腎皮質ステロイドの急激な減量時

することがある．その他には，妊娠や生理に伴う性ホルモンの変動，副腎皮質ステロイドの急激な減量によるものなどがある．

以上の要因がない場合は，低血糖を起こす他の疾患が合併している可能性があり，鑑別診断を行う．

3．症　　候

中枢神経症状と自律神経症状に大きく分類する．前者は，グルコースの欠乏による大脳皮質の活動低下で，集中力の低下，めまい，眠気，意識低下などである．さらに進行すると，大脳機能の全般的な低下による痙攣，片麻痺，昏睡などが出現し，最終的に死に至る．後者は，インスリン拮抗ホルモン主にアドレナリンによる交感神経症状で，冷汗，動悸，手指のふるえ，不安感などである．

血糖値の低下とともに，はじめに自律神経症状が，次に中枢神経症状が出現する（図1）．しかし，症状には個人差が大きく，また一定の形式で出現することが多い．

低血糖を繰り返すと，症状の出現する血糖値が低下し，いきなり昏睡が出現することがある．警告を発しない低血糖状態で無自覚性低血糖といい，自律神経障害を合併している症例に多い．一方，血糖が高値から急激に低下した場合に，低値でなくても症状が出現することがある．反応性低血糖といい，2型糖尿病の発

```
血糖値（静脈血漿）
  (mg/dl)
    70  ┤  自律神経症状    アドレナリン，グルカゴン，成長ホルモン，コルチゾールの分泌亢進
        │                交感神経症状（冷汗，動悸，手指のふるえ，不安感など）
    50  ┤  中枢神経症状    大脳皮質のグルコースの欠乏
        │                （集中力の低下，めまい，眠気，意識低下など）
    30  ┤  大脳機能低下    （痙攣，片麻痺，昏睡など）
        │                （死亡）
     0  ┤
```

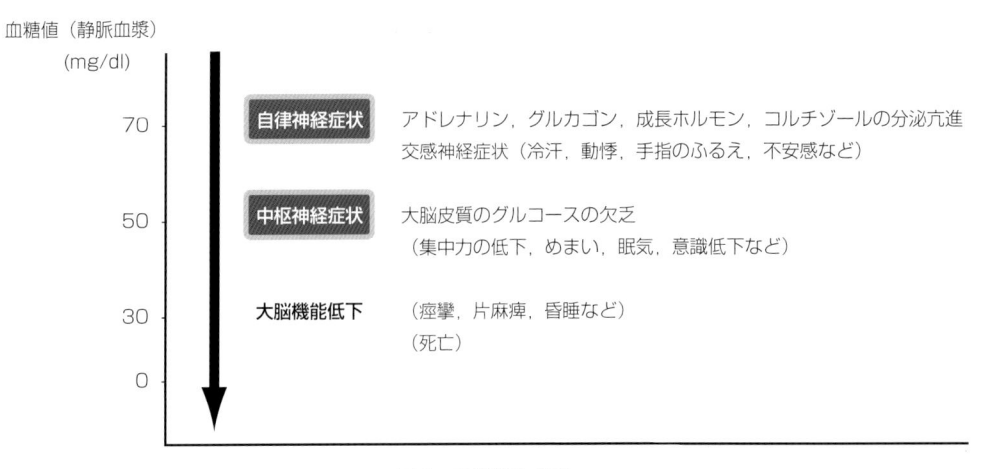

図1　血糖値と症状

症初期に出現することがある．

膵摘除術後はグルカゴンの分泌能も低下しているために，低血糖が出現しやすい．また，β遮断薬を使用している場合は，アドレナリンの作用も阻害されるために，低血糖症状がでにくく重度になりやすい．

低血糖に反応したインスリン拮抗ホルモンの過剰な分泌により，数時間後に高血糖が出現するというソモギー効果Somogyi effectがある．特に，早朝空腹時血糖値だけ高く，寝汗や悪夢などがある場合は，夜間から早朝の低血糖とその後の高血糖を確認し，夕食後あるいは就寝前のインスリンを減量することで症状は改善する．なお，早朝の生理的なインスリン拮抗ホルモンの分泌亢進による血糖上昇（暁現象 dawn phenomenon）では，夜間から早朝の低血糖はない．

4．診　断

血糖値を測定して低血糖であることを証明するので，診断は容易である．むしろ，インスリンあるいは経口血糖降下薬を使用している糖尿病患者であることの情報が重要で，糖尿病患者用IDカードと糖尿病健康手帳の確認を行い，治療内容を把握することが必要である．

5．治　療

1）意識があり経口摂取が可能な場合

ブドウ糖（5～10g）またはブドウ糖を含む清涼飲料水（150～200ml）を飲用する．蔗糖の場合は倍量（砂糖で10～20g）を飲用する．15分後にも症状が持続する場合は，同量を再度摂取する．食事直前であれば食事を速やかに開始するが，1時間以上前であれば炭水化物を1～2単位摂取する．ただし，α-GI薬を使用している場合は，砂糖では効果がないためブドウ糖を摂取する（常に携帯する）．なお，意識があっても自分で糖分を摂取できない場合は，誤嚥や窒息を起こさないように注意する．

2）経口摂取が不可能な場合．

（1）グルカゴンの筋注法

グルカゴン1mg（小児の場合は0.03mg/kg）を肩，大腿，臀部などに筋注するが，皮下注であってもよい．小児1型糖尿病患者などでは，家人が家庭で対応できるように指導しておくことが望ましい．ただし，肝グリコーゲンの分解を促進して血糖値を上昇させるので，神経性食欲不振症などの極度の低栄養状態，アルコール多飲者などでは効果がない．

（2）グルコースの静注法

50％ブドウ糖液20ml（20％ブドウ糖液40ml）を静注し，15分後に症状の改善がない場合は再度同量を静注する．さらに再発あるいは持続する場合は，5～10％ブドウ糖液の点滴静注を開始し，血糖の推移を観察する．

（3）合併症の治療

輸液療法の際に，輸液量や電解質異常により，脳浮腫を発症することがある．必要に応じて頭部CTやMRI検査などを行い，診断が確定したらグリセオールやデキサメサゾンなどを使用する．

6．予　後

重度の低血糖症はインスリンを使用する患者の20～30％に毎年発生し，低血糖昏睡は1型糖尿病の死亡原因の数％である．経口血糖降下薬による低血糖昏睡の死亡率は約10％，後遺症の発症率は5～10％である．薬剤ではSU薬，特に半減期の長いクロルプロパミドや，強力な血糖降下作用をもつグリベンクラミドの，高齢者の使用例で死亡率が高い．

前増殖性以上の網膜症のある症例で，急速な血糖コントロールにより低血糖が発症すると，網膜症が悪化することがある．

その他の疾患（類縁疾患）

　低血糖を起こしうる疾患は数多いが，インスリン過剰分泌のインスリノーマ，インスリン拮抗ホルモンの低下あるいは欠如したアジソン病，下垂体機能低下症，甲状腺機能低下症などが重要である（表2）．内分泌学的検査や画像診断で確定診断を行う．

　一方，糖尿病患者に意識障害を生じる疾患として，糖尿病性ケトアシドーシス，高血糖高浸透圧性非ケトン性昏睡，乳酸アシドーシスが重要である．また，脳血管障害の頻度も高く，必要に応じて画像検査も速やかに行う．

表2　低血糖の分類

1. **器質性低血糖**
   - 膵性
     ① 膵島B細胞腺腫または癌（インスリノーマ）
     ② 膵島の増生肥大，膵島細胞症
   - 肝性
     肝硬変，肝癌，肝炎，脂肪肝など
   - 抗インスリンホルモンの欠乏
     ① 下垂体機能低下症
     ② 副腎皮質機能低下症
     ③ 甲状腺機能低下症
     ④ グルカゴン欠乏症
   - 膵島以外の腫瘍
     繊維肉腫，その他

2. **機能性低血糖**
   - 反応性低血糖
   - 胃切除後などの食事性低血糖
   - 初期糖尿病にみられる低血糖
   - 糖尿病の母親の子供にみられる新生児低血糖
   - ロイシン低血糖
   - 絶食
   - 糖排泄増加（腎性尿糖，授乳）
   - 激しい運動
   - インスリン自己免疫症候群

3. **先天性代謝疾患**
   - 糖原病（I, III, VI型）
   - ガラクトース血症
   - 遺伝性果糖不耐症

4. **医原性**
   表1を参照

（内科診断学，吉利和編，金芳堂，1997より改変）

患者の生活指導

　インスリン療法を行う患者では，血糖自己測定の指導と実行が必要である．経口血糖降下薬を使用する患者を含めて，患者カードと手帳は必携である．これには，糖尿病患者であること，低血糖症を発症する可能性のあること，緊急時の対処法，主治医の連絡先，治療内容や検査成績を記載する．さらに血糖自己測定の記録のための自己管理ノート，海外旅行用のための英文カードも便利である．いずれも日本糖尿病協会から発行されている．低血糖症を発症した場合に，家族や周囲の人への処置の協力を求めるためであると同時に，医療機関での鑑別診断と速やかな治療のための重要な情報となる．

　自動車を運転する患者には，ブドウ糖を多く含む食品を車に常備し，低血糖症状が出現したら速やかに停車して摂取するように指導する．

問題の解説と解答

　本例は18年間の糖尿病歴があり，血糖コントロールが不良で，糖尿病網膜症，腎症，神経障害を合併している．冷汗と動悸は中等度の低血糖による症候であり，SU薬とα-GI薬の使用中に，体調不良による食事摂取量の低下が要因となって発症した．

　低血糖を考える場合に，インスリン拮抗ホルモン，糖尿病状態で低血糖を起こす要因，低血糖を起こす疾患の理解が必要である．本例の治療として，α-GI薬を使用しているため，砂糖ではなくブドウ糖を経口摂取しなければならない．グルカゴンは，在宅時の低血糖症に対する緊急処置として筋注で行うもので，皮下注であってもよいが静注はしない．ブドウ糖液の静注は50％20mlあるいは20％40mlを用いるが，5％液では効果が乏しい．ブドウ糖液の静注後，1～2単位の食事を摂取するか，5～10％ブドウ糖含有液の点滴静注で血糖の推移を観察する．腎機能が低下した顕性腎症に経口血糖降下薬を使用すると，薬剤の尿中排泄低下による血中濃度の上昇により，本例のように低血糖が発症かつ長時間持続（遷延性低血糖）しやすい．このために，腎機能が低下した顕性腎症の血糖管理は，基本的にインスリン療法で行う．

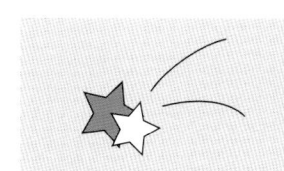

解　答
問題1：a
問題2：b
問題3：e

レベルアップをめざす方へ

インスリンを使用中に発症した低血糖に対しては，食事とインスリンの種類および量の関係を，きめ細かく調整するほかはない．経口血糖降下薬を使用中に発症した低血糖に対しては，合併症特に腎症との関係や，併用薬剤との関係を検討することが必要である．後者には，インスリンや経口血糖降下薬の作用を増強するもの，単独で低血糖をおこすものがあるが，特に重要なものを一括した（表3）．

表3 低血糖症状を起こす主な薬剤

降圧薬	β遮断薬
	α遮断薬
	ACE阻害薬
	交感神経抑制薬
抗不整脈薬	ジソピラミド
抗菌薬	テトラサイクリン系
	クロラムフェニコール系
	ニューキノロン系
	サルファ薬
抗真菌薬	フルコナゾール，ミコナゾール
カリニ肺炎治療薬	ペンタミジン
痛風治療薬	プロベネシド，アロプリノール
抗凝固薬	クマリン系
非ステロイド抗炎症薬	サリチル酸系
	ピラゾロン系
	プロピオン酸系
	アリール酢酸系
	オキシカム系
パーキンソン病治療薬	モノアミン酸化酵素阻害薬
抗高脂血症薬	フィブラート系

●文 献●

1) JC Pickup, G Williams：Textbook of diabetes (3rd ed.), Blackwell Science, 2003.
2) 吉利 和：内科診断学，金芳堂，1997.
3) 日本糖尿病学会：糖尿病治療ガイド，文光堂，2002.

[鈴木 芳樹]

疾患 17 後天性の失明の原因第1位！

問題編

◉ 症例呈示

症例

症例1：H.K.50歳男性
主　訴：視力障害（両眼）
家族歴：特記事項なし
既往歴：10年前に高血圧を指摘されるも放置．
現病歴：半月ほど前から急に視力低下．改善しないので近医を受診．糖尿病網膜症を指摘され，当院受診（1994年12月）．
＜初診時現症＞
視力：右　0.07，左　10cm手弁（左右眼ともに矯正不能）
眼圧正常範囲，前眼部や水晶体に異常なし，虹彩ルベオーシスは認めず
眼底：増殖糖尿病網膜症（図1：右眼の眼底写真・蛍光眼底写真）
＜全身検査所見＞
HbA1c　11.7％，グルコース　408mg/dl，クレアチニン　1.8mg/dl，T-Chol　328mg/dl，尿蛋白　3＋
＜以後の眼科・全身経過＞
内科管理を行いながら，汎網膜光凝固を開始，硝子体手術，白内障手術を施行した．9年を経た現在，視力　右（0.15），左（0.1）を維持している．
一方，全身的には，初診3年後に透析導入，糖尿病足で2001年に左下肢を切断している．

症例2：T.N.28歳男性
主　訴：飛蚊症（両眼）
家族歴：父糖尿病，父の兄弟に糖尿病あり
既往歴：4カ月前に糖尿病を指摘され2カ月内服したが，その後は食事療法を自己管理で行っている．
現病歴：6カ月前に，左眼に飛蚊症出現．左視力低下が進むも放置．最近右眼にも飛蚊症が出現したため，近医を受診．糖尿病網膜症を指摘され，当院受診（1993年8月）．
＜初診時現症＞
視力：右　（1.0），左　50cm手動弁（矯正不能）
眼圧正常範囲，前眼部や水晶体に異常なし，虹彩ルベオーシスは認めず
眼底：増殖糖尿病網膜症（図2　右眼の眼底写真とその経過）
＜全身検査所見＞
HbA1c　5.8％，グルコース　144mg/dl，尿蛋白　1＋
＜以後の眼科・全身経過＞
内科管理を行いながら，左眼は硝子体手術，右眼は汎網膜光凝固を行った．左は増殖停止状態となったが，矯正視力は0.07止まり，右の矯正視力は（1.2）と良好に保たれ，この間1年あまりであった．以後，眼科受診は中断された．5年後，右眼の視力低下で受診したが，硝子体出血・牽引性網膜剥離に虹彩ルベオーシスを伴っていた．左眼は血管新生緑内障で，視力は光覚のみとなっていた．右眼も血管新生緑内障となり，3年後の現在，両眼失明，2002年8月より透析導入となっている．

◉ 設問

問題1 糖尿病網膜症の眼底所見で視力障害の原因となるものはどれか．
（1）黄斑浮腫
（2）硝子体出血

(3) 毛細血管瘤
(4) 静脈の数珠状変化
(5) 網膜新生血管
a (1), (2)　　b (1), (5)　　c (2), (3)
d (3), (4)　　e (4), (5)

問題2　糖尿病眼に対する次の眼科治療薬で特に腎障害に注意すべき薬剤はどれか.
(1) 血管壁強化剤
(2) 血管拡張剤
(3) 高浸透圧利尿剤
(4) 炭酸脱水酵素阻害剤
(5) トリアムシノロンアセトニド
a (1), (2)　　b (1), (5)　　c (2), (3)
d (3), (4)　　e (4), (5)

問題3　呈示症例の眼底写真・蛍光眼底写真とその所見で正しい組み合わせはどれか.
(1) 図1-1—黄斑部が判然としない.
(2) 図1-2—毛細血管瘤が多数みられる.
(3) 図2-1—網膜内の出血が多い.
(4) 図2-2—単純網膜症の状態と考えられる.
(5) 図2-3—黄斑近傍に硬性白斑がみられる.
a (1), (2)　　b (1), (5)　　c (2), (3)
d (3), (4)　　e (4), (5)

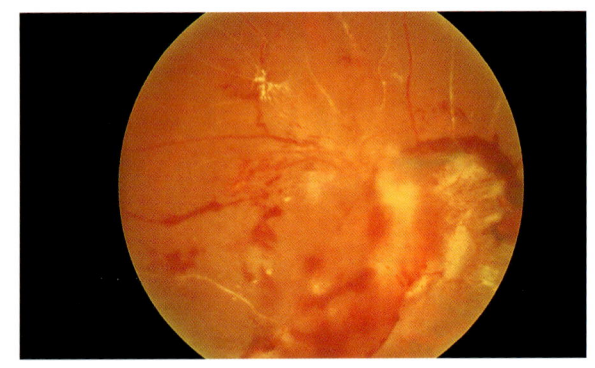

図1-1　初診時右眼底所見
視神経乳頭は増殖膜で隠されている.

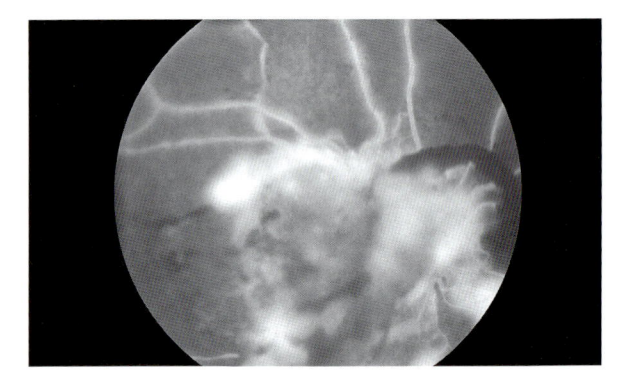

図1-2　図1-1の蛍光眼底所見
周辺の毛細血管はほとんど閉塞して虚血状態になっている.

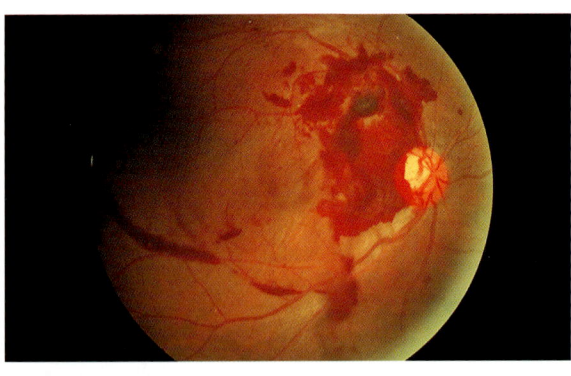

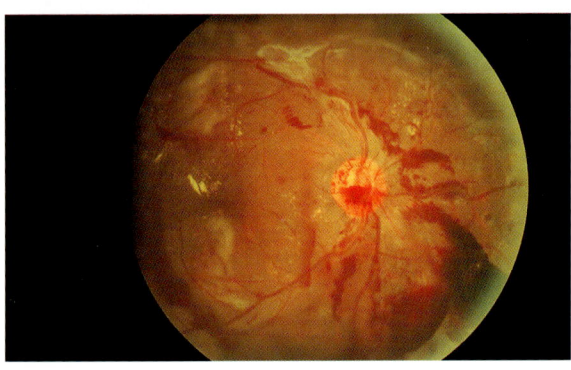

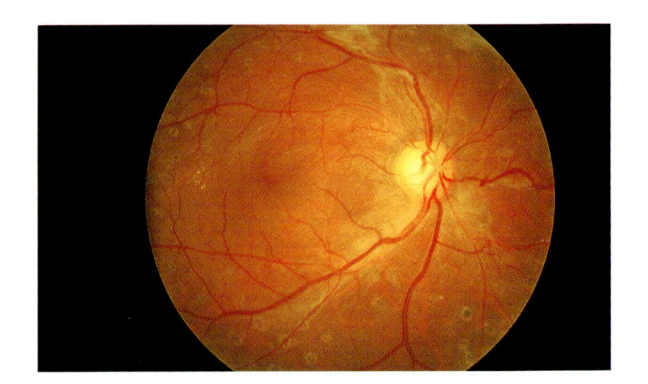

図2-1（上左）　初診時右眼底所見
網膜前出血・硝子体出血がみられる.

図2-2（上右）　図2-1の光凝固治療1年後の眼底所見
一応, 鎮静化が得られている.

図2-3（下左）　治療中断5年後の眼底所見
乳頭部新生血管など増殖病変が強くなっている.

解 説 編

糖尿病網膜症での失明原因

糖尿病網膜症（網膜症）が後天性失明の原因第1位疾患にあげられてすでに十数年を経過しているが，その後新しい疫学的調査による状況は知られていないのが実情である．この間，眼科治療は進歩し続けており，「失明させない」から，「QOLを維持するための視力保持」が目指されている．とはいえ，失明状態となっていく糖尿病患者はなお存在するのも事実である．ここでとりあげたのは，眼症状が現れてようやく糖尿病治療がはじめられた例とそれでも治療を中断した例である．特殊な例といってしまえばそれまでだが，逆に，どうすればここまで進まないかを教えてくれる症例でもあり，あえて呈示することにした．視力低下の主な原因は黄斑症と増殖網膜症で黄斑部が影響を受ける状態である．血管新生緑内障では失明状態に陥りやすい．

糖尿病網膜症について（糖尿病網膜症の解説）

網膜は視覚を担う重要な神経組織で，網膜に分布する網膜血管と網膜の外側を取り囲む脈絡膜血管から酸素や栄養補給を受けている．このうち糖尿病の慢性合併症である細小血管障害は網膜血管に現れやすく，多彩な眼底変化を呈しながらしだいに網膜組織が破壊されていく．これが網膜症で，黄斑部が侵されることにより視力が低下し，さらに失明へと進行する可能性のある疾患である．

1．糖尿病網膜症の病因

網膜症は病理学的には毛細血管壁が傷むことからはじまるが，そのメカニズムはなお明らかではない．高血糖により形成される糖化最終産物（AGE）の形成・蓄積，蛋白リン酸化酵素Cβの活性化，酸化ストレス亢進，ポリオール代謝経路の活性化，血管内皮増殖因子（VEGF）の分泌亢進などを介して，網膜症が発症する可能性がある．また，網膜症の進行過程でもVEGFが重要な役割をはたしていることは明らかになっており，毛細血管が詰って血液補給の低くなった虚血部が増えてくると，VEGFの活性がより促進され，血管内皮の障害も進んで網膜症はさらに悪化する．これらに関与する治療薬が開発されているが，まだ実用化されるには至っていない．

2．糖尿病網膜症の分類・病像

現在最も普及している分類では，網膜症を認めない時期，網膜症を認める場合は，大きく3つの病期—単純網膜症，増殖前網膜症，増殖網膜症—に分ける（表1）．最近，網膜症を5つのレベル（網膜症なし，軽症非増殖網膜症，中等度非増殖網膜症，重症非増殖網膜症，増殖網膜症）とする分類が提唱された．軽症非増殖網膜症は毛細血管瘤のみ，従来の増殖前網膜症のうち殊に増殖網膜症へ移行する危険性の高いものが重

表1　糖尿病網膜症の分類・病像と眼底管理・治療

網膜症の分類と病像	黄斑症	眼底管理・治療
網膜症（−）　⇒網膜症を認めない		6〜12カ月毎
網膜症（＋）		
単純網膜症　　網膜内の病変（a）	なし	3〜12カ月毎
a：毛細血管瘤，点状・斑状出血		
硬性白斑，浮腫	あり	光凝固
増殖前網膜症　（a＋b）	なし	1〜6カ月毎
b：表層病変（軟性白斑，線状出血）		光凝固
網膜内細小血管異常		
高度な静脈変化（数珠状，など）	あり	光凝固
細動脈の白線化		硝子体手術
増殖網膜症　（a＋b＋c）		
c：血管新生，網膜前・硝子体出血		光凝固
線維増殖，牽引性網膜剥離		硝子体手術
虹彩ルベオーシス・血管新生緑内障		緑内障手術

表2　糖尿病網膜症の進展・変動に注意すべきし全身状態

1● 比較的急速にHbA1c値が改善した
　　特に，コントロール開始前HbA1c値が2桁以上，罹病期間が長期，すでに増殖前病変あり，の例
2● 治療方法を変更した
　　インスリンへの切り替え時など
3● 腎症が進行期，腎性貧血が高度になっている
4● 妊娠中
5● 全身疾患を合併している
　　肝疾患，血液疾患，感染症など
その他，血糖コントロールの変動が起こりやすい状態

症非増殖網膜症，それ以外の単純網膜症や増殖前網膜症が中等度非増殖網膜症にほぼ一致する，重症非増殖網膜症は，網膜出血が多く明確な網膜内細小血管異常と数珠状静脈を認めるものである．増殖網膜症が重篤な場合は，虹彩ルベオーシスや血管新生緑内障が認められることがある．

視力障害は，黄斑部が影響を受ける病変の存在で発生する．黄斑部位での病変（浮腫，硬性白斑の蓄積，虚血，変性）は，単純，増殖前，増殖網膜症のすべての時期にみられる．増殖網膜症では，黄斑症で視力障害をきたしていることもあるが，新生血管の破綻による大出血や線維増殖組織の牽引による黄斑偏位や剥離での視力障害が多い．

3．糖尿病網膜症の管理・治療

眼底検査から，経過観察群：網膜症を認めない，網膜症があっても視力障害をきたす危険性が低くすぐには眼科的治療を要さない，治療対象群：視力障害が予想される，すでに視力障害をきたしている，のどちらであるかを判断する（表1）．経過観察群は，臨床大規模研究であるDCCT，熊本Study，UKPDS，JDCS（Japan Diabetes Complication Study）などに照らして，網膜症の発症や進展を遅らせるために，厳格な血糖コントロールを維持・継続することが治療戦略となる．このような早期網膜症は，通常，緩慢に進展する．視力障害がないため定期的な眼底管理が中断されやすいこと，網膜症が進展したり変化をきたしやすい全身状態があること（表2），に注意する．

治療対象群の場合には，眼科医の管理下で，光凝固や硝子体手術の適応時期を探ることになる．黄斑浮腫は糖尿病患者の視力障害の主因であるが，的確な治療法はなお存在しない．最近，ステロイド（トリアムシノロンアセトニド）局所投与が有効との報告がみられる．黄斑症対策として，光凝固・ステロイド局所投与・硝子体手術を組み合わせた治療が試みられている．

糖尿病の早期から全身管理とともに眼底管理をしていることが，早めの病期に適切な治療を行うことのできる確実な方策であり，網膜症を失明原因とさせない状態に持ち込める．

患者の生活指導，その他（インフォームドコンセント）

呈示した2症例は，眼にはすでに増殖網膜症で視力障害が起こっているとほぼ同時期に糖尿病発見あるいは糖尿病治療の開始となっている．その時には腎障害も進んでいる状態で，後者の例では，網膜の安定が一時的にも得られて後さらに5年間，糖尿病治療さえ中断してしまった．これらの例で糖尿病自体の発見が遅れている点は問題であるが，糖尿病放置期間が長いと知らず知らずのうちに血管障害が進んでしまっていることを絶えず糖尿病患者に伝える必要がある．大規模な臨床研究で明らかになったように厳格な血糖コントロールを継続することは間違いなく網膜症の発症や進行を遅らせる．

眼科的治療（光凝固・硝子体手術）の進歩は網膜症進展抑制に貢献し，失明防止から有効な視力保存に向かっているので，重要なのは手遅れにならないことである．1型糖尿病患者では罹病期間が5年以上，2型糖尿病患者では糖尿病発見後直ちに眼科医による眼底検査が必要であり，その後の継続管理に努めるべきである．内科―眼科の連携がさらに進められる必要があり，「糖尿病眼手帳」などを連携手段とした患者指導を勧めたい．

「血糖コントロール」と「早期からの内科―眼科連携」は，視力障害患者数を減少させるための診療ポイントといえる．

問題の解答と解説

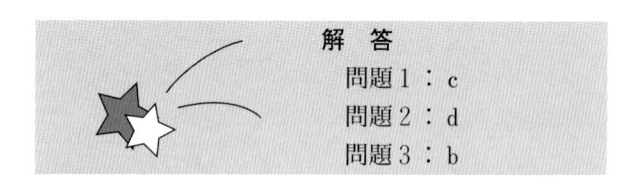

解　答
問題1：c
問題2：d
問題3：b

問題　1

通常，黄斑部が障害を受けるか，黄斑部をおおうような出血をきたすか，によって視力障害が発生する．黄斑浮腫は前者の代表で硝子体出血は後者の代表である．他に，血管新生緑内障になると，視神経萎縮に陥って失明状態になりやすい．毛細血管瘤，静脈の数珠状変化，網膜新生血管など個々の所見は視力障害の原因とはならない．

問題　2

血管新生緑内障の原因は網膜虚血とされている．したがって，網膜症を鎮静化させる必要があるのに，眼圧の正常化が困難なため網膜症治療が進まないことが多い．そこで降圧のために，高浸透圧利尿剤の点滴や炭酸脱水酵素阻害剤を内服させることがあるが，腎機能の低下している患者に連用するとさらに腎機能が悪化して腎不全に陥ることがあり，慎重な対応が必要である．黄斑浮腫の治療としてトリアムシノロンアセト

ニドの局所使用が行われることがある．血糖コントロールには影響はないとされているが，注意しておく必要はあろう．

問題　3

呈示症例はいずれも増殖網膜症である．網膜の硝子体側に出血や出血後の混濁があると，その部分では網膜の血管が写らない．図1-1，図2-1，図2-3では，混濁や出血で網膜血管の写っていないところがある．網膜内の出血が多数存在しても血管を追うことはできる．図1-2では，毛細血管網がほとんど崩壊しており，黄斑部の血管も出血・混濁に隠されて，毛細血管瘤は明瞭ではない．図2-2は光凝固斑があり，静脈変化も認められるので，単に単純網膜症とはいえず，増殖停止状態にあると考えられる．図2-3の黄斑部近傍には，硬性白斑が現れている．

レベルアップをめざす方へ

血糖管理の際に慢性合併症のチェックは怠れない．血糖管理と眼底管理を一人の医師が完璧に行えることが望ましいもののそれは困難きわまるというのが実情であろう．網膜症の分類ひとつ取ってみても，眼科医によって採用しているものが異なっている．となると，個々の血糖管理医が連携できる信頼に足るパートナー眼科医を持つことが大切で，この連携が，書物よりも内科医・眼科医双方のレベルアップに最も寄与すると考えられる．

呈示症例後者での，眼科初診時HbA1cは5.8％と良好にみえた．ところが眼底はすでに増殖網膜症．となると，4カ月間の自己管理が功を奏したのかもしれないが，それまで血糖管理不良な期間が相当長かったと推定できる．ちなみに中断後のHbA1c 9.6％，尿蛋白3＋であった．このような症例の経験は，初期糖尿病患者の管理のレベルアップに役立つはずである．また，網膜症の眼底写真の豊富な図譜を手元に置かれることをお勧めしたい．

［福田　全克］

疾患 18 人工透析導入の原因第1位！

問題編

● 症例呈示

症例

2000年11月4日，近くの内科診療所からの紹介状を持った女性が当科の外来を受診した．紹介状の内容を記載する．

> 患者氏名：H. K. 女性　44歳
> 傷病名：糖尿病，糖尿病性腎症，糖尿病性網膜症
> 紹介目的：上記疾病の精査加療
> 　経　過：25歳頃（1981年頃）に初めて糖尿病と診断されましたが放置していました．1991年第2子分娩時にはインスリンを使用したこともあるそうです．2000年10月4日に当院受診されましたが，空腹時血糖268mg/dl，HbA1c 10.3％，蛋白尿3＋，左眼視力低下あり，とのことで，糖尿病（血糖コントロール不良）とそれに伴う糖尿病性腎症・網膜症の合併が疑われます．眼科を含めた総合的な治療が必要と判断し，貴院を紹介いたしました．よろしくお願い申し上げます．

同封されていた検査結果報告書には，総蛋白（TP）7.3g/dl，血清クレアチニン（s-Cr）0.7mg/dl，血中尿素窒素（BUN）17mg/dl，尿酸5.0mg/dl，総コレステロール（TC）254mg/dl，中性脂肪（TG）287mg/dlなどが記載されていた．

問診にて現病歴を再確認すると，実は11年前から別の診療所で糖尿病の治療は受けていた時期もあったが，5年前からは通院を自己中断して放置していた．しかし，通院中の6年間においては眼底検査や眼科受診を勧められたことは一度もなかったという．

糖尿病は自覚症状が乏しいことが多いので糖尿病を放置するいわゆる"糖尿病放置病"の存在が問題になっているが，今回は主治医もいわゆる"糖尿病合併症放置医"とでも呼びたくなるような医師だったようだ．入院して精査・加療を進めることになった．

ここで症例を整理してみる．

患　者：H. K.　女性　44歳
主　訴：糖尿病精査加療および左視力低下
家族歴：母が糖尿病，夫とは離別しており息子2人との3人家族
既往歴：特記すべきことなし
嗜好品：タバコ　20本/日×24年間，アルコールビール500ml/日×24年間
現病歴：25歳時に糖尿病を指摘されるも放置．33歳時から近所の内科診療所に通院し，35歳時には分娩時に一時的にインスリン使用歴あるも，39歳時からは自己判断で通院を中止していた．43歳時（昨年）から徐々に左視力低下を自覚してきており，他院を経て当院へ紹介され入院の運びとなった．なお2～3年前から両足趾先にしびれを自覚していた．また2年前から現在まで7kgの体重減少が認められた．
初診時身体所見：身長151cm，体重55.0kg，BMI 24.1（2年前は62.0kgでBMIは27.2），血圧152/92mmHg，脈拍84/min・整，皮膚乾燥，結膜に貧血・黄疸ともになし，表在リンパ節触知せず，甲状腺腫なし，心肺異常なし，腹部異常なし，両アキレス腱反射消失，両膝蓋腱反射減弱，振動覚低下，両足背動脈触知可能，浮腫なし．
検査所見：＜末梢血液＞白血球8100/μl，赤血球388万/μl，Hb 10.9g/dl，Ht 34.1％，MCV 87.9fl，血小板25.0万/μl，＜血液生化学＞TP 6.4g/dl，アルブ

ミン 3.4g/dl，血糖（随時）337mg/dl，s-Cr 0.7mg/dl，BUN 18mg/dl，尿酸 5.2mg/dl，TC 224mg/dl，TG 354mg/dl，GPT 7 U/l，CK 57U/l，HbA1c 10.6％．
＜尿検査＞蛋白 3＋（3.3g/日），糖 3＋，潜血 2＋，尿沈渣：硝子円柱 1＋，上皮円柱 1＋
＜腎機能＞クレアチニンクリアランス（Ccr）65ml/min，＜心電図＞正常範囲内，＜胸腹部単純X-P＞異常なし，＜腹部超音波＞異常なし

プロブレムリスト
1）2型糖尿病　2）視力低下　3）蛋白尿　4）高血圧　5）アキレス腱反射消失・振動覚低下　6）高脂血症　7）喫煙　8）糖尿病放置歴あり

設　問

問題 1　本症について正しいものはどれか．
a．早期診断には血清クレアチニン値測定が有用である．
b．ネフローゼ症候群をを来すことはまれである．
c．レニン・アンギオテンシン・アルドステロン（RAA）抑制系降圧薬は使用しない．
d．腰痛を来すことが多い．
e．新規透析導入の原因疾患の第 1 位を占める．

問題 2　本症の治療について正しいものはどれか．
a．高蛋白低カロリー食が有効である．
b．運動療法の適応には注意を要する．
c．急激な血糖の是正により蛋白尿は増加する．
d．利尿薬の第一選択はサイアザイドである．
e．副腎皮質ステロイド薬が有効である．

問題 3　本症の予後と最も関連の深いものはどれか．
a．高血圧症
b．高脂血症
c．高インスリン血症
d．高尿酸血症
e．高蛋白血症

入院後経過：高血糖に関しては 1,200kcal/日で塩分 6g/日の糖尿病食での食事療法とともに強化インスリン療法を施行し，血糖コントロールを行った．毎食前に速効型インスリンを 8 単位-6 単位-6 単位，および眠前に中間型インスリンを 6 単位使用し，食前血糖値は 120〜150mg/dl と改善した．高血圧に対して，アンギオテンシン変換酵素阻害薬（ACEI）とアンギオテンシン受容体 II 拮抗薬（ARB）の投与にて血圧はコントロールされた．眼科では両側の増殖性糖尿病性網膜症と診断され，内科退院後しばらくして眼科へ再入院して光凝固術ならびに硝子体切除術を予定された．大血管障害の予防のために禁煙を勧め，スタチン系薬剤も投与した．約 20 年の糖尿病歴を有し，その間血糖コントロールが不良であったと推測されること，増殖性網膜症および神経障害が認められたことなどから蛋白尿の原因は糖尿病性腎症と診断した．

解　説　編

糖尿病（性）腎症

1．疾患概念（図1）

糖尿病性腎症は，糖尿病性神経障害や糖尿病性網膜症とともに糖尿病からの慢性三大合併症の一つである．糖尿病罹患後，通常は 10 年以上してから発症することが多く，初期には無症状であるが，ネフローゼ症候群に陥ると浮腫が出現する．腎機能障害の進行は比較的早いため早期発見・早期治療が望まれる．

2．病　因

本症の発症・進展には，高血糖を主体としそれに伴う様々な反応が関与していることが推測されている．糸球体内血行動態異常，蛋白糖化反応，PKC 活性亢進，ポリオール代謝亢進，TGF-β をはじめとする種々のサイトカインの産生，血液凝固異常，マクロファージの浸潤と活性化などである．

3．病期分類（表1）

蛋白尿（アルブミン尿を含む）と腎機能（Ccr）により表 1 のように 5 期に分類され，さらに第 3 期は A と B の 2 つに細分化されている．本症例は第 3 期 A あるいは B のいずれかであると判断される．

4．診　断

病期の第 2 期，すなわち腎機能が正常で，尿中のアルブミン排泄/クレアチニン排泄が 30〜300mg/g・

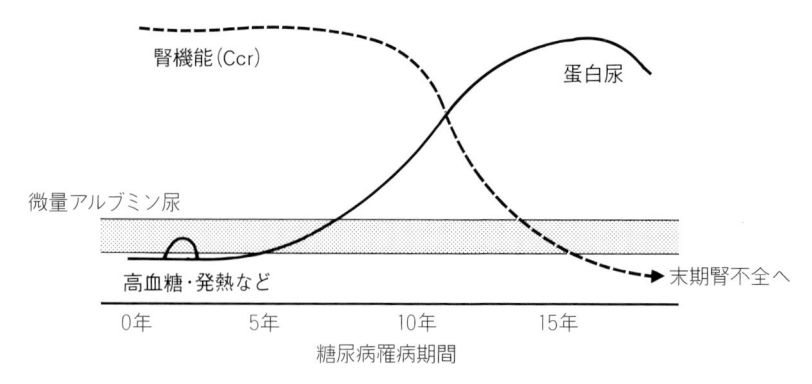

図1 糖尿病性腎症の臨床経過

表1 糖尿病性腎症の臨床病期分類

病 期	臨床的特徴 尿蛋白(アルブミン)	臨床的特徴 腎機能(Ccr*)	病理学的特徴	治療・食事・生活のポイント
第1期(腎症前期)	正常	正常(時に高値)	びまん性変化：ない～軽度	血糖コントロール・蛋白の過剰摂取は好ましくない
第2期(早期腎症)	微量アルブミン尿	正常(時に高値)	びまん性変化：軽度～中等度 結節性変化：時に存在	厳格な血糖コントロール・降圧治療・蛋白の過剰摂取は好ましくない
第3期A(顕性腎症前期)	持続性蛋白尿	ほぼ正常	びまん性変化：中等度 結節性変換：多くは存在	厳格な血糖コントロール・降圧治療・蛋白制限食****
第3期B(顕性腎症後期)	持続性蛋白尿** (時にネフローゼ)	低下***	びまん性変化：高度 結節性変化：多くは存在	血糖コントロール・降圧治療・蛋白制限食・浮腫の程度，心不全の有無から水分を適宜制限する
第4期(腎不全期)	持続性蛋白尿 (時にネフローゼ)	著明低下(血清クレアチニン上昇)	荒廃糸球体	血糖コントロール・降圧治療・低蛋白食*****・(透析療法導入)・浮腫の程度，心不全の有無から水分を適宜制限する
第5期(透析療法期)		透析療法中		血糖コントロール・降圧治療・透析療法または腎移植・水分制限（透析間体重増加率は標準体重の5％以内）

* Ccr：クレアチニンクリアランス
** 持続性蛋白尿：約1g/日以上を目安とする
*** Ccr：約60ml/min以下を目安とする
**** 蛋白制限食：標準体重1kgあたり0.8～1.0g/日の蛋白摂取
***** 低蛋白食：標準体重1kgあたり0.6～0.8g/日の蛋白摂取

(厚生省糖尿病調査研究報告，1992, 1993および日本糖尿病学会・日本腎臓学会糖尿病性腎症合同委員会報告，1999より引用)

Crの時に臨床的に診断される．この時期の尿中アルブミン排泄量を微量アルブミン尿と呼んでいる．

5．治　療（表2）

基本的な治療は，食事療法・運動療法・薬物療法であるが病期によって違いがある．

食事療法は，第1期・第2期では通常の糖尿病食に蛋白質の過剰摂取を注意するだけでよい（標準体重あたり1.0～1.2g/日）が，第3期Aからは蛋白制限食（標準体重あたり0.8～1.0g/日）とし，第4期は低蛋白食（標準体重あたり0.6～0.8g/日）とするのが一般的である．ただし明確な臨床のエビデンスはまだない．

運動療法は，第2期までは通常の糖尿病の運動療法を励行していただくが，第3期A以降は状態に応じて運動を制限することも重要である．特に神経障害・網膜症・虚血性心疾患などの状態にも注意して判断しなくてはならない．

薬物療法は，血糖に関するものと血圧に関するものに大別される．血糖に関しては，厳格な血糖コントロール（HbA1c＜6.5％）が求められており，その手段として経口血糖降下薬が第1期～第3期Aまでは用いられるが，必要に応じてインスリン治療を考慮する．

表2 慢性腎不全透析導入基準

I. 臨床症状
1. 体液貯留（全身性浮腫，高度の低蛋白血症，肺水腫）
2. 体液異常（管理不能の電解質・酸塩基平衡異常）
3. 消化器症状（悪心，嘔吐，食思不振，下痢など）
4. 循環器症状（重篤な高血圧，心不全，心膜炎）
5. 神経症状（中枢・末梢神経障害，精神障害）
6. 血液異常（高度な貧血症状，出血傾向）
7. 視力障害（尿毒症性網膜症，糖尿病網膜症）
   これら1〜7の小項目のうち3個以上のものを高度（30点），
   2個を中等度（20点），
   1個を軽度（10点）とする．

II. 腎機能
- 血清Cr (mg/dl) [Ccr (ml/分)]　　　点数
- 8以上　[Ccr：10未満]　　　　　　　30
- 5〜8未満　[10〜20未満]　　　　　　20
- 3〜5未満　[20〜30未満]　　　　　　10

III. 日常生活障害度
- 尿毒症症状のため起床できないものを高度（30点）
- 日常生活が著しく制限されているものを中等度（20点）
- 通勤，通学あるいは家庭内労働が困難となった場合を軽度（10点）

*Cr：クレアチニン，Ccr：クレアチニン・クリアランス

<<判定>>
I. 臨床症状，II. 腎機能，III. 日常生活障害度の点数を合計し60点以上を透析導入とする．
（注）年少者（10歳未満），高齢者（65歳以上），
　　　全身性血管合併症のあるものについては10点を加算

（厚生省糖尿病調査班，1990年）

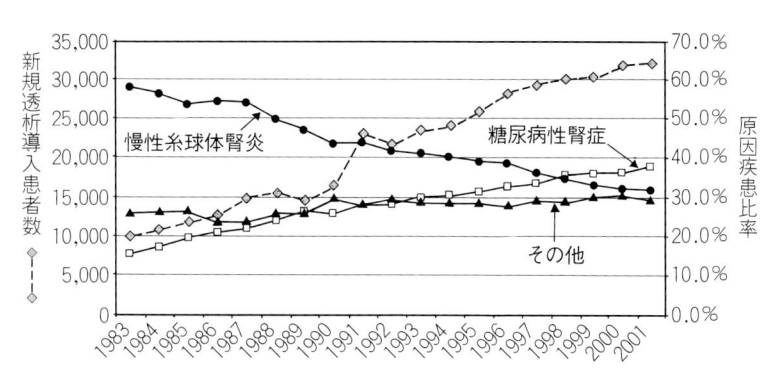

図2　新規透析導入患者の推移

第3期B以降では経口血糖降下薬は使用せず原則としてインスリンを用いる．血圧に関しては，目標血圧を130/80mmHg未満（可能であれば120/70mmHg未満）とし，主としてACEIやARBなどのRAA抑制系降圧薬を用い，目標血圧に達しない場合にはさらにカルシウム拮抗薬や利尿薬などを併用する．実際は，RAA抑制系降圧薬だけでは降圧降下が不十分なことも多い．第3期B以降では，浮腫を来すことがあり，この場合の利尿薬としてはループ利尿薬が第一選択となる．また第4期で腎性貧血を来した場合にはエリスロポエチン製剤の適応となる．

末期腎不全になった場合の透析の導入基準を表2に示した．s-Cr値も重要だが，臨床症状や日常生活障害など多角的に判断しなければならない．

6. 予　　後（図2, 図3）

本症の腎機能の予後規定因子としては，高血糖・高血圧・蛋白尿などが知られている．新規透析導入患者

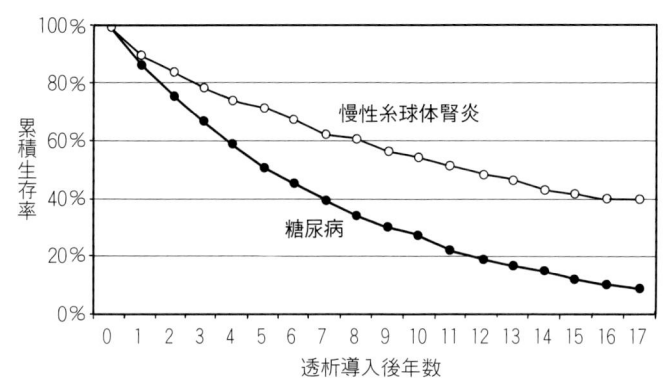

図3 透析導入後の予後

数と原因疾患の推移を図2に示す通り，本症が新規透析導入の原因疾患の第1位を占めていて第2位は慢性糸球体腎炎である．図3には透析導入後の予後を糖尿病性腎症と慢性糸球体腎炎とで比較したものである．以前よりも両者の差は少なくなったが，それでも明らかに糖尿病性腎症を原因疾患とした透析患者の死亡率が相対的に高いことがわかる．すなわち糖尿病性腎症とは末期腎不全にも陥りやすく，さらに透析導入後の生命予後も不良であることが理解される．

合併症に対する考え方

糖尿病性腎症をはじめとする慢性合併症は徐々に進行していくことが多い．したがって治療はもちろんだが，合併症を予防するあるいは合併症を早期発見する努力が医師に求められている．症状がないからといって漫然と治療を行うのではなく，目の前にいる患者の10年後あるいは20年後を考えながら，厳格に血糖や血圧をコントロールする姿勢が大切である．

問題の解説と解答

＜問題の解説1＞

問題　1

糖尿病性腎症について解答することが求められている．本症の早期診断には尿中アルブミン排泄量を測定し微量アルブミン尿か否かを判断することが有用である．s-Cr値は早期には増加しない．またネフローゼ症候群を来しやすいことが特徴であり，治療にしばしば抵抗し難治性となることもある．高血圧を合併している場合はもちろん，正常血圧であってもRAA抑制系降圧薬を使用することが奨励されている．糖尿病状態では輸入細動脈が相対的に拡張しているために糸球体内圧が上昇しているが，RAA抑制系降圧薬を用いることにより輸出細動脈を拡張させて糸球体内圧を低下させ腎保護作用が発揮されると考えられている．自覚症状としては無症状のことが多く，ネフローゼ症候群に陥りはじめて浮腫を自覚することが多い．腰痛は，腎乳頭壊死と呼ばれる非常に特殊な病態の時に出現することがある．本項のテーマのように糖尿病性腎症は新規透析導入の原因疾患の第1位を占めている．

問題　2

蛋白摂取量をどのようにすればよいのかは専門家の間でも意見が別れるところであるが，共通した認識であるのは少なくとも蛋白過剰摂取は好ましくないことと腎不全状態では蛋白摂取量を減らした方がよいという二つである．なお蛋白摂取量を低下させても総エネルギー摂取量は減らしてはならず，そのため糖質・脂質の摂取量を増やすことになる．運動療法は第2期までは通常通りでよいが，それ以降は運動を制限することが多く，がむしゃらな運動療法は却って本症を進行させることもある．急激な血糖の是正により悪化することが知られているのは神経障害のpost-treatment neuropathyと網膜症の眼底・硝子体出血であり，腎症では特に悪化することはない．利尿薬ではサイアザイドは血糖上昇作用があるため可能な限りループ利尿薬を使用する．難治性の浮腫に対してはループ利尿薬に少量のサイアザイドを併用する使用法もあるが専門医に紹介した方が無難である．副腎皮質ステロイド薬は多くのネフローゼ症候群では有用であるが，糖尿病性腎症には禁忌である．

問題　3

本症の予後は，高血糖・高血圧・蛋白尿と関連が深い．

```
解　答
問題 1 : e
問題 2 : b
問題 3 : a
```

害の推移では，s-Cr がおおよそ 2mg/dl 以上においてはクレアチニンの逆数（1/s-Cr）を経時的にプロットすると直線性が得られることが知られている．本症例での 1/s-Cr の経時的変化を図 4 に示すが，s-Cr が 2 mg/dl，つまり 1/s-Cr が 0.5 (mg/dl)$^{-1}$ になった 2002 年 1 月頃から直線的に低下していることがわかる．この直線をさらに延長すると予後の推測がつく．本症例では，2004 年 7 月頃に 1/s-Cr がおおよそ 0.1 (mg/dl)$^{-1}$ となり，その頃に透析導入が必要となる末期腎不全に陥ると推測される．この時期をいかに延長できるかが治療の大きな鍵となる．

● 本症例のその後の経過（図 4）

2000 年 12 月 6 日に退院後，外来通院で種々の治療を行ったが，残念ながら血清クレアチニン値（s-Cr）が徐々に上昇してきた．慢性腎疾患における腎機能障

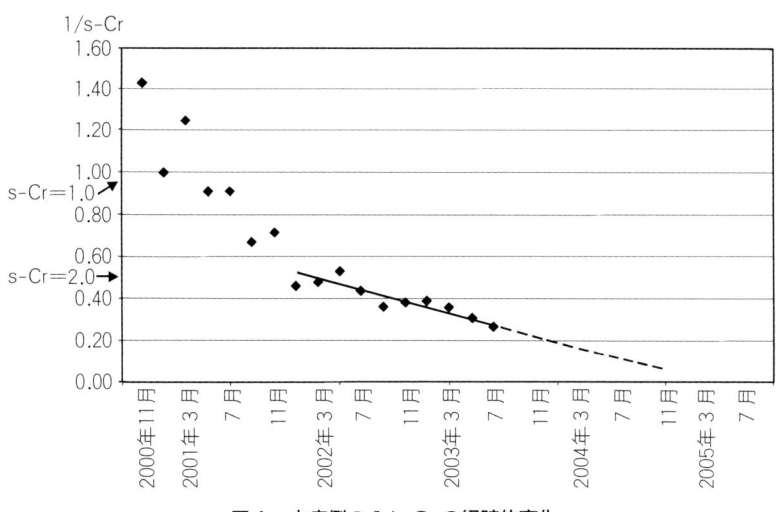

図 4　本症例の 1/s-Cr の経時的変化

● レベルアップをめざす方へ

1．腎生検の適応（表 3）

糖尿病患者に蛋白尿が見られた場合でも，すべてが糖尿病性腎症であるわけではない．臨床的に糖尿病性腎症でない腎疾患が疑われる場合に腎生検の適応となる．具体的な適応を表 3 に示す．本症例では，

表 3　糖尿病患者の腎生検の適応

以下の項目が一つ以上認められる場合は腎生検を考慮する必要がある．
(1) 蛋白尿や腎機能が急速に悪化した場合
(2) 糖尿病歴 10 年以内に試験紙法にて蛋白尿陽性である場合
　→これは特に 1 型糖尿病において適応される．2 型糖尿病の場合は糖尿病発症時期が明らかでないことが多いので罹病期間は参考程度に留める．
(3) 糖尿病性網膜症が認められない場合
(4) 他の腎炎を示唆する臨床所見・検査所見がある場合
　→多発性関節炎，皮疹，血尿優位(特に赤血球円柱がある場合)，低補体血症，抗核抗体，ANCA（抗好中球細胞質抗体）など．

<注>血清 IgA 値は糖尿病患者でも上昇するので，高 IgA 血症は IgA 腎症を疑わせる所見とはならない．

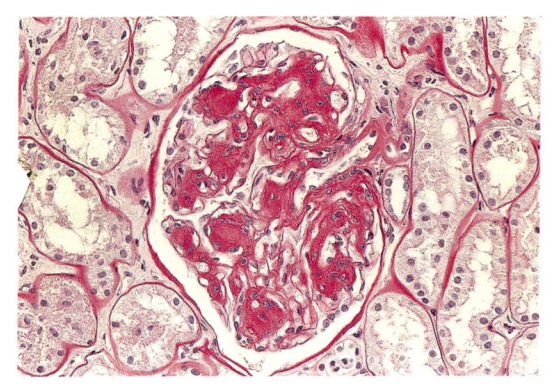

図5 糖尿病性腎症腎組織（PAS染色）

罹病期間が約20年と長いこと，増殖性網膜症を合併していることから腎生検の適応とはならなかったので，腎生検は行っていない．他症例での腎生検組織標本（PAS染色）を図5に示す．

問題4 図5でみられる腎組織の変化はどれか．2つ選べ．
 a．メサンギウム基質の拡大
 b．糸球体基底膜のスパイク形成
 c．結節形成
 d．巣状糸球体硬化
 e．間質への著明な細胞浸潤

＜問題の解説2＞
問題 4
　糖尿病性腎症では，メサンギウム基質の拡大，糸球体基底膜の肥厚，結節形成，メサンギオリーシス，輸出入細動脈壁の硝子化などが見られる．時に尿細管の委縮や間質への細胞浸潤が見られることがある．図5では，メサンギウム基質の拡大と結節形成が認められるが，間質への著明な細胞浸潤は認められない．なお糸球体基底膜のスパイク形成は膜性腎症の，巣状糸球体硬化は巣状糸球体硬化症の所見である．

解　答
問題4：a，c

2．腎性貧血時における HbA1c の解釈

　HbA1c とはヘモグロビンにブドウ糖が非酵素的に結合し化学反応を起こしたもの（アマドリ化合物）であり，赤血球の寿命から1～2カ月前の血糖値の平均に相関するとされている．したがって赤血球寿命が短い場合には，本来期待される値よりも低い値となる．腎性貧血は赤血球寿命が短くなるので，実際よりも低値を示すことになるので，測定値におおよそ1％を加えて判定した方が実際の血糖コントロールに近くなる．しかし明らかなエビデンスはまだない．

［谷亀　光則］

疾患 19 手袋状，靴下状

問題編

症例呈示

症　例

患　者：52歳男性

42歳の頃に健康診断で糖尿病を指摘されたが，放置していた．52歳時に口渇と頻尿が高度になり，65kgあった体重が56kgまで減少したため近医を受診．HbA1cが14.7%と高値であることを指摘され，インスリン治療が開始された．約3カ月後，HbA1cが9%台まで低下した頃，下肢にピリピリしたしびれ感が発現し増強，さらには胸部にもジリジリする疼痛感を覚えるようになった．胸部疼痛は1，2週間で焼けるような激しいものとなり，夜間不眠状態となったため，弘前大学第3内科神経内科外来に紹介された．

現　症：身長172cm，体重56kg，体格は痩せ型で，呼吸循環系，腹部には特変を認めず，血圧126/76mmHg．神経学的診察では脳神経領域に異常なかったが，胸髄6/7レベルの胸背部から前胸部にかけて，手で擦ると焼けるような灼熱感覚が誘発される帯状錯感覚領域を認めた．同レベルではピンによる通常の痛覚が低下していた．また別に，両足に強いしびれ感・疼痛感を認め，128Hz音叉による内顆部振動覚感知は5秒以下になっていた．筆による触覚検査では手にも低下が見られ，手袋靴下状の分布であった．安静状態での膝反射とアキレス反射は陰性であったが，膝反射はイェンドラシックJendrassik増強法をかけると誘発され，アキレス反射は増強負荷をかけても誘発されなかった．軽いめまい感の自覚もあったので起立負荷試験を行なったところ，起立時収縮期血圧が臥位時より25mmHg低下した．

検　査：一般血液・生化学検査，胸部X線，心電図に特変なし．血清HbA1cが8.7%，食後血糖256mg/dl．神経伝導検査の結果を表1に示す．伝導検査と同時に施行した交感性皮膚反応は誘発されなかった．心電図R-R間隔変動係数は1.9%であった．頭部および脊髄のMRIには異常シグナルなし．脳脊髄液では細胞増多なく，蛋白は103mg/dlで，細胞蛋白解離の所見であった．

表1　来院時神経伝導検査結果

	CMAP	遠位潜時	MCV	F波潜時	SNAP	SCV
左正中神経	6.8mV	4.8ms*	51m/s	34.3ms*	2.1μV**	45m/s*
左尺骨神経	5.0mV	3.8ms	51m/s	33.3ms*	1.5μV**	44m/s*
左脛骨神経	3.6mV*	5.3ms*	35m/s*	59.8ms*		
右脛骨神経	2.5mV*	5.5ms*	34m/s*	62.2ms*		
左腓骨神経	1.2mV*	5.4ms*	32m/s*	61.2ms*		
左腓腹神経					1.3μV**	33m/s*
右腓腹神経					1.3μV**	34m/s*

*軽度異常，**高度異常

設問

問題1 下記のうちポリニューロパチーに合致しない所見はどれか．
1. 両足の感覚低下
2. 両足の疼痛感
3. 足指や内顆部の振動覚低下
4. デルマトームに一致する感覚低下

問題2 振動覚低下と関連する異常はどれか．
1. 未熟再生神経の増加
2. 無髄線維の減少
3. 有髄線維の減少
4. 足の血流低下

問題3 安静状態で陰性，増強法をかけると陽性になる腱反射の病的意義は？
1. 絶対的異常である
2. 異常性が極めて高い
3. 異常性が疑われる
4. 異常性は否定的である

問題4 糖尿病性ポリニューロパチーの電気生理検査所見の解釈として正しいのは
1. 神経電位の振幅低下や誘発不能所見は高度の軸索変性を示唆する所見
2. 運動神経伝導速度の軽度低下は脱髄性変化を示唆する所見
3. F波潜時の軽度～中等度延長は神経障害末期の所見
4. 交感性皮膚反応消失は感覚神経伝導速度低下を示す所見

問題5 神経原性疼痛の治療に関して正しいものはどれか．
1. インスリンを増量し，出来るだけ速やかにHbA1cを6％台まで下げる．
2. 非ステロイド系消炎鎮痛剤が第1選択薬である．
3. 三環系抗うつ薬の効果が期待される．
4. ステロイド剤の使用を考慮する．

解説編

糖尿病性神経障害とは？

糖尿病には色々な型の神経障害が合併する．英語でdiabetic neuropathiesと複数形で表記されるのはそれ故である．表2にP. K. Thomasの分類[1]を掲げた．このうち"高血糖ニューロパチー"は未治療糖尿病者で血糖是正後に軽快する可逆的四肢しびれ症状を指す．機能的病態が主体と考えられる．それに対し，対称性ポリニューロパチーは血糖是正後も消えない慢性的感覚障害を特徴とし，大多数の糖尿病患者が罹患する病態である．進行すると自律神経障害のために生命予後も短縮する．発症仮説として代謝異常説と虚血関与説の間で論争がある[2]．一方，急性発症の非対称病型（モノニューロパチー）は糖尿病の経過中に突然発症するもので，多くは神経栄養血管の閉塞が主因と推定される．ここに例示したのはポリニューロパチーに加え，急速な血糖是正後に躯幹神経障害を併発した症例である．

表2 糖尿病性ニューロパチーの分類

1. "高血糖"ニューロパチー
2. 対称性ポリニューロパチー
   1) 感覚自律神経ニューロパチー
   2) 疼痛性ニューロパチー
3. 局所性および多巣性ニューロパチー
   1) 脳神経ニューロパチー
   2) 躯幹ーニューロパチー
   3) 四肢局所性ニューロパチー
4. 混合型

(Thomas, PK, 1997[1]より引用)

問題の解答と解説

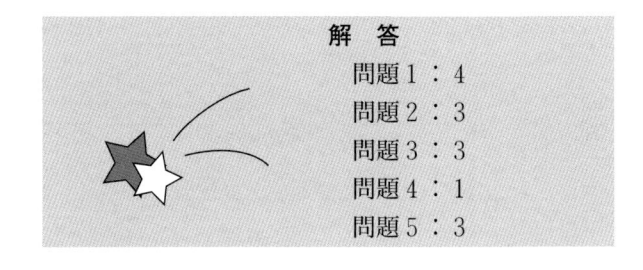

解答
問題1：4
問題2：3
問題3：3
問題4：1
問題5：3

1. 糖尿病性ポリニューロパチーの症候学

1）感覚障害の広がり

　糖尿病性に限らず，ポリニューロパチーでは下肢遠位部から感覚障害が始まる場合が多い．最も長い神経線維の末端から障害されるからである．糖尿病の場合，はじめに足指や足底に始まったしびれ感や感覚鈍麻が数年で短靴状に拡大する．下肢感覚障害が靴下状になる頃には手にも症状が現れ，手袋靴下状の病像が完成する．手にしびれ症状が限局し下肢症状が軽いケースは頸椎症や手根管症候群の場合が多い[3]．

　一方，髄節レベルが明らかな感覚障害は脊髄性あるいは根性障害の特徴である．したがって，提示症例の胸髄6/7レベルに生じた灼熱痛は，ポリニューロパチーとは別の病態である．水疱を伴っていれば帯状疱疹かもしれない．脊髄炎などのミエロパチーも疑われる．したがって，MRIによる脊髄画像診断が必須である．この患者では皮疹がなく，脊髄MRIにも異常無く，脊髄炎や帯状疱疹は否定的であった．糖尿病性躯幹神経麻痺[4]は灼熱痛を特徴とし，障害神経支配領域に感覚低下・脱失部位がみられる病態で，血糖是正中の発症もある．髄液の細胞蛋白解離は神経根病変を示す所見で，ギランバレー症候群で有名な所見であるが，糖尿病性神経障害でもしばしば見られる．

2）陽性症状と陰性症状

　神経症状は陰性症状と陽性症状とに大別される．前者は神経機能の喪失により[5]，後者は抑制システムの破綻によって顕在化する異常な過敏性による症状である[6]．末梢神経障害では両者がしばしば併存する．感覚系では，感覚鈍麻が感覚神経線維消失による陰性症状に相当し，しびれ感や疼痛感は未熟再生線維や脱髄部の異常発火に由来する陽性症状と理解される．病的疼痛は感覚過敏や錯感覚を伴う異常な疼痛で，「神経原性疼痛」[7]とも呼ばれる．糖尿病性神経障害が進行すると陽性症状の原因になる異常末梢神経線維も変性消失するので，しびれ感や疼痛感が消え，高度の感覚脱失状態が残る．それが足部に潰瘍や壊疽が生じる基礎になる．

2. 糖尿病性ポリニューロパチーの病理学的背景と診断法

1）末梢神経線維の種類と症状との関係

　末梢神経線維には有髄神経と無髄神経とがある．運動神経線維と振動覚・関節位置覚線維は直径10数μの大径有髄線維で，触覚や温痛覚は細い有髄線維が伝播する．無髄線維は痛覚線維や自律神経線維である．糖尿病性ではどの種類の神経線維から障害されるかには議論がある．実際には温痛覚障害が目立つ患者もいるし，感覚性失調症がメインの患者もいる．結果的には大径線維も小径神経も，運動線維も感覚線維もまんべんなく障害されるが，筋萎縮や筋力低下が初期から目立つことはない．運動神経線維の病態では，残存神経線維による筋組織内での筋線維再支配が有効に作用するからである．表1のThomas分類が糖尿病性ポリニューロパチーを感覚・自律神経ニューロパチーと表現しているのも，そのような背景があるからである．自律神経症状は運動症状ほど末期の症状ではないが，効果器側受容体の過敏性増加などが機能維持的に働くので，初期には感覚症状ほどは目立たないことが多い．呈示例では起立性調節障害や脈拍の呼吸性変動低下がみられていた．

2）診断法の要点：感覚低下と腱反射

　ポリニューロパチーの診断はしびれ感などの自覚症状のほかに，神経線維脱落による陰性神経徴候で確診される．特に足部の感覚低下とアキレス反射低下・消失が重要な所見である．リラックスした状態の検査で反射が出なくても，腕や背筋の伸展による反射増強効果（イェンドラシック手技）を加えると出現する場合がある．これを「低下」と判定し，増強しても反射がない場合を陰性と判定するのが一般的である．「低下」は病的な場合もあるが，健常人でも時折みられるので，「異常性が疑われる所見」である．一方，「消失」は健常人ではみられない「絶対的異常所見」である．ただし，アキレス反射は60～65歳以上の高齢者では健常者であっても消失することがあるので注意されたい．

　足の感覚低下では全感覚（触覚，痛覚，深部覚，振動覚）の低下すべてが重要だが，振動覚低下は音叉によって簡便に判定出来る．わが国で汎用されているアルミ製128Hz音叉の場合，強く叩打後10秒内外が正常者感覚閾値の下限である．ただし，高齢者では7，8秒程度しか感じなくなる場合もしばしばあるから，60歳以上の糖尿病患者では加齢の影響を考慮する必要がある．

　本邦での糖尿病性ポリニューロパチー診断はこれまで医師の印象や主観にまかされてきたが，「糖尿病性神経障害を考える会」（代表：八木橋操六弘前大学教授）が作成した「糖尿病性ニューロパチーの簡易診断基準」（表3）が，近年，各方面で使用されるようになっている[8]．この診断基準は，(1)しびれ感などの自覚症状，(2)アキレス反射，(3)振動覚，の3症候を組み合わせたもので，良好な診断感度と診断特異性とが検証されつつある．

表3　糖尿病性多発神経障害（distal symmetric polyneuropathy）の簡易診断基準

必須項目
以下の2項目を満たす
1. 糖尿病が存在する．
2. 糖尿病性多発神経障害以外の末梢神経障害を否定しうる．

条件項目
以下の3項目のうち2項目以上を満たす場合を"神経障害あり"とする．
1. 糖尿病性多発神経障害に基づくと思われる自覚症状
2. 両側アキレス腱反射の低下あるいは消失
3. 両側内顆振動覚低下

注意事項
1. 糖尿病性多発神経障害に基づくと思われる自覚症状とは，
   (1) 両側性
   (2) 足趾先および足裏の「しびれ」「疼痛」「感覚低下」「感覚異常」のうち何れかの症状を訴える．
     上記の2項目を満たす．
     上肢の症状のみの場合および「冷感」のみの場合は含まれない．
2. アキレス腱反射の検査は膝立位で確認する．
3. 振動覚低下とはC128音叉にて10秒以下を目安とする．
4. 高齢者については老化による影響を十分考慮する．

参考項目
以下の参考項目のいずれかを満たす場合は，条件項目を満たさなくても"神経障害あり"とする．
1. 神経伝導検査において2つ以上の神経でそれぞれ1項目以上の検査項目（伝導速度，振幅，潜時）の明らかな異常を認める．
2. 臨床症候上，明らかな糖尿病性自律神経障害がある．しかし，自律神経機能検査で異常を確認することが望ましい．

（糖尿病性神経障害を語る会，1998年作成，2002年改訂）

3．神経伝導検査所見の意味

神経障害の進行度を知るには神経生検による神経密度測定が最も有効とされる．しかし，生検は侵襲的である上，同一患者では反復検査が出来ない．神経伝導検査は神経組織所見との関係が確立されている唯一の非侵襲的検査で，繰り返しも可能である．特に複合感覚神経電位振幅SNAP低下は神経線維密度減少を反映する重要な指標である[9]．ただ，表面電極による記録では，電極と皮下の神経幹との距離が症例によりまちまちのため，正常者でも分散が大きい．したがって上肢で10 μV，下肢で5 μVとされる大まかな正常下限値では偽陰性者が多い．また，複合筋電位CMAP低下は進行期でないと生じないので，軽症例の診断には不向きである．それに対し初期診断に有効な指標はF波潜時である．糖尿病では最大径有髄線維が失われるので，F波潜時が延長するのである．脱髄疾患と違って，正常値からのズレはさほど大きくはならないが，身長に応じた正常域が厳密に規定でき，長伝導距離のために検査再現性も高い[10]ので，スクリーニングに適している．交感性皮膚反応sympathetic skin responseは発汗線維sudomotor fibersの反応をみる検査で，その消失は自律神経系の機能低下を示す[11]．

表1の伝導検査結果からこの患者の神経障害の状態を読み取ってみよう．まず，(1)左右腓骨神経SNAPが1 μ程度に低下している．1 μVは表面電極で確実に記録できる最も低下した値であり，正常下限値の1/5〜1/10である．高度軸索変性所見と考えてよい．また，(2)上肢神経のSNAP低下もそれを裏付ける所見である．その一方，(3)速度系指標はどれも正常域から10〜20％の遅延に留まっている．これが典型的糖尿病性ポリニューロパチーの像である．SNAP全般低下に比べ，(4)複合筋電位CMAPの異常には手と足で大きな差がある．手の運動神経は神経再生/再支配機構が保たれているが，足の遠位筋では再支配による修復機構が破綻しつつあることがうかがわれる．また，(5)下肢神経伝導には左右差がほとんどない．ポリニ

ニューロパチーの対称性障害をよく表わす所見である．一般にF波潜時で2 ms，伝導速度で5 mを越す左右差は非対称性障害と判定される[12]．本文にある交感性皮膚反応の消失は発汗を支配する無髄自律神経線維の変性による所見である．

4．疼痛性ニューロパチーと糖尿病性ニューロパチーの治療

糖尿病性ニューロパチーの基本的治療は血糖の適切なコントロールである[13]．しかし，急激な血糖コントロールは治療後ニューロパチー post-treatment neuropathy，あるいはインスリンニューロパチーと呼ばれる急性有痛性ニューロパチーを惹起することがある．そこで，緊急の場合を除き，血糖レベルはHbA1cで月1％の低下を目安に治療する．本例のように3カ月で5％を越えるHbA1c低下は血糖是正としては早すぎた嫌いがある．

一方，糖尿病で健常人なみの理想的血糖コントロールを得ることは困難である．そこで，サプリメントとしての神経障害治療薬の存在意義が生まれる．アルドース還元酵素阻害剤，ビタミンE，ビタミンB12は，それぞれポリオール活性亢進の是正，酸化ストレスの軽減，神経細胞体保護といったニューロパチー成因面からの効果，特に進展予防効果が期待される．既に有髄神経線維の高度脱落を来した例に効果を期待することは難しいと考える研究者は少なくない．また，しびれや疼痛に対する迅速な効果も難しい．抗血小板剤シロスタゾールには強力な神経血流改善効果が期待される．

激しいしびれや疼痛に対してはアミトリプチリンなど三環系抗うつ薬が第一選択薬とされる．2～3人に一人の患者で有効性が得られ，血中濃度をモニターすれば有効性がさらに高まるといわれる[14]．SSRIやSNRIの効果は全体として三環系に及ばない．抗てんかん薬の内服も有効だが，眠気やふらつきがある．ゾニサミドは副作用が比較的軽度で，治療域が広く，汎用されているカルバマゼピンやフェニトインよりも使用しやすい[15]．プロスタグランジンはマクロアンギオパチーのために生じた虚血性疼痛には有効と考えられる．抗不整脈，塩酸メキシレチンはナトリウムチャンネル阻害作用を有し，急性疼痛には有効であるが，慢性疼痛に対しては有用性が低い．

レベルアップをめざす方へ

鑑別疾患について

糖尿病は今や日本国民の10人に一人が罹患する国民病である．したがって，糖尿病とは無関係の各種神経疾患を偶然に併発した糖尿病患者に遭遇することは稀でない．脳・脳幹部の中枢神経系疾患や頸髄・胸髄レベルの脊髄疾患は感覚障害の分布や反射亢進などがポリニューロパチーとは異なるので，鑑別は比較的容易といえる．一方，腰仙髄レベルの疾患は馬尾など末梢神経組織にも影響を与えるので慎重な鑑別が必要といえる．とくに中年以降の患者では，仙椎脊椎管狭窄のために仙髄神経根が圧迫を受け，糖尿病性神経障害類似の下肢のしびれ感を来たす．その場合，アキレス反射消失，膝反射残存という糖尿病性ニューロパチーに多いパターンが生まれる．鑑別には，膝の裏側の大腿屈筋反射が参考になる．大腿屈筋は大腿四頭筋同様の近位筋であるから糖尿病性ニューロパチーでは膝反射同様に保たれる傾向がある一方，神経支配は腓腹筋同様に仙髄支配なので，仙髄障害においてはアキレス腱反射のように消失する場合が多いからである．

糖尿病性以外の末梢神経障害[16]のうち，しっかりした見極めが必要な疾患に慢性炎症性脱髄性ポリニューロパチーがある．治療可能な疾患であるからである[17]．神経伝導検査で糖尿病にはみられない高度の伝導遅延や神経伝導ブロックがみられる．また，遺伝性脱髄性末梢神経疾患シャルコーマリートゥース病は，地域によっては2,000～4,000人に一人の高い有病率なので，糖尿病との併存例が少なくない．この場合も高度の伝導遅延で鑑別が出来る．

アルコール多飲糖尿病患者ではアルコール性ニューロパチーの鑑別が問題になる場合がある．一般にアルコール性ニューロパチーは糖尿病に比し自律神経障害が軽度で，神経伝導遅延も軽度だが，疼痛が強く，軸索変性疾患であることが糖尿病と同じであり，厳密な区別は出来ない．しかし，アルコール性神経障害の病因はビタミンB群の栄養障害とアルコールの神経毒性の双方が関係するので，アルコール多飲者では血糖コントロールとともにアルコールを禁止し，ビタミン補給とを行うのが良い．

●文　献●

1) Thomas PK : Classification of different diagnosis, and staging of diabetic peripheral neuropathy. Diabetes 46 : S54-S57, 1997.
2) 馬場正之：糖尿病性神経障害．最新日本内科学大系「糖尿病」，p340－350，中山書店，東京，1995．
3) 馬場正之：糖尿病患者におけるしびれ．プラクティス 18：14-15, 2001．
4) Stewart JD : Diabetic truncal neuropathy : topography of sensory deficit. Ann Neurol 25 : 233-238, 1989.
5) 馬場正之：神経疾患としての糖尿病性ニューロパチー．プラクティス 18：120-121,2001．
6) Sivak M, Ochoa J, Fernádez JM : Positive manifestations of nerve fiber dysfunction : clinical electrophysiologic and pathologic correlations. In "Clinical Electgromyography 2nd ed." Brown WF, Bolton CF (eds) m Butterworth-Heinemann, Boston, p117-147, 1993.
7) 馬場正之：神経痛．最新内科学大系70「末梢・自律神経疾患」，p211-219，中山書店，東京，1996．
8) 糖尿病性神経障害を考える会：糖尿病性多発神経障害の簡易診断基準．末梢神経 11：150, 2000．
9) Kohara N, Kimura J, Kaji R, Goto Y, Ishii J, Takiguchi M, Nakai M : F-wave latency serves as the most reproducible measure in nerve conduction studies of diabetic polyneuropathy : multicentre analysis in healthy subjects and patients with diabetic polyneuropathy. Diabetologia 43 : 915-921, 2000.
10) 馬場正之：神経伝導検査概論．解剖生理学的基盤と所見解釈の原理．脳の科学 24：71-77,2002．
11) Watahiki Y, Baba M, Matsunaga M, et al : Sympathetic skin response in diabetic neuropathy. Electromyogr Clin Neurophysiol 29 : 155-9, 1989.
12) 金　春玉，馬場正之，松永宗雄：健常成人における運動神経伝導パラメータの左右差について．臨床脳波 45：234-238, 2003．
13) The Diabetes Control and Complications Trial Research Group : The effect of intensive treatment of diabetes on development and progression of long term complication in insulin dependent diabetes mellitus. N Eng J Med 329 : 977-986,1993.
14) Sindrup SH, Jensen TS. Pharmacologic treatment of pain in polyneuropathy. Neurology 55 : 915-920, 2000.
15) Hord AH, Denson DD, Chalfoun AG, et al : The effect of systemic zonisamide (Zonegran) on thermal hyperalgesia and mechanical allodynia in rats with an experimental mononeuropathy. Anesth Analg 96 : 1700-1706, 2003.
16) 馬場正之，大和　博：内科的治療の対象となる末梢神経疾患．脊椎脊髄ジャーナル 16(11)：2003．
17) 馬場正之：慢性炎症性脱髄性多発ニューロパチー．Clinical Neuroscience 19：45-49，2001．

［馬場　正之］

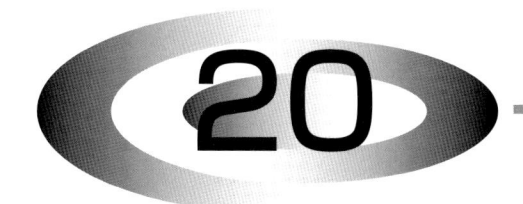

疾患 20 リスク山積み！

問題編

症例呈示

症　例

患　者：32歳，男性

主　訴：耐糖能異常，高脂血症，高血圧，肥満，睡眠時無呼吸

現病歴：2001年，健診で高脂血症，高血圧，肥満を指摘され外来受診をすすめられ，10月22日に本院外来を受診した．生活習慣病の教育入院を勧めるも本人拒否，通院せず．本年，健診にて上記に加え，尿糖陽性と心電図異常を指摘され，再度本院外来を受診．問診上，いびきや仕事中の居眠りも認められたため，マルチプルリスク症候群（メタボリック症候群）ならびに睡眠時無呼吸の精査，加療の目的で本院代謝内分泌内科に入院となる．

既往歴：小児肥満で治療歴あり．最大体重 105kg（28歳頃）

家族歴：糖尿病：父．高血圧：父・父方叔母．脳梗塞：父．肥満：父方兄弟すべて，妹．低HDL血症：祖父，父，母

生活歴：飲酒：ビール1l/日，喫煙：20本/日　職業：葬儀屋

食事：不規則，食べれるときに食べる．脂っこいものを好む．

間食：スナック菓子，ジュース，ラーメンなどを間食に摂取．

運動：ほとんどなし．

＜入院時身体所見＞

身長 173cm，体重 102kg，BMI 34（標準体重 65.8kg），血圧158/98mmHg，左右差なし，脈拍 72/分（整），体温 36.9℃．意識清明，眼瞼結膜貧血なし，眼球結膜に黄染なし，舌，口腔内乾燥なし，頸部リンパ節腫脹なし，甲状腺腫大なし，頸部血管雑音なし，肺野は呼吸音全般に低下するも清，心音整，心雑音なし．腹部は軟だが，著明な肥満を認める．蠕動音正常，肝脾触知せず，上腹部にやや圧痛あり，反跳圧痛や筋性防御はない，両側上肢，下肢に浮腫なし，四肢末梢動脈の触知良好

＜入院時検査所見＞

尿一般：比重 1.035，pH 6.0，タンパク（1＋），糖（＋），潜血（－），Uro 0.1，Bil（－），ケトン体（1＋）

尿沈渣：WBC 10～19，扁平上皮 1～4，脂肪円柱 1～4，細菌 ＋，真菌 ＋

血算：WBC 9300/μl（Seg 56.9％，Band 2.9％，Lymph 31.4％，Mono 4.9％，Eos 2.9％，Baso 0.0％），RBC 477万/μl，Hb 15.2g/dl，Ht 43.0％，MCV 90.1fl，MCH 31.9pg，MCHC 35.4％，Plt 30.6万/μl

凝固：PT 12.6s，PT％ 108.0％（対照値13.1s），PT-INR 0.95，APTT 34.7s（対照値35.3s），FIB 386.0mg/dl

生化学：TP 7.0g/dl，Alb 4.8g/dl，AST 28IU/l，ALT 79IU/l，T-Bil 0.8mg/dl，LDH 184IU/l，ALP 236IU/l，γGTP 95IU/l，CHE 650U/l，BUN 14.3mg/dl，Cre 0.45mg/dl，UA11.5mg/dl，AMY 33IU/l，CK 264U/l，CRP 0..3mg/dl，T-CHO 296mg/dl，TG 462mg/dl，HDL-CHO 25.3mg/dl，LDL-CHO 180mg/dl，Na 135mEq/l，K 3.9mEq/l，Cl 96mEq/l，Ca 9.7mg/dl，IP 3.4mg/dl

糖代謝：空腹時血糖115 mg/dl，空腹時インスリン 12 血糖（随時）185mg/dl，HbA1c 6.3％

抗GAD抗体 1.3未満，尿中CPR 218.2 μg/日

感染症：HBs抗原（－），HCV抗体（－），STS（－），TPHA（－）

血液ガス分析（room air sitting）：pH 7.346，PO$_2$

52.8 mmHg, PCO₂ 58.7 mmHg, HCO₃ 31.2 mM/l, BE 3.3 mEq/l

　胸部単純X線写真：心肥大あり，肺野異常陰影なし
　腹部単純X線写真：異常なし
　心電図：HR 68/分，SV1＋RV5＝3.2mV　Ⅲ，aVF，V1　陰性ないし平定T
　血糖日内変動

	朝食前	朝食後	昼食前	昼食後	夕食前	夕食後
入院翌日	115	181	128	172	139	195

　糖尿病合併症：網膜症：DMR（A0/A0）
　腎症：Ccr 103.9ml/min　尿蛋白定量　0.8g/day
　神経障害：
　　＜motor＞深部腱反射：normal
　　＜sensory＞表在感覚：感覚低下，異常感覚なし
　　振動覚：上肢 18/18 sec　下肢 15/15 sec
　　＜autonomic＞CVRR　安静時　2.99％，
　　　　　　　　　　　　深呼吸時　3.23％
　大血管障害：
　＜risk factor＞糖尿病，高血圧，高脂血症，肥満
　食事療法：1440kcal（26.5kcal/kg，標準体重54.3kg）
　体重：入院時107.1kg→退院時98.8kg
　腹部エコー：fatty　liver
　TMT　Target Heart RateにおいてV1～3にST低下認め，循環器内科にて心エコー，心臓カテーテル検査検討
　終夜睡眠ポリグラフ：
　AHI（Apnea Hypopnea Index）＝85回/hr 閉塞性SASと診断

設問

問題1 この患者の糖代謝異常の記述について正しいのはどれか．
1．糖尿病である．
2．耐糖能異常である．
3．インスリン抵抗性が存在する．
4．インスリン分泌能が低下している．
5．糖負荷試験は必要ない．

問題2 この患者の高脂血症に関してあやまりはどれか．
1．3型高脂血症をきたしており，食餌療法をまず試みる．
2．メタボリック症候群の診断項目にＬＤＬコレステロールは入っていない．
3．治療で中性脂肪値が低下すればHDLコレステロールの上昇が期待される．
4．食餌療法で改善しないメタボリック症候群に関してはスタチンは投与しない．
5．食餌療法で改善しないメタボリック症候群に関してはアスピリンの少量投与も検討される．

問題3 この症例に関して生活習慣改善によるリスク軽減に関して正しいのはどれか．
1．薬物治療が基本である．
2．リスク管理は治療項目の選別が重要で優先順位が高いものを集中管理すべきである．
3．ダイエットは外来でVery Low Calorie Diet（VLCD）が望ましい．
4．運動は必ずしも強度の高いものを早急に開始すべきではない．
5．生活習慣の改善の達成には高度に専門的知識を必要とするので，完全な医師主導での患者管理が重要である．

問題4 今後，この患者が食事療法，運動療法，生活習慣の改善を励行しても，血糖の改善が認められない場合，考慮すべき糖尿病治療薬剤はどれか．
1．インスリン
2．スルホニルウレア（SU）剤
3．ナテグリニド
4．αグルコシダーゼ阻害剤
5．メトホルミン

問題5 この症例について降圧剤を使用する場合第一選択薬としてどれが適切か．
1．ACE阻害剤
2．AⅡ受容体拮抗剤
3．Ca阻害剤
4．β阻害剤
5．利尿剤

解 説 編

問題の解答ならびに解説

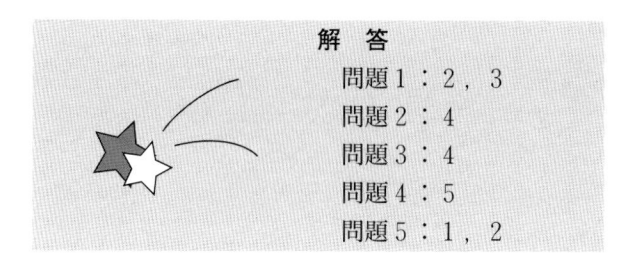

解 答
問題1：2，3
問題2：4
問題3：4
問題4：5
問題5：1，2

本症例は，耐糖能異常，高脂血症，高血圧，肥満を合併したマルチプルリスク症候群・メタボリック症候群の一例である．HOMA-R（FBS×IRI/407）が3を越えるインスリン抵抗性を示し，尿中Cペプチドは高値で，インスリン分泌能，血中インスリンは高いものの，糖尿病の診断基準からは，耐糖能異常を呈している（問題1）．数年前の受診の時点で管理を十分に行なっているべきであったが，自覚症状の少ないためなかなか管理を継続することが難しく動脈硬化が進行してから受診となるケースも多いと考えられる．

1．疾患概念

わが国の食事内容や食習慣が西欧化し，過食による栄養過多や生活習慣の変化に伴う運藤不足などにより，リスク増大にともなう冠動脈疾患の増加が危惧される．動脈疾患に関連するさまざまな危険因子は，個別に冠動脈疾患の発症と進展に寄与するのみならず，相互に関連し，集積することで冠動脈疾患のリスクをさらに上昇させることが指摘されている．これには，主にインスリン抵抗性や肥満，糖代謝異常，脂質代謝異常，高血圧などが関連する．近年，そうした病態は「マルチプルリスクファクター症候群」と総称することがWHOから提言された（図1[1]）．そのもととなる複数の概念が存在している．Ravenは動脈硬化症促進にいくつかの危険因子が集積する状態を一つの症候群としてを提唱しSyndromeXと呼んだ[2]．これにはインスリン抵抗性，耐糖能異常，高インスリン血症，高VLDLトリグリセライド血症，低HDL血症，高血圧

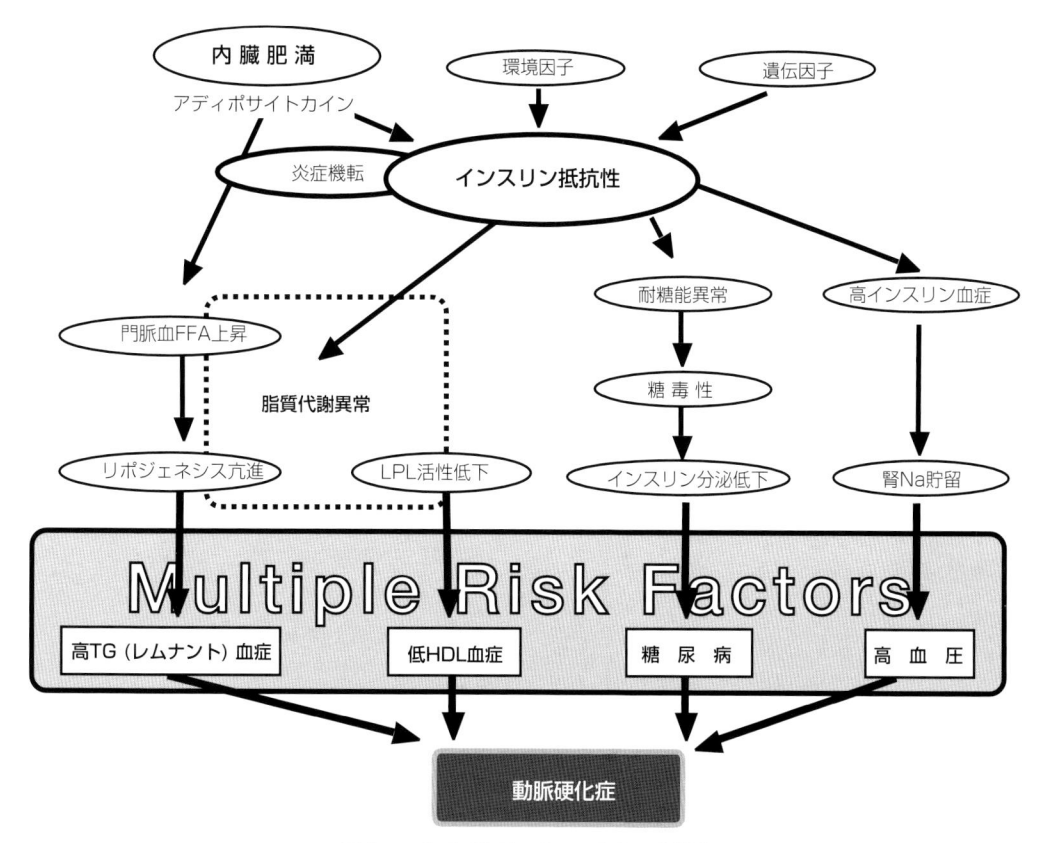

図1 マルチプルリスクファクター症候群

が項目として含まれている．以後，Kaplanのdeadly quartet, DeFronzoのインスリン抵抗性症候群，松沢らの内臓脂肪症候群などそれぞれニュアンスの違いはあるもののインスリン抵抗性を病態の基本としてもろもろの危険因子が重責した状態：日本ではマルチプルリスク症候群と総称する概念が提唱されてきている．最近ではその因子の多くが代謝病態であることから代謝症候群（Metabolic syndrome）と呼称がATP IIIから提唱され統一されつつある[3]．個々の危険因子ひとつひとつだけではそれほど強力でなくとも，これらが重責することにより動脈硬化が進む事実は，欧米のスタディのみならず，日本においてもJ-LITをはじめとした研究において実証されつつある[4]．ゲノムプロジェクトとの進行とともに，単一遺伝疾患の解明が一段落し，この疾患概念に代表されるような多因子疾患の解明が今後の課題である．

2．病　　因

リスク重積の共通の病態としてインスリン抵抗性が示唆されている．また最近のトピックスとして，肥満とくに内臓脂肪の蓄積に伴い，脂肪組織から分泌されるサイトカインなどの活性物質（TNFα，レプチン，アディポネクチンなど）がインスリン抵抗性やリスク形成の修飾に関与していることが推測されている．

3．病　　態

インスリン抵抗性にもとづく各危険因子の形成機序は図1を参照

4．糖尿病との関連

metabolic syndromeは，欧米で定義された病態である．肥満などによりインスリン抵抗性が著しくとして高インスリン血症をともなう糖代謝異常は，欧米人に多く認められる．これが持続すればいずれインスリン分泌能が低下して糖尿病が顕在化するというのが欧米での2型糖尿病病態の考え方である．糖尿病の病期としては，耐糖能異常にあたる．この時期から動脈硬化の進行が起こっており，リスク管理の重要性がいわれている．注目されている食後高血糖のリスク増加についても同様であり，これらのすくなくとも一部はメタボリックシンドロームに該当していると考えられる．一方，民族的にインスリン分泌能が低い日本人では，耐糖能異常時からすでにインスリン分泌が障害されている例が多い．したがって，日本でもメタボリックシンドロームの増加の傾向はあるものの，糖尿病との関連においては，血糖のみで診断するだけでなく，インスリン分泌を評価しておく必要がある．

5．診　　断

疾患概念の項で述べたような歴史的経緯があるため完全に統一された診断基準は確立されていないが，WHOが2001年に統一指針を出し，ATP-IIIが勧告したメタボリックシンドロームの診断基準は，マルチプルリスクファクター症候群の概念を明確に定義したといえる（表1）．しかし米国民を対象に設定されており，日本人の遺伝的，環境的特徴を加味した診断基準が望まれる．現在のところ，動脈硬化学会の動脈硬化性疾患診療ガイドラインにおける冠動脈危険因子の設定を参考にしたい[5]（表2，図2）．理念上病態は相対的なものであり，診断に該当するしないというよりも，基本的に，各危険因子の有無と程度の評価を行い，患者の予後を予想し，その危険度に応じて各リスクに対する治療方針をたてていくことが基本となる．

6．治　　療

生活習慣病と呼ばれるように遺伝的背景に生活習慣の関与が大きいためその改善が基本である．理想体重の維持を目標とした適正なダイエットならびに運動は，血糖，高脂血症，血圧の改善が期待される他，インスリン感受性の改善による病態の治療につながる．食餌療法や運動療法を中心とした生活習慣の全般的な

表1　代謝症候群（metabolic syndrome）の診断

危険因子のいずれか3つがあれば代謝症候群とする
腹部肥満（[*注1]）をウエスト径（[*注2]）で測定 　　男性　>102cm 　　女性　>88cm
TG　≧150mg/dL
HDL-C 　　男性　<40mg/dL 　　女性　<50mg/dL
血圧　≧130/≧85mmHg
空腹時血糖　≧110mg/dL

注1：　肥満はインスリン抵抗性と代謝症候群を合併する．腹部肥満は肥満指数（BMI）よりも代謝上の危険因子とよく相関するのでウエストサイズを代謝症候群の体重指標として用いた．
*注2：米国男性の一部はウエストサイズがわずかのみの増加（例94〜102cm）でも多重の代謝危険因子を有する可能性もあるが，そのような場合はインスリン抵抗性の強い遺伝的原因の可能性があるが，ライフスタイルの修正がやはり大切である．

（米国のNational Cholesterol Education Program (NCEP) Expert Panel on Detection, Evaluation and Treatment of High Blood Cholesterol In Adults (Adult Treatment Panel III, ATP III), 2001[3]に基づく）

表2 患者カテゴリー別管理目標値

患者カテゴリー		脂質管理目標(mg/dl)				その他の冠危険因子の管理		
冠動脈疾患	LDL-C以外の主要冠危険因子**	TC	LDL-C	HDL-C	TG	高血圧	糖尿病	喫煙
A　なし	0	<240	<160	≧40	<150	高血圧学会のガイドラインによる	糖尿病学会のガイドラインによる	禁煙
B1	1	<220	<140					
B2　なし	2							
B3	3	<200	<120					
B4	≧4							
C　あり		<180	<100					

TC：総コレステロール，LDL-C：HDLコレステロール，TG：トリグリセリド

* 冠動脈疾患とは，確定診断された心筋梗塞，狭心症とする．
** LDL-C以外の主要冠危険因子
　　　加齢（男性≧45歳，女性≧55歳），高血圧，糖尿病（耐糖能異常を含む），
　　　喫煙，冠動脈疾患の家族歴，低HDL-C血症（＜40mg/dl）
・原則としてLDL-C値で評価し，TC値は参考値とする．
・脂質管理はまずライフスタイルの改善から始める．
・脳梗塞，閉塞性動脈硬化症の合併はB4扱いとする．
・糖尿病があれば他に危険因子がなくともB3とする．
・家族性高コレステロール血症は別に考慮する．

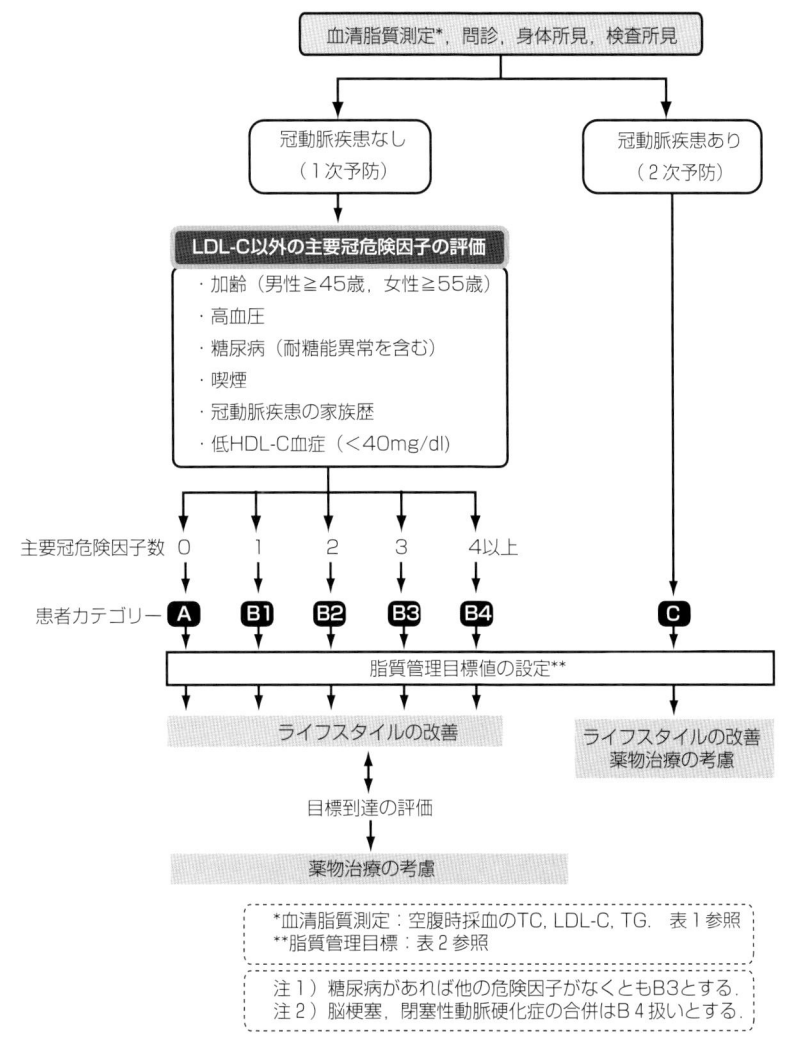

図2 患者カテゴリーと管理目標からみた治療指針

改善が基本であり，少なくとも3カ月は施行し，各リスクの再評価を行いそれでも改善が認められない場合に薬物治療を検討する．マルチプルリスクはひとつひとつのリスクを除去ないし軽減させないと全体のリスクを減らすことができない．したがってすべてのリスク管理が基本である．

メタボリック症候群における高脂血症は，高トリグリセリド血症と低HDL血症が診断項目であるがインスリン抵抗性の病態と密接に関連している．これらは食事療法，運動での改善が期待されるが，改善しない場合，薬物使用とくにフィブラート系が考慮される．高LDL血症は，IGTやDMで特に多いわけではないが，高LDL血症が独立した最も強力な冠危険因子であり，またDMは動脈硬化症の進展や重症度が著しいことから，スタチン使用を含めた積極的なLDLの管理が必要である．生活習慣の改善をめざした治療が不十分の場合，高TG血症や低HDL-C血症の治療ならびに脂質以外の治療として高血圧 血栓症予防のため冠動脈疾患例ではアスピリンを投与する（問題2）．

7．食事療法について

総摂取エネルギー，栄養素配分およびコレステロール摂取量の適性化を行う．

適性エネルギー摂取量は，標準体重（身長m×身長m×22kg×25〜30kcal/kg）の範囲で一日の労作量などを目安に設定する．

Very low carolie diet（VLCD）は，高度肥満に対する特殊な治療で入院にて施行するのが基本である．適応になるのは稀である．無理なダイエットを強行せず継続可能な程度にすることがコツである．

8．適正な運動について

運動強度：最大酸素摂取量の約50％（簡易法：心拍数＝138－年齢/2）

量，頻度：30〜60分/日 週3回以上

無症候性心筋虚血，糖尿病性増殖性網膜症などが潜在している可能性があり，運動開始前に運動療法の適応ならびに安全性を特に心電図，眼底検査などをチェックする．

また生活習慣の全般的な改善には，病識の確立，治療の必要性の理解，治療意欲の昂揚が治療の鍵となる．エビデンスも含めて，リスクに関するわかりやすく客観的で十分な説明を行い，患者本人が治療者でもあることを認識させる．体重，検査値などの経過を本人にも記録させ関心を高めさせるとともに，治療意欲の励みにさせる．また家族や，看護士，栄養士，運動療法士らコメディカルのサポートも重要である．

食餌療法や運動療法を中心とした生活習慣の全般的な改善努力は，少なくとも3カ月は施行し，各リスクの再評価を行いそれでも改善が認められない場合に薬物治療を検討する．マルチプルリスクはひとつひとつのリスクを除去ないし軽減させないと全体のリスクを減らすことができない．したがってすべてのリスク管理が基本である（問題3）．

インスリン抵抗性の糖尿病患者の血糖コントロールに関しては（問題4），インスリン分泌はむしろ亢進しており，インスリンやインスリン分泌を促進するSU剤，ナテグリニドは好ましくない．ただし，例えばペットボトル症候群などにおいて認められるような血糖悪化の際は糖毒性によりインスリン分泌能が低下している場合もあり，一時的にインスリンを用いて糖毒性を解除することもある．通常はインスリン感受性改善薬であるビグアナイド系薬剤メトホルミンやチアゾリジン系薬剤が検討される．メトホルミンは，肝臓においてAMPキナーゼを活性化し，糖新生抑制などのインスリン感受性を改善させる．肥満を起こさせないメリットがある．古くから副作用として乳酸アシドーシスが知られているが，腎機能低下例，心疾患，肝障害があるか高齢の場合に，使用を控えるものの，頻度は高くない．チアゾリジン系薬剤は，PPARγのアゴニストとして脂肪細胞に働き，インスリン抵抗性を改善させるが，効果のある症例と無い症例がある．脂肪分化に伴い肥満をきたすことが多いので食事療法も十分行う必要がある．重症肝障害の他，むくみ，心不全の副作用に注意する．インスリン抵抗性の改善には，何カ月か要することがある．改善効果として，血糖，インスリン値の低下のみならず中性脂肪値の低下や低HDLの改善が期待される．

糖尿病患者やマルチプルリスクやに対する降圧剤の選択に関しては，まずアンギオテンシン変換阻害剤（ACEI）ないしはアンギオテンシンⅡ受容体拮抗薬（ARB）が望ましい（問題5）．降圧作用の他に腎糸球体輸出動脈拡張作用に基づく尿タンパク減少作用や，腎臓，心臓などへの臓器保護作用，またインスリン抵抗性改善作用などが期待される．しかし，降圧作用は，Ca拮抗剤に比べやや劣るため，重度の高血圧や狭心症合併齢に対してはCa拮抗剤やα拮抗剤との併用も行われる．クレアチニンの上昇が著しい腎不全には使用を差し控える．ACEIの副作用，咳にも気をつける．

●文　献●

1) Zimmet P, Alberti KGMM, Shaw J : Global and societal implications of the diabetes epidemic. Nature 414, 782 - 787 doi : 10.1038/414782a, 2001
2) Reaven GM : Pathophysiology of insulin resistance in human disease. Physiol-Rev, 75, 473-486, 1995
3) Expert Panel on Detection, Evaluation , and Treatment of High Blood Cholesterol in Adults (ATPIII). JAMA 285, 2486, 2001
4) Matsuzawa Y, Kita T, Mabuchi H, et al : J-LIT Study Group. Sustained reduction of serum cholesterol in low-dose 6-year simvastatin treatment with minimum side effects in 51, 321 Japanese hypercholesterolemic patients. Circ J 67 (4) : 287-94, 2003
5) 動脈硬化学会の動脈硬化性疾患診療ガイドライン（2002年版），日本動脈硬化学会

[島　野　　仁]

疾患 21 血糖調節臓器でもある

問題編

症例呈示

症例
患者：M. K. 61歳, 男性. 事務主体の自営業. 糖尿病の精査を希望して来院.
家族歴：父および父の兄は糖尿病. 2人とも肥満傾向があった.
既往歴：23歳時, 交通事故のため入院, 輸血あり. その他の手術, 入院歴なし. 45歳時慢性C型肝炎指摘.
現病歴：約10年前から近医にてC型慢性肝炎との診断で近医に通院している. 特に投薬は受けていないが, 6カ月に一度の間隔で定期的に血液検査を行っていた. 検査の度に空腹時血糖は高くないと言われていた. 最近風邪を引き, 血液検査を行った際に（朝食後約1.5時間）, 血糖288mg/dlであったため, 糖尿病の精査を勧められ, 来院した.
現症：身長165cm, 体重64kg, 血圧118/84mmHg. 脈拍68/分, 整. 眼球結膜貧血・黄疸なし. 胸部にくも状血管腫（＋）. 腹部平坦・軟, 肝・脾・腎は触知せず. 呼吸音・心音異常なし. 下腿浮腫軽度（＋）. 深部腱反射異常なし. 四肢知覚障害なし.

＜検査所見＞
検尿：蛋白（－）, 糖（2＋）, ウロビリノーゲン（＋）, ケトン（－）. 沈査, 異常なし.
CBC：WBC 4200/μl, RBC 315万/μl, Hb 10.8g/dl, Ht 33.2, Pl 8.8万/μl.
凝固系：PT 60％, HPT 55％.
生化学：TP 7.0g/dl, Alb 2.9g/dl, T-Bil 1.8mg/dl, D.Bil 0.8mg/dl, GOT 62IU/l, GPT 45IU/l, AlP 427IU/l, γGTP 92 IU/l, LDH 432IU/l, アミラーゼ122IU/l, コリンエステラーゼ210 IU/l, 総コレステロール 134mg/dl, HDLコレステロール 39mg/dl, トリグリセリド 221mg/dl, BUN 19mg/dl, クレアチニン 1.05mg/dl, 尿酸 5.8mg/dl, Na 141mEq/l, K 4.4mEq/l, Cl 108mEq/l, 血糖値 98mg/dl, HbA1c 6.7％.
血清学的検査：HCV Ab：陽性
75g経口糖負荷試験：負荷前：92mg/dl（12 μU/ml）, 30分：188mg/dl（38 μU/ml）, ：60分：302mg/dl（92 μU/ml）, 90分：385mg/dl（89 μU/ml）, 120分 286mg/dl：（77 μU/ml）.（ ）内はIRI.
その他の内分泌検査：インスリン抗体, インスリン受容体抗体（－）. 甲状腺ホルモン, グルカゴン, カテコラミン, コルチゾールは異常なし.
眼底検査：糖尿病性網膜症なし.
その他：腹部エコー上, 肝臓輝度の上昇, 内部エコーの不整及び肝表面不整と左葉の腫大を認める. 上部消化管内視鏡にて食道静脈瘤を認める.

設 問

問題1 本症例の検査所見について正しい記述はどれか.
(1) 糖負荷試験の結果からグルコース吸収速度が亢進していると考えられる.
(2) 高インスリン血症は純粋にインスリンの過分泌によって生じている.
(3) HbA1cは実際より低めの値をとっている.
(4) インスリン/Cペプチド比は上昇している可能性が高い.
(5) フルクトサミンは実際より高めの値をとっている.

a(1),(2),(3)　　b(1),(2),(5)　　c(1),(4),(5)
d(2),(3),(4)　　e(3),(4),(5)

問題2 肝硬変患者の糖代謝につき誤った記述はどれか.
a. 肝臓にのみインスリン抵抗性を認め,末梢組織のインスリン感受性は亢進している.
b. 肝臓のグリコーゲン蓄積量は低下している.
c. 肝臓の糖産生能は低下している.
d. 肝臓の脂肪酸合成能は低下している.
e. 低血糖が生じると遷延しやすい.

問題3 本症例の治療につき正しいものを選べ.
(1) 摂取エネルギー量は通常の糖尿病患者と比べやや多めとする方がよい.
(2) 積極的に運動療法を行いインスリン抵抗性を改善させる.
(3) 経口剤としてはグリベンクラミドが最も良い適応と考えられる.
(4) αグルコシダーゼ阻害剤は禁忌である.
(5) インスリンを用いる場合,中間型より速効型の使用が望ましい.
a(1,2)　　b(1,5)　　c(2,3)
d(3,4)　　e(4,5)

解説編

肝硬変を併発した糖尿病

肝臓は血糖制御に中心的な役割を果たす臓器である.生体の各臓器は摂食・絶食に関わらず常に一定量のグルコースを必要とするが,絶食時に生体が必要とするグルコースは肝臓における糖産生に依存している.肝臓は摂食時に蓄積したグリコーゲンの分解と糖新生によってグルコースを産生する(図1).摂食時には肝臓の糖産生は抑制されるとともに,腸管から門脈に流入したグルコースは肝細胞に取り込まれ,グリコーゲンとして蓄積される.

慢性肝疾患,特に肝硬変では,肝細胞の絶対数の減少により,肝臓におけるグルコース処理能が低下している(図2).そのため,摂食時にはグルコースの肝臓への取り込み,グリコーゲンの蓄積が低下する.一方,グリコーゲン蓄積量の低下と「糖新生の場」としての肝細胞数の減少のため,絶食時の糖産生能は低下する(図2).このような病態を反映して,一般に肝硬変患者では絶食時の血糖は比較的低く保たれるものの,摂食時には高血糖を呈しやすい.

また,肝硬変患者ではしばしば高インスリン血症を認める.肝硬変患者の高インスリン血症の原因は,第

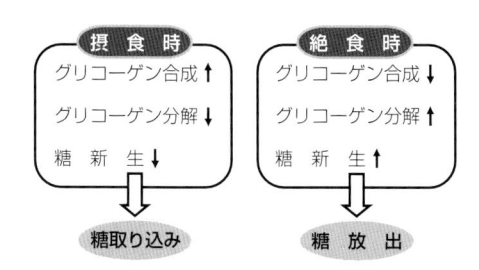

図1 絶食・摂食時の肝臓の糖代謝調節作用

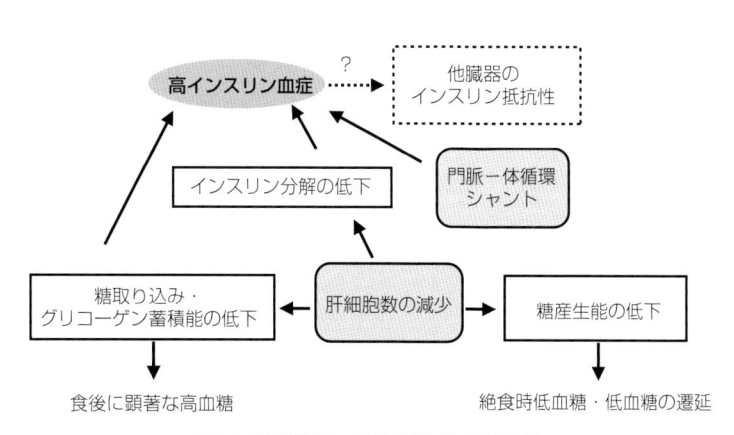

図2 肝硬変における糖代謝調節の変化

1には「インスリン作用の場」としての肝細胞の減少により個体レベルでのインスリン抵抗性が誘導され，代償性のインスリンの過分泌が生じることによる．また，肝臓はインスリンを代謝・分解する臓器としても重要である．β細胞から分泌されたインスリンのうち約50％が肝臓で分解されると考えられており，このような「インスリンの代謝・分解の場」の減少も肝硬変患者の高インスリン血症の原因となる（図2）．また，門脈圧亢進により門脈—肝静脈シャントが存在する場合，肝臓で処理されないインスリン量は一層増大し高インスリン血症を助長する．このような患者ではCペプチド／インスリン比が低下する．

グルコースクランプ法による解析では，肝硬変患者では肝臓のみならず末梢臓器にもインスリン抵抗性があるという報告が多い．この原因は明らかではないが，慢性的な高インスリン血症により，骨格筋でのインスリンシグナルがダウンレギュレーションされることによるのかもしれない．実験的に肝臓においてインスリンの取り込みを抑制したマウスでは高インスリン血症と個体レベルでのインスリン抵抗性が生じることも報告されている．

また肝臓は中性脂肪やコレステロールを産生する脂肪産生臓器でもある．肝硬変では肝臓におけるコレステロールや中性脂肪の産生が低下する．また末梢の高インスリン血症による脂肪組織での脂肪分解の抑制も，血清中性脂肪値の低下に寄与している可能性がある．

肝硬変患者に脾機能亢進による貧血を認める場合は，赤血球寿命の短縮によりHbA1cは通常より低い値をとりやすい．逆に，低アルブミン血症を認めるような肝硬変患者では，グリコアルブミン値は実際より高い値をとる．

肝硬変を合併した糖尿病患者の診療では，このような病態の特徴に十分に留意する必要がある．空腹時血糖は比較的低く，HbA1c値も実際の血糖より低い値をとるため，糖尿病の診断やスクリーニングに際しても，食後血糖の測定や糖負荷試験を行うことが重要となる．運動療法の適否は，肝硬変の程度によるが，浮腫を認めるような患者では代償期にあっても積極的な運動療法は控える方がよい．摂取エネルギー量も，肝硬変の病期にもよるが，通常の糖尿病患者よりはやや高め（普通程度の労作で30Kcal/kg程度）に設定する．

肝硬変を伴う糖尿病患者の診療において最も重要なことの一つは低血糖の管理である．肝糖産生の低下により空腹時に低血糖が生じやすいばかりでなく，インスリン拮抗ホルモンによる血糖上昇反応が減弱するため，いったん生じた低血糖は遷延しやすい．

肝硬変患者に作用持続時間の長いスルフォニル尿素剤を用いると，低血糖の生じる危険性が増大する．また，グリベンクラミドやグリメピリドのように肝臓でも代謝を受ける薬剤はさらに作用持続時間が延長する可能性がある．肝予備能が十分な場合はスルフォニル尿素剤を用いる事もあるが，その際でもトルブタミドのように作用持続時間の短いものが勧められる．また食後に血糖が上昇しやすいことを考慮すると，病態によってはナテグリニドやαグルコシダーゼ阻害剤の投与も有効である．肝硬変では便秘により高アンモニア血症や肝性脳症を誘発することもあるので，αグルコシダーゼ阻害剤の投与時には特に便秘の発症に注意する必要がある．チアゾリジン誘導体は肝障害のある患者には禁忌であり，ビグアナイド剤も肝臓で代謝を受けるため，通常より副作用の頻度が増加するとされ，肝障害が重篤な場合は禁忌である．

ある程度以上に進行した慢性肝疾患患者に糖尿病の薬物療法が必要な場合は，インスリン療法が主体となる．この際，中間型を主体とした治療では食後高血糖を抑制しにくく，また夜間の低血糖を誘発しやすい．速効型や超速効型製剤を組み合わせて，日中の食後血糖を十分に低下させ，かつ夜間の低血糖を防ぐため夕食前や眠前の中間型の投与量は必要最小限とする．

問題の解答と解説

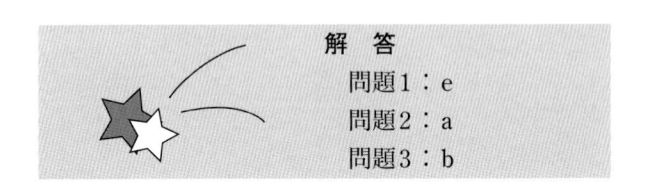

解 答
問題1：e
問題2：a
問題3：b

問題 1

糖負荷試験における比較的急峻な血糖上昇は腸管からの吸収の亢進ではなく，肝臓における糖処理能の低下に起因する．肝硬変における高インスリン血症はインスリンの過分泌と肝臓におけるインスリン代謝の低下によって生じ，インスリン／Cペプチド比は上昇している．また，脾機能亢進があれば赤血球寿命の短縮によりHbA1cは低値となりやすく，アルブミン合成低下による低アルブミン血症があればグリコアルブミンは高値をとりやすい．

問題 2

肝硬変患者では肝臓のグリコーゲン蓄積の低下と糖新生能の低下により絶食時に低血糖を生じやすく，生じた低血糖は遷延しやすい．肝硬変では肝臓の脂肪酸合成は低下する．インスリン抵抗性は肝臓のみならず

骨格筋にも生じるという報告が多い．

問題 3

肝硬変を伴う糖尿病患者の食事療法においては，蛋白の異化亢進を防ぐため通常よりやや摂取エネルギーを増加させ高蛋白とする．肝血流の低下を防ぐため積極的な運動療法は控えた方が良い．グリベンクラミドのように作用持続時間の長いスルフォニル尿素剤は適当ではなく，インスリンを用いする場合もできるだけ速効型や超速効型を用いる方が低血糖の危険を回避しやすい．病態によっては，αグルコシダーゼ阻害剤も良い適応となる．

[小川　渉]

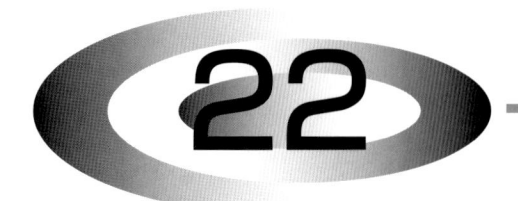

疾患 22　1型と2型の間

問題編

症例呈示

症例

患　者：K. N.　48歳　女性
主　訴：高血糖を指摘された．
家族歴：母方の叔母が糖尿病．叔父が高血圧症．
既往歴：小児喘息
嗜好品：アルコール（−）　タバコ（−）
現病歴：2001年10月，職場の検診で糖尿病を指摘され近医に入院した．1440 kcalの食事療法を指導され，ナテグリニドとα-グルコシダーゼ阻害薬（アグリボース）の併用にて薬物療法を開始，外来フォローされていた．2002年3月，月経不順のため，当院産婦人科を受診した際，血糖コントロール不良を指摘され，8月23日当科を紹介受診．HbA1c 7.3％で，2003年1月27日入院となった．

中学生の頃より体重増加．20歳時52 kgで最高．26歳の3月より体重減少があり，糖尿病と診断された時は46 kg．

入院時現症：体重 37.9 kg，身長 149.5 cm，BMI 17，体温 36.8℃．

脈拍72 bpm，血圧114/51 mmHg，るいそうを認める，皮膚病変なし，頭頸部リンパ節触知せず，貧血なし，黄疸なし，口腔内異常なし．

唾液腺：正常，甲状腺 struma I°，呼吸音正常，心音正常，腹部異常なし．

深部腱反射：正常．

振動覚：右上肢13.5秒，左上肢14秒，右下肢14秒，左下肢12秒，触覚，位置覚の低下なし．

前脛骨部浮腫（−），膝窩動脈，足背動脈の触知低下なし．

＜入院時検査所見＞

血算：WBC 6310/μl，RBC 466万/μl，Hb 14.2 g/dl，Ht 42.5％，Plt 23.9万/μl．

生化学：TP 7.1 g/dl，Alb 4.3 g/dl，ChE 297 IU/l，T-Bil 0.7 mg/dl，ALP 176 IU/l，LAP 43 IU/l，γ-GT 13 IU/l，LDH 173 IU/l，AST 18 IU/l，ALT 20 IU/l，T.chol 202 mg/dl，LDL-C 111 mg/dl，HDL-C 92 mg/dl，BUN 18 mg/dl，CRE 0.55 mg/dl，Na 135 mEq/l，K 4.0 mEq/l，Cl 98 mEq/l，IP 4.2 mg/dl，Ca 97 mg/dl，CRP 0.3 mg/dl，空腹時血糖値 187 mg/dl，HbA1c 9.1％，抗GAD抗体 14 U/ml，TSH 0.682 μIU/ml，fT3 2.78 pg/ml，fT4 1.02 pg/dl，抗サイログロブリン抗体 0.3未満，抗ペルオキシダーゼ抗体 0.2未満，TSAb 122％未満．

尿定性：pH 7.0，蛋白（−），糖（4＋），ケトン体（−），潜血（−），ウロビリノーゲン正常，ビリルビン（−），比重 1.005．

尿化学：Ccr 115.6 ml/min，Alb 124.6 mg/day（30未満が正常，33〜300：微量蛋白尿），TP 180 mg/day，尿中C-ペプチド 26 μg/day．

HLA検査：A24（9），A33（19），B54（22），B44（12），Cw1，DR4，DR6．

心電図：Normal sinus rhythm, Normal axial deviation, Normal ECG

CVR-R：Coefficient of variation R-R（変動係数R-R）自律神経障害の検査（安静時）3.38％，（深呼吸時）3.93％

胸部Xp：CTR 42％，異常なし

腹部Xp：特記すべきことなし

設問

問題1　本症例の診断として正しいものは

1. ミトコンドリア遺伝子異常
2. Slowly progressive IDDM（緩徐進行1型糖尿病）
3. 成人発症1型糖尿病
4. 2型糖尿病

問題2　本症の特徴的な所見で正しいものは
1. GAD抗体陽性
2. インスリン感受性の低下
3. 中年発症
4. ケトアシドーシス
5. 男性に高頻度発症

問題3　本症例で正しい治療法
1. スルフォニル尿素剤
2. インスリン感受性改善薬
3. α-グルコシターゼ阻害剤
4. インスリン
5. ビグアナイド剤,
6. スルフォニル尿素剤＋ビグアナイド剤

解説編

問題の解答と解説

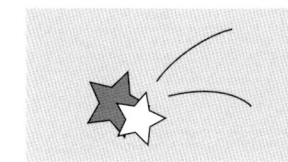

解答
問題1：2
問題2：2, 4
問題3：4

鑑別のポイント

本例は一見，非肥満の2型糖尿病を思わせる病歴を有している．しかし，内服薬が効かなくなっている所見（経口血糖降下薬の二次無効）から病態が進行性であることが考えられる．さらに1型糖尿病の有効なマーカーであるGAD抗体が陽性であることより本例は，1型糖尿病であることがわかる．この2つの病態を呈するものはSlowly progressive IDDM（緩徐進行1型糖尿病）である．本例の他の特徴は，非肥満であること，HLA-DR4との関連がみられることなどで本例もその特徴を有している．さらにこのようなSlowly progressive IDDMは早期にインスリン療法を開始することにより，そのインスリン分泌能の低下の進行を阻止できることが，知られている（Tokyo Study）．

Slowly progressive IDDM (Type 1 Diabetes) の疾患概念

Slowly progressive IDDM（SPIDDM）とは，当初は食事や血糖降下剤のみで治療が可能な2型糖尿病（以前のNIDDM）の病態を呈するが，膵島自己抗体が持続陽性で，また緩徐にインスリン分泌能が低下し，最終的にはインスリン依存状態となる糖尿病である．診断にあたっては一見2型糖尿病の病態を示す例で膵島細胞抗体（ICA），glutamic acid decarboxylase（GAD）抗体，IA-2抗体，などが陽性なら本症と診断される．成因論的にみるとSPIDDMは自己免疫的特徴を多く認める．したがって自己免疫性1型糖尿病のサブタイプと位置づけるのが適切と考えられる．最近のWHO分類ではtype 1 diabetesをrapidly progressive formとslowly progressive formに細分化し後者に位置づけられている[1]．

SPIDDMの特徴[2)-7)]

SPIDDMの臨床的な特徴には，以下のものがある．
(1) 発症時は食事，内服薬療法で治療が可能なインスリン非依存状態であるが数年間観察していると徐々にインスリン分泌能が低下し，インスリンが必要となり，最終的にはインスリン依存状態に移行する．その頻度は，日本人では2型糖尿病と思われている症例の約5％に認められるが，諸外国では本邦より頻度が高く，米国では約10％となることが明らかになってきた．
(2) 膵島細胞抗体（ICA），GAD抗体，インスリン自己抗体（IAA），IA-2抗体などの膵島関連自己抗体が経過中持続的に陽性を示す．
(3) GAD抗体はN末端側に急性発症1型糖尿病とは異なってユニークなエピトープを有する[7]．
(4) 発症年齢は30〜50歳と中年から高齢であることが多く，急性発症1型糖尿病の若年期発症に比べ高齢である．
(5) β細胞障害の速度は女性に比べ男性の方がすみやかである．
(6) Class II MHCであるHLA-DR4-DQA1*0301-

B1*0401との関連がみられるが急性発症1型糖尿病と関連するHLA-A24との関連はうすい[3)4)].

(7) 膵病理組織所見上,β細胞は若干残存している場合が多い.一方,膵外分泌腺組織は,著明な萎縮が認められ,しばしば外分泌腺周囲にCD-8陽性のリンパ球浸潤を認める[6)8)].

(8) 膵管造影で慢性膵炎様の膵管とくに二次膵管の慢性膵炎様の所見を認める頻度が高い[9)].

● SPIDDM検査マーカーと診断

一見2型糖尿病と思われる糖尿病例にもGAD抗体,ICA,IAA,IA-2抗体などが陽性を示す例が約5％存在し,SPIDDMの初期の例と考えられる[2)10)～12)].小児発症1型糖尿病例では複数の自己抗体が陽性であるほどインスリン依存状態への移行する頻度が高いことが知られている.われわれは最長20年間にわたり,これらの膵島自己抗体が陽性の例を経過観察しているが,(1) ICAに加えGAD65抗体,IAAなどの抗体が陽性の例ほどインスリン依存状態に移行する頻度が高い[10)12)13)](図1).また,(2) SPIDDMの場合は,GAD抗体のみでも陽性の場合は進行する可能性が高い(図1).SPIDDMでのGAD抗体の特徴はその抗体価が急性発症1型糖尿病に比べて高く,またICA,IAAなどに比べ長期間陽性を示す点である.(3) SPIDDM例での特徴として,IA-2抗体が陽性であっても,GAD抗体のようにインスリン分泌障害の進行の予知能が高くはならないことである(図1)[14)15)].

● SPIDDMにおけるインスリン分泌能と膵病態および病理所見

1. SPIDDM初期におけるインスリン分泌能

われわれは急性発症IDDMの両親のインスリン分泌能と耐糖能をみていく過程でその両親が多くの場合ICA陽性のSPIDDM例であることを報告した(図2).すなわち,33家系の急性発症1型糖尿病例(発端者の発症年齢20.1±1.7歳,平均±SD)の糖尿病未発症の両親52例でICAの測定と糖負荷試験を行ったところ,21％(11/52)がICA陽性を示し,23％(12/52)が糖尿病型を呈した.この糖尿病型を呈した両親のうち,50％(5/12)はICAが陽性を示した.このような例はSPIDDMのごく初期の例と考えられるが,特徴的なことは,(1) Insulinogenic index($\triangle$IRI/$\triangle$BG30分)が0.40±0.11であったのに対し,ICA陰性の両親の場合は0.68±0.06,$p<0.05$)と有意差をみとめた.以上より,SPIDDM例の初期のインスリン分泌は初期分泌が低下しており,耐糖能も糖尿病型を示すことが特徴である.

2. SPIDDMにおけるβ細胞残存機能と糖尿病性合併症

SPIDDM例の膵島にはわずかではあるがβ細胞が残存しており,この点でβ細胞が完全に消失している急性発症1型糖尿病と異なる所見である[17)].内因性のインスリン分泌能が残存しているためSPIDDMでは1型糖尿病に比べ血糖コントロールが,比較的容易である.その結果糖尿病性合併症の発生も急性発症1型糖尿病に比べより低頻度である[17)].

3. SPIDDMの病理組織所見

SPIDDM例の膵病理組織は(1)残存β細胞がわず

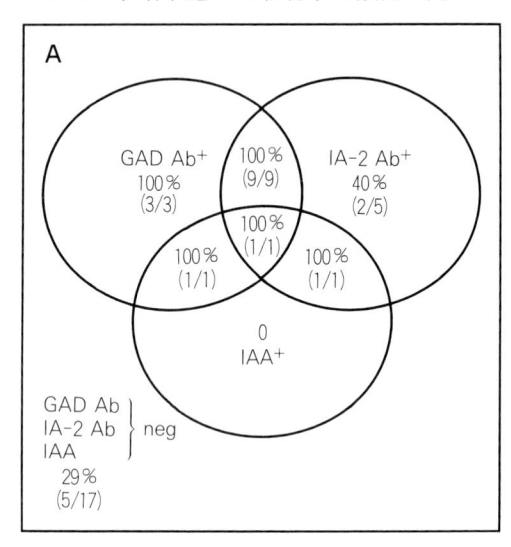

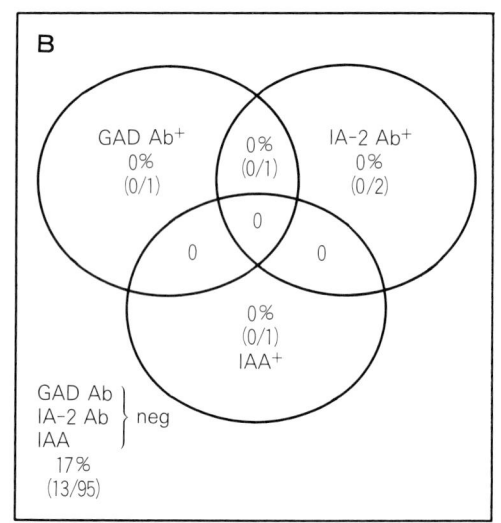

図1 ICA,GAD抗体,IA-2抗体,IAA別にみたSPIDDM例のインスリン治療までの進行頻度(％).
(A) ICA陽性例,(B) ICA陰性例.ICA陽性例でかつGAD抗体陽性例が最も高頻度に進行することがわかる.

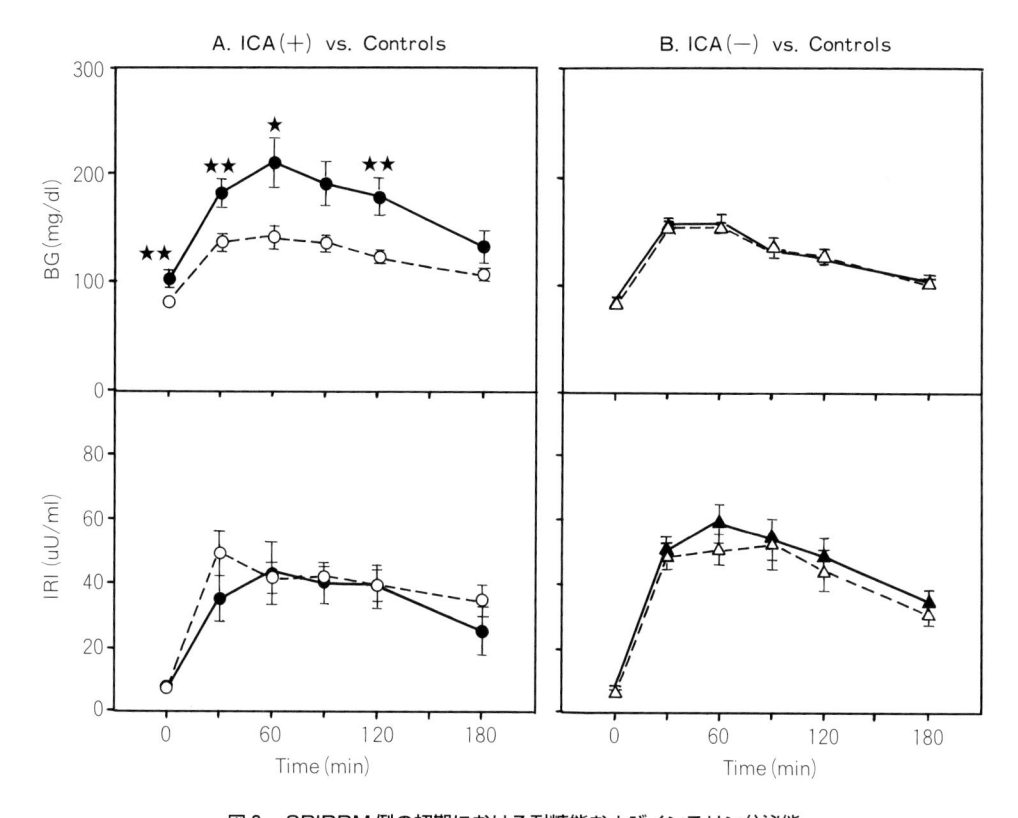

図2 SPIDDM例の初期における耐糖能およびインスリン分泌能
IDDM患者の両親における成績[16]．SPIDDM例の初期（A）においては，耐糖能は低下し，△IRI/△BG30'値は低下する．IRIの絶対値は30分値のみ低値傾向を示す．（B）はICA（−）例と対照者の比較．

かなながら（正常対照者の約10％）残存すること，(2) 膵島内へのリンパ球浸潤（膵島炎）は極めて稀にしか見られず，時に膵島周囲へのCD8陽性Tリンパ球浸潤が認められることなどが特徴であるある[6)8)]．(3) 膵外分泌腺の萎縮[9)]と一部CD8陽性T細胞の浸潤が認められることも特徴である．最近Shimadaら[18)]はGAD抗体陽性のSPIDDM例では僅かながら膵島炎をみとめ，CD4陽性T細胞がCD8陽性T細胞に比べ優位であったという．一方Muraoら[19)]はGAD抗体陽性でも膵島炎がみられなかった症例を報告している．いずれにせよ，膵島に対するT細胞の浸潤とβ細胞は急性発症1型糖尿病に比べ弱いものである．

SPIDDMの治療

SPIDDMの特徴として，前述したように膵組織には前述したごとく，β細胞が残存し，インスリン分泌能も若干残存している．β細胞の残存するSPIDDM例では血糖コントロールが安定しており，糖尿病性の慢性合併症の進展が抑制されていることが知られている[6)8)]．したがって，SPIDDMにおけるβ細胞障害の進行阻止は血糖値の安定化のみならず，合併症の予防

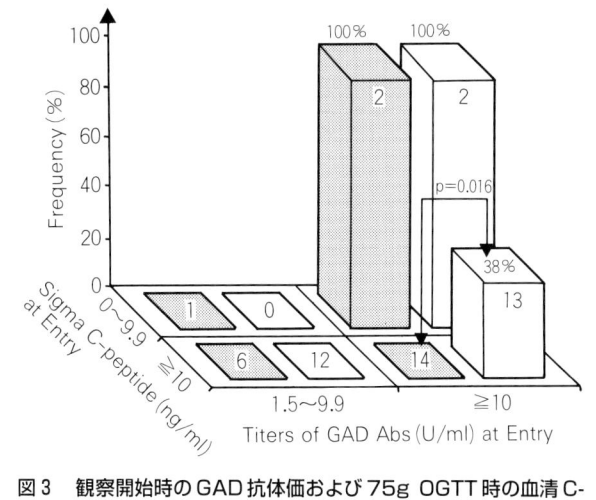

図3 観察開始時のGAD抗体価および75g OGTT時の血清C-peptide値の5点の総和別にみたSPIDDM例のインスリン依存状態への進行する頻度．
GAD抗体価が10u/ml以上Σ C-peptide10 ng/ml以上の群では早期インスリン治療により，進行の頻度が低い[14)]．

にとっても重要な課題である．

SPIDDMの進展予防

早期インスリン治療によるインスリン分泌能の低下

抑制に関する多施設間ランダム試験：Tokyo Study[14]
1996年我々は早期少量インスリンのSPIDDMにおけるβ細胞障害進展阻止における多施設間ランダム試験を開始した．一見，2型糖尿病と思われるGAD抗体陽性の症例である．

インターベンションの方法としては，
（1）GAD抗体陽性の例はランダムにインスリンもしくはSU剤に割りつけられ，
（2）インスリン群においては中間型インスリン1回もしくは2回注射法を原則として開始すること，
（3）SU剤群においてはグリベンクラミドを使用することとした．その結果，少量インスリン治療によるSPIDDMの進展阻止効果はGAD抗体が高値かつインスリン分泌能の残存した例ほど有効であることが明らかとなった．

一方インスリン分泌能の残存の程度が低い例においては無効であることも明らかとなった（図3）．

● 文　　献 ●

1) Alberti K GMM, et al. : Definition, Diagnosis and classification of diabetes mellitus and its complications. Part 1 : diagnosis and classification of diabetes mellitus provisional report of a WHO consultation. Diabet Med 15 : 539-553,1998.
2) Kobayashi T, et al. : Time Course of Islet Cell Antibodies and B-cell Function in Non-insulin-dependent Stage of Type 1 Diabetes. Diabetes 36 : 510-517, 1987
3) Kobayashi T, et al. : Immunogenetic and clinical characterization of slowly Progressive IDDM. Diabetes Care 16 : 780-788, 1993.
4) Nakanishi K, et al. : Association of HLA-A24 with complete B-cell destruction in insulin-dependent diabetes mellitus. Diabetes 42 : 1086-1093, 1993.
5) 小林哲郎：ゆるやかに進行するインスリン依存型糖尿病(slowly progressive IDDM)．医学の歩み 156：937-941, 1991.
6) Nakanishi K, et al. : Relationships between islet cell antibodies, residual beta-cell function and metabolic control in patients with insulin-dependent diabetes mellitus of long duration. Metabolism, 39 : 925-930, 1990.
7) Kobayashi T, et al. : Unique epitopes of glutamic acid decarboxylase autoantibodies in Slowly Progressive Type 1 Diabetes. J Clin Endcrinol Metab 88 : 4768-4775, 2003.
8) Kobayashi T, et al. : Histopatholo-gical changes of the pancreas in islet cell antibodies (ICA) positive subjects befre and after the clinical onset of insulin-dependent diabetes mellitus (IDDM). Diabetes 37 : 24A
9) Nakanishi K, et al. : Exocrine pan-creatic ductograms in insulin-depend entiabetes mellitus. Am J Gastroenterol 89 : 762-766, 1994.
10) Kobayashi T, et al. : GAD antibodiesseldom disappear in slowly progressive IDDM. Diabetes Care, 19：1031, 1996.
11) Kasuga A, et al. : Antibodies to the Mr 65,000 isoform of glutamic acid decarboxylase are detected in non-insulin-dependent diabetes in Japanese. J Autoimmunity 9 : 105-111, 1996.
12) Nakanishi K, et al. : Predicitive value of insulin autoantibodies for further progression of beta cell dysfunction in non-insulin-dependent diabetics. Diabetes Research 9 : 105-109, 1988
13) Horton V, et al. : Genetic heterogeneity of autoimmune diabetes : age of presentation in adults is influenced by HLA DRB1 and DQB1 genotypes (UKPDS 43). UK Prospective Diabetes Study (UKPDS) Group. Diabetologia, 42 (5) : 608-16, 1999.
14) Kobayashi T, et al. : Insulin intervention to preserve β cells in slowly progressive insulin-dependent (Type 1) diabetes mellitusa. Ann NY Acad Sci, 958 : 117-130,2002.
15) Kasuga A, et al. : Autoantibody against ICA512 did not improve test sensitivity for slowly progressive IDDM in adults. Diabetes Care, 20 : 679-80, 1997.
16) Hiroshi Kajio, Tetsuro Kobayashi, et al. : Relationship Between Insulin-Dependent Diabetes Mellitus (IDDM) and Non-Insulin-Dependent Diabetes Millitus : β-Cell Function, Islet Cell Antibody, and Haptoblobin in Parents of IDDM Patients. Metabolism, Vol 44 (7) : 869-875,1995.
17) Nakanishi K, et al. : Residual β-cell function and HLA-A24 in IDDM : Markers of glycemic control and sub-sequent development of diabetic retinopathy. Diabetes 44 : 1334-1339, 1995.
18) Shimada A, et al. : T-Cell Insulitis Found in Anti-GAD65+ Diabetes With Residual β-Cell Function. Diabetes Care 22 : 615-617,1999.
19) Murao S : Histological changes of the pancreas in an elderly diabetic patient positive for GAD antibody. Intern Med 39 : 1079-82, 2000.

[小 林　哲 郎]

疾患 23 火と油

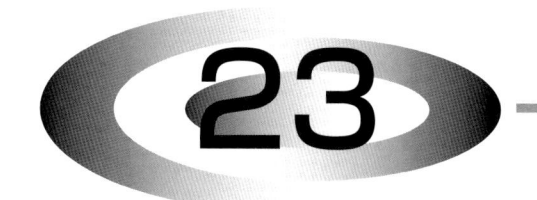

問題編

症例呈示

症例

患者：TS，16歳男性
主訴：意識障害
家族歴：母親に2型糖尿病
既往歴：特記事項なし
現病歴：小学校入学頃から肥満傾向にあり，今年4月には身長168cmで体重98kgであったが，1ヵ月前から体重が急激に減少した．口渇のため炭酸飲料を多く飲んでいたが，最近さらに口渇が強まり，3日前からは悪心，嘔吐をきたした．昨日の夕食後から全身倦怠感を訴え，7月5日朝排便後に倒れているのを母親にみつけられ，救急車で搬入された．
初診時現症：体重86kg，体温36.7度，血圧102/64mmHg，脈拍120/分整，呼吸20/分，不規則で深い．意識レベル（JCS/II-10）．皮膚は乾燥し，ツルゴールが低下している．眼瞼結膜貧血なし，眼球結膜黄疸なし．
頸部：甲状腺触れず，リンパ節腫大なし．
胸部：心音I音，II音やや減弱，心雑音なし．呼吸音正常．
腹部：平坦，軟．両側腹部と両鼠径部に白色皮膚線条．心窩部に圧痛．肝・脾触れず．
神経学：項部硬直なし，麻痺なし，膝蓋腱反射正常，アキレス腱反射正常，病的反射なし．
＜入院時検査所見＞
検尿：蛋白（±），糖（4＋），ケトン体（4＋），潜血反応（−）．
CBC：WBC 13,000/μl（St2,Seg61,L26,M8,E2,B1），RBC 569×10³/μl，Hb 17.9g/dl，Ht 53.2%，Plt 25.7×10³/μl．
生化学：TP 8.5g/dl，Alb 4.4g/dl，T.Bil 0.7mg/dl，D.Bil 0.3mg/dl，GOT 31IU/l，GPT 41IU/l，LDH 468IU/l，γGTP 17IU/l，ChE 609IU/l，T-Chol 205mg/dl，HDL-Chol 23.8mg/dl，TG 431mg/dl，BUN 46mg/dl，Cr 3.4mg/dl，Na 139mEq/l，K 5.0mEq/l，Cl 100mEq/l，浸透圧 368mOsm/l，血糖 1032mg/dl，3-ヒドロキシ酪酸 2892μmol/l，HbA1c 10.8%．
動脈血ガス分析：pH 7.12，O₂分圧 124mmHg，CO₂分圧 10.3mmHg，HCO₃⁻ 3.1 mEq/l，Base excess −24.8mmol/l．

設問

問題1 ここまでで考えられる診断は何か？
1．自己免疫性1型糖尿病の急性発症
2．非自己免疫性劇症1型糖尿病
3．2型糖尿病
4．急性膵炎による糖尿病
5．Cushing症候群による高血糖

問題2 まず行うべき治療を2つ選べ．
1．生理食塩水輸液
2．インスリン持続静注
3．フロセミド静注
4．重炭酸ナトリウム静注
5．ヒドロコルチゾン静注

著明な高血糖があり，血中ケトン体（3-ヒドロキシ酪酸）が高値，尿ケトンが強陽性，動脈血ガス分析でpH7.12とケトアシドーシス昏睡の病態を示している．ケトアシドーシス昏睡は1型糖尿病だけでなく肥満し

た2型糖尿病患者が清涼飲料水を多飲したときにもみられることがある．本例は高度肥満があり炭酸飲料を多く飲んでいたことから，2型糖尿病の清涼飲料水ケトーシスであろうと判断した．1型糖尿病の可能性も除外できないが，いずれにせよ急性期の治療は輸液とインスリン持続注入である．生理食塩水輸液と10単位/時間の速効型インスリン持続注入を開始した．

当初は血糖値の低下が不十分であったが，インスリン注入速度を15単位/時間に増やしたところ血糖値が低下し，それとともにアシドーシスも改善した．2時間かけて生理食塩水を2,000ml輸液した時点で血清カリウムが3.0mEq/lまで低下したため，輸液中にカリウムを添加した．8時間後には血糖値が300mg/dl以下となったため，5％グルコースを含む維持液に変更し，インスリン注入速度を落とし徐々に血糖値を低下させた．

問題3 本例の糖尿病の病型を判定するために有用な検査を2つ選べ．
1．75gOGTT
2．グリコアルブミン
3．インスリン抗体
4．GAD抗体
5．血清Cペプチド

インスリン持続注入により血糖値を250mg/dl以下に維持した．経口摂取が可能になったので，入院3日目からは各食前速効型インスリン（朝16，昼8，夕12単位），就寝前中間型インスリン14単位の4回注射に変更した．インスリン必要量は急速に減少し，入院20日にはインスリンを中止できた．入院3日目のC-ペプチドは1.2ng/mlであり，GAD抗体は陰性であることが確認された．

問題4 今後の方針として適切なものを3つ選べ．
1．定期的な血糖およびHbA1c測定
2．食事指導
3．運動療法の指導
4．少量のインスリン治療
5．スルホニル尿素薬治療

肥満の是正とインスリン感受性改善のため，栄養バランスのよい2,200kcalの食事療法を本人と母親に指導した．特に清涼飲料水の飲用を控えるように説明した．また，ウォーキングなどの運動を1日1時間以上行うよう指導した．退院1ヵ月後の空腹時血糖値が97mg/dlであり，体重も退院時より1kg減少していたので，その後は3カ月毎の受診とした．

解説編

清涼飲料水ケトーシスは，2型糖尿病患者が高血糖にともなう口渇を清涼飲料水の多飲で癒そうとしてさらに血糖が上昇し，ブドウ糖毒性によりインスリン抵抗性とインスリン分泌障害が強まるという悪循環に陥り，著しい高血糖とケトーシスをきたすものである[1][2]．肥満者に多く，1型糖尿病のケトーシスとは異なり，血中Cペプチド値は正常範囲か比較的軽度の低下を示すにとどまる．清涼飲料水ケトーシスの診断のめやすを表1に示す．1型糖尿病の急性発症との鑑別が臨床的に最も問題となる．また，重症感染症に伴うケトーシス，アルコール性ケトーシスや，急性膵炎の除外を要する．

軽症例は食事療法あるいは経口血糖降下薬のみで回復するが，多くの例ではインスリン治療が行われる．意識障害を伴う重症例では1型糖尿病のケトアシドーシス昏睡と同様のインスリン持続注入と輸液管理を要する．インスリン必要量はブドウ糖毒性が解除されるにつれ速やかに減少し，おおね1カ月以内にインスリン注射を中止できる．その後は食事療法・運動療法で良好な血糖コントロールが得られることが多い．体重減少に成功すれば耐糖能が正常化する例もある．しかし，血糖値が正常化した後も定期的に検査と指導を行う必要がある．

表1 清涼飲料水ケトーシス診断の目安

1 ●糖尿病新規発症または無治療
2 ●過去6ヵ月以内に標準体重＋20％以上の肥満
3 ●糖を含む清涼飲料水を1,000ml/日以上飲用
4 ●血中C-ペプチド0.5ng/ml以上
5 ●GAD抗体陰性
6 ●重症感染症，急性膵炎，大量飲酒なし

問題の解答と解説

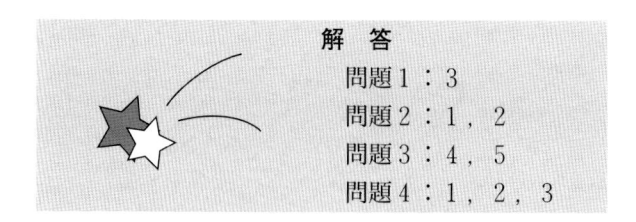

解　答
問題1：3
問題2：1, 2
問題3：4, 5
問題4：1, 2, 3

問題 1

　15歳男性のケトアシドーシス昏睡である．初診時BMIが30.5と高度肥満があり，3カ月前はBMI34.7とさらに顕著な肥満があった．肥満の存在と炭酸飲料水を多く飲んでいたという病歴から，清涼飲料水ケトーシスの可能性が高い．清涼飲料水ケトーシスは肥満した2型糖尿病患者が糖を含む清涼飲料水を大量に摂取したときに起きる病態で，若年男性に多くみられる．悪心・嘔吐や心窩部痛は，1型糖尿病であれ清涼飲料水ケトーシスであれ，ケトアシドーシスではしばしば認められる．急性膵炎は激烈な腹痛をきたす疾患であり，肥満者で頻度が高いが，発症年齢は30代以降に多く，20歳未満での発症は極めて少ない．HbA1cの値から高血糖状態が長く続いていることが示唆されることも，急性膵炎による糖尿病には一致しない．Cushing症候群は肥満と糖尿病をきたす疾患であるが，肥満が小児期からあること，血清カリウムが高値であることなどから可能性は低い．

問題 2

　清涼飲料水ケトーシスは，アシドーシスを伴わず意識清明な軽症から本例のような重症例まで重症度は様々である．重症例の治療は1型糖尿病のケトアシドーシス昏睡と同じでよい．すなわち，生理食塩水による脱水の補正とインスリン持続静注により治療を開始し，血清カリウムが低下し始めると輸液中にカリウムを加える．脱水を補正しても尿量が増加しないときにはフロセミドを用いることがあるが，最初から使用すべきではない．アシドーシスは輸液とインスリン投与により改善するので，重炭酸ナトリウムによるアシドーシスの補正は原則として行わない．pHが7.0程度かそれ以下の場合には重炭酸ナトリウムを用いることがあるが，pH 7.1程度までの補正にとどめる．ヒドロコルチゾンをこの状態で用いる必要はないし，もし使用すると高血糖とケトアシドーシスを悪化させる恐れがある．

問題 3

　1型糖尿病は一般に非肥満であるが，肥満者がたまたま1型糖尿病を発症することがある．1型糖尿病であっても口渇のため清涼飲料水を多飲していたという例は少なくない．したがって，肥満の存在と清涼飲料水多飲だけで清涼飲料水ケトーシスとは即断できない．また，1型糖尿病の発症初期には一時的な寛解期を示す例があるので，インスリン注射が中止できたとしても2型糖尿病とは断定できない．清涼飲料水ケトーシスと診断するには，血清または尿中Cペプチドを測定して内因性インスリン分泌を評価するとともに，GAD抗体が陰性であることを確認するのがよい．インスリン注射開始前であればインスリン自己抗体を測定する方法もある．HbA1cが上昇していない急激発症の症例では，グリコアルブミン値から発症時期を推定することが可能であるが，本例はHbA1cが高値であるのでグリコアルブミンを測る意味はない．

問題 4

　清涼飲料水ケトーシスの長期予後は明らかではないが，次第に糖尿病が進行し経口血糖降下薬が必要となる例がみられる．若年者が多いだけに，将来の血管合併症を予防するため，生活習慣の改善をめざした積極的な指導を行うべきであり，血糖コントロールが良好であっても定期的なフォローアップが必要である．インスリン抵抗性が主体となる病態であるので，薬物療法を開始する場合は，インスリンやスルホニル尿素薬よりαグルコシダーゼ阻害薬やメトホルミンが適している．

レベルアップをめざす方へ

　清涼飲料水ケトーシスは糖尿病を指摘されたことがない人に起こることが多い．糖尿病に気づいていないため，高血糖に伴う口渇を清涼飲料水の多飲で癒そうとし，血糖値がさらに上昇し口渇が強まるという悪循環に陥る．血糖上昇はブドウ糖毒性（glucotoxicity）によるインスリン抵抗性・インスリン分泌障害をきたし，さらに高血糖を促進する．インスリン作用不足のため脂肪分解が起こると，遊離脂肪酸の脂肪毒性（lipotoxicity）によりインスリン抵抗性とインスリン分泌能が一層悪化する．これらの悪

循環の連鎖がケトーシス，ケトアシドーシスをもたらす機序と考えられる．悪循環を促進するのが肥満の存在である．肥満者はインスリン抵抗性が強いだけでなく，容易に脂肪分解の亢進をきたしケトーシスを呈する．インスリン抵抗性とインスリン分泌不全の両者が関与しているが，主体となるのはインスリン抵抗性である．インスリン負荷試験における感受性（K値）は，ケトーシスから回復した直後は低値を示すが，インスリン治療後には回復を示す[3]．一般に清涼飲料水ケトーシスは可逆的な病態であるが，肺梗塞を合併し死亡した症例の剖検所見[4]では，膵島の萎縮とβ細胞の脱落が示されているので，重症例では膵β細胞障害を残す可能性がある．

　私どもの行った糖尿病専門クリニックにおける調査では，清涼飲料水ケトーシスの頻度は糖尿病新規発症例の約0.8％であった[1]．発症年齢は10代から30代に多く，清涼飲料水を多飲する生活習慣と関連していると考えられる．若年者では男性の方が肥満率が高く，清涼飲料水摂取量も多いためか，男性例が大部分を占める．清涼飲料水ケトーシスは欧米白人と比較して日本人で多い病態である．民族間の遺伝的因子の差異が関与していると推定されるが，清涼飲料水自動販売機の増加や，大容量ペットボトルの普及などの社会的要因が重要であることは言うまでもない．

●文　献●

1) 山田研太郎, 高根直子, 野中共平, ほか：ケトーシスを伴って急性発症する肥満NIDDM症例—清涼飲料水ケトーシス—. 糖尿病 36：469-473, 1993
2) Yamada K, Nonaka K : Diabetic ketoacidosis in young obese Japanese men : atypical diabetes induced by sugar-containing soft drinks. Diabetes Care 19：671, 1996
3) 松本一成, 矢野まゆみ, 植木幸孝, ほか：清涼飲料水ケトーシスにおけるインスリン分泌とインスリン感受性の治療による変化．糖尿病 41：891-896, 1998
4) 澤田雅彦, 丸山太郎, 北澤吉明, ほか：肺梗塞を合併して死亡した"ペットボトル症候群"の1剖検例. 糖尿病 39：431-437, 1996

[山田　研太郎]

疾患 24 胸痛がないから帰宅させてもいい？

問 題 編

● 症例呈示

症例 1

患　者：52歳，男性，農業
主　訴：両下肢しびれ
家族歴：母，同胞第 1 子，同胞第 6 子：2 型糖尿病
既往歴：46歳時，右踵部膿瘍にてデブリードメント施行
嗜好歴：煙草 20本/日×約30年間，ウイスキーボトル 1〜2本/週×30年間，2年前から缶ビール 1〜2本/週
現病歴：22歳で尿糖を指摘されたが放置．体重は 85kg であった．30歳頃から体重が減少し，35歳頃口渇，多飲，多尿が出現したが放置．40歳頃，視力低下が出現，糖尿病網膜症（福田分類で B-II）と診断され，光凝固術を施行された．同時に経口血糖降下剤を開始したが，血糖コントロールは不良で入退院をくり返した．平成 8 年，混合型インスリン 2 回打ちを開始したが，HbA1c 9〜12％台であった．平成 11年 7 月，強化インスリン療法導入．これまで胸部症状を自覚したことはない．平成 15年 3 月，無症候性心筋虚血のスクリーニングのため入院．
入院時現症：身長 166.8cm，体重 66.8 kg，BMI 23.9，血圧 120/60 mmHg（左右差なし），脈拍 92/分（整），起立試験：血圧 30 mmHg 低下，体温 36.4℃，意識清明，心音 I 音 II 減弱亢進なし，III，IV 音聴取せず，胸骨左縁第 3 肋間に Levine II 度の収縮期雑音聴取，正常肺胞呼吸音，肝脾腫触知せず，下腿浮腫あり，右大腿足背動脈触知やや低下，ABI（ankle-brachial pressure index）左 1.10，右 0.75，両側アキレス腱反射，膝蓋腱反射とも減弱，病的反射なし，両側下腿で触覚の低下としびれ感あり，左右とも内踝部振動覚が著明低下．
入院時検査所見：尿一般：比重 1.024，PH 6.5，蛋白（3 ＋），糖（3 ＋），潜血（−），ケトン（−），ウロビリノーゲン（±），尿沈渣；白血球 1/F，硝子円柱 1/F，顆粒円柱 1〜2/AF
血算：WBC 6000/μl，RBC 416万/μl，Hb 13.8 g/dl，Hct 39.8％，Plt 23.5万/μl，
生化学：TP 7.5g/dl，Alb 4.4g/dl，FPG 228 mg/dl，BUN 28 mg/dl，Cre 0.86 mg/dl，UA 7.4 mg/dl，Na 138 mEq/l，K 3.8 mEq/l，Cl 102 mEq/l，T-Bil 0.5mg/dl，GOT 16 IU/L，GPT 20 IU/L，ALP 425 IU/L，LDH 313 IU/L，γ-GTP 40 IU/L，ChE 775 IU/L，CPK 70 IU/L，AMY 46 IU/L，T-Chol 307mg/dl，TG 317 mg/dl，HDL-C 48 mg/dl
12誘導心電図：正常洞調律，心拍数 86/min（呼吸性変動なし），QRS 軸＋20度，明らかな ST-T 変化なし．深呼吸時心拍変動係数（CVR-R）3.22
胸部 X 線：CTR 50.2％，肋骨横隔膜角鋭，肺野・縦隔に異常陰影なし．
心臓超音波：左心室駆出率 57％，左心室壁運動異常なし．大動脈弁に石灰化あり．
糖尿病関連検査：Ccr 30ml/min，尿中 C ペプチド 12.6 μg/日，尿蛋白定量 774mg/日（蓄尿量 1800ml，尿中 Cre 0.56g/日），HbA1c 9.2％，1 日血糖（mg/dl）；朝食前 125，朝食後 253，昼食前 147，昼食後 224，夕食前 171，夕食後 210．

● 設 問（1）

問題 1-1 本例で無症候性心筋虚血を診断するのに有効な検査を 3 つ選べ
（1）安静時 12 誘導心電図および心臓超音波

154　Ⅱ．疾　患　編

（2）MIBG（^{123}I-metaiodobenzylguanidine）心筋シンチグラフィ
（3）Holter心電図
（4）運動負荷心筋シンチグラフィ
（5）心臓カテーテル検査

問題1-2 入院中におこなった心臓カテーテル検査で図1のような所見であった．本例で心血管イベントを防ぐため有効と考えられる手段を3つ選べ
（1）亜硝酸剤の内服増量
（2）アスピリンの少量持続内服
（3）強化インスリン療法による血糖コントロールの徹底
（4）スタチン製剤またはフィブラート製剤の内服
（5）冠血行再建術（経皮的冠動脈インターベンションまたは冠動脈バイパス手術）

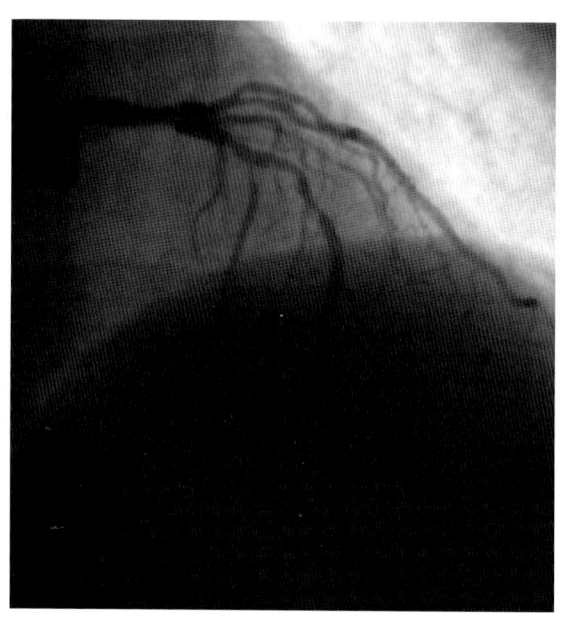

図1　左冠動脈造影
正面頭側像，左前下行枝に飛び石状に複数の狭窄病変がみられる．右冠動脈造影で有意狭窄病変はなかった．

入院後，食事療法，強化インスリン療法により血糖コントロール状態は改善し（HbA1c 7.5％），フィブラート製剤でTC 185，TG 145，HDL 47mg/dLとなった．冠血行再建術を拒否し内服のみ（アスピリン100mg/日）の加療を希望された．退院2カ月後，自宅で突然死しているところを隣人に発見された．

問題1-3 原因として考えられるのものを3つ選べ？
（1）急性冠症候群
（2）心室頻拍，心室細動
（3）急性左心不全
（4）脳出血
（5）低血糖性昏睡

症例2

患　者：65歳，男性，無職
主　訴：悪心，意識消失
家族歴：糖尿病なし．既往歴：特になし．
嗜好歴：煙草10本/日×50年間，飲酒．
現病歴：60歳のときはじめてうけた検診で糖尿病と診断されたが放置．これまで胸部症状を自覚したことはない．平成13年7月2日午前9時頃，いつものように庭仕事をしていたところ悪心が出現．安静にしたら30分程度で消失した．同日の昼食中突然意識を消失したが5分程度で回復した．3時間後救急外来を受診した．
初診時現症：意識清明，身長161cm，体重60.0kg，BMI 23.1，血圧80/38 mmHg，脈拍40/分（不整），体温35.1℃，頸静脈怒張あり，心音Ⅰ音Ⅱ減弱亢進なし，Ⅲ，Ⅳ音聴取せず，心雑音聴取せず，正常肺胞呼吸音，肝2横指触知，下腿に軽度浮腫．
検査所見：尿一般；比重1.015，PH 6.5，蛋白（1＋），糖（2＋），潜血（3＋），ケトン（−），ウロビリノーゲン（±），ビリルビン（−），亜硝酸塩（−），尿沈査；白血球1/F，扁平上皮1〜2/F，硝子円柱1〜2/F
血算：WBC 16000/μl，RBC 421万/μl，Hb 12.6g/dl，Hct 38.5％，Plt 23.5万/μl．
生化学：TP 5.9 g/dl，Alb 3.2 g/dl，FPG 822 mg/dl，BUN 27 mg/dl，Cre 1.30 mg/dl，UA 7.4 mg/dl，Na 136 mEq/l，K 4.6 mEq/l，Cl 98 mEq/l，T-Bil 0.5mg/dl，GOT 1153 IU/L，GPT 857 IU/L，ALP 425 IU/L，LDH 1528 IU/L，CPK-MB 90 IU/L，T-chol 116 mg/dl，TG 68 mg/dl，HDL-C 35mg/dl
血清CRP 0.99 mg/dl，HbsAg（−），HCV抗体（−），HbA1c 11.3％
12誘導心電図：心拍数40/min（図2，図3），入院3日後，図4に示す波形を認めた．
胸部X線：心胸郭比50.0％，肋骨横隔膜角鋭，肺野・縦隔に異常陰影なし．
心臓超音波：左心室駆出率48％，左心室下壁は無収縮（akinesis），前側壁，心室中隔は正常壁運動．右心室拡大，右心室壁運動低下．下大静脈径拡張．

設　問（2）

問題2-1 意識消失の原因として考えられるものを3つ選べ．
（1）高血糖性高浸透圧性昏睡

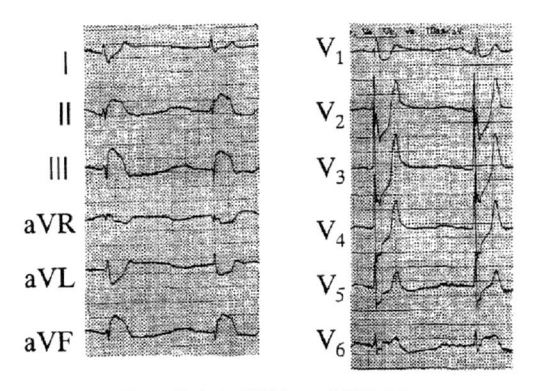

図2　救急室受診時12誘導心電図

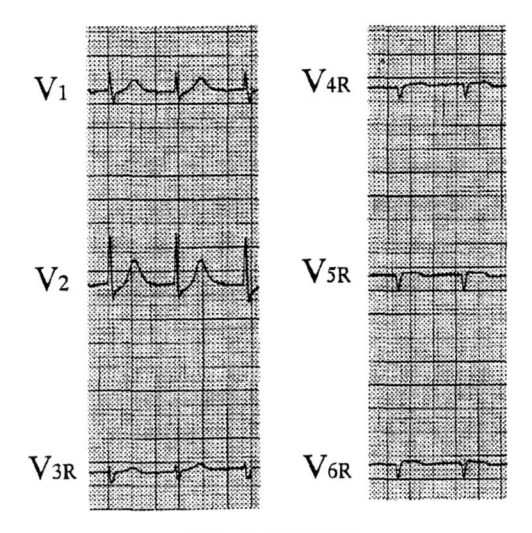

図3　右側胸部誘導

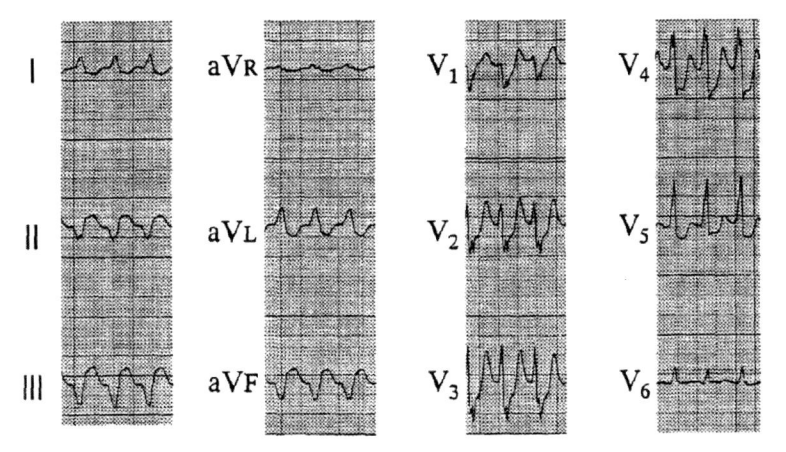

図4　入院後12誘導心電図

（2）食後低血圧（postprandial hypotension）
（3）右室梗塞＋下壁梗塞に合併した右心不全
（4）心室性頻拍
（5）完全房室ブロック

問題2-2　来院時の処置として適切なものを3つ選べ．
（1）亜硝酸剤の舌下
（2）カルシウム拮抗薬の静注
（3）一時的ペースメーカー挿入
（4）緊急心臓カテーテル検査
（5）右心系および動脈圧モニター下の輸液

解説編

糖尿病と無痛性心筋梗塞（silent myocardial infarction）

　欧米でも本邦でも，一般集団の糖尿病有病率は5〜8％だが，急性心筋梗塞患者では30％が糖尿病を有する．糖尿病患者で心筋梗塞を発症する例に遭遇する可能性は高い．

　糖尿病を有する心筋梗塞患者では，一般に非定型的atypicalで，無痛性painlessのことが多いとされる．初期の小規模の観察研究では，糖尿病患者で無痛性心筋梗塞が多いとされた（Bradley and Schonfeld, 1962）．最近，米国の大規模研究（National Registry of Myocardial Infarction 2）で，この点が追認された．心筋梗塞の登録患者解析（43万人）では，来院時3分の1は無痛性であり，高齢者（74 vs 有痛性69歳），女性（49％ vs 38％），糖尿病（33％ vs 25％），心不全の既往（26％ vs 12％），がその危険因子であった（Canto, JAMA 2000）．糖尿病患者では，無痛性心筋梗塞の割合が非糖尿病より有意に高かった（37％ vs 29％）．
・無痛性心筋梗塞は，一般に初期治療が遅れ院内死亡が多くなる（22％ vs 9％，オッズ比2.21倍）．糖尿病患者では，急性心筋梗塞後の院内および長期死亡率が非糖尿病患者の2倍高い．例え，急性冠症候群（コラム参照）を発症してもできるだけ早く診断してできるだけ早く（1〜2時間以内に）初期治療を始める必要がある（コラム参照）．この点から，糖尿病と無痛性心筋梗塞の関係を知ることが肝要である．

糖尿病と無症候性心筋虚血（silent myocardial ischemia）

1．概　念
　胸痛や関連する症状をともなわないが，他覚的に検出しうる心筋虚血を無症候性心筋虚血という．糖尿病患者で心筋梗塞を発症した場合予後が悪いため，無症候性心筋虚血の段階で積極的に診断して，心筋梗塞の発症を予防する必要がある．

2．病　因
　無症候性心筋虚血の病因は，糖尿病の有無に関わらず複雑である．糖尿病で心臓自律神経障害があると無痛性になることが多いとされる．しかし，心臓自律神経障害と無症候性心筋虚血の診断には，それぞれ多くの交絡因子があり，両者の関係について十分な説明は得られていない．
・症候：全く無症状あるいは息切れ，嘔吐・嘔気，原因不明の疲労，発汗といった非定型的な症状を示すことがある．無症候性心筋虚血の分類にはCohnの分類（Ⅰ型：全く無症状，狭心症・心筋梗塞の既往なし，Ⅱ型心筋梗塞後，Ⅲ型症候性と無症候性が混在），Braunwaldの分類（Ⅰ型狭心症の既往なし，Ⅱ型症候性と無症候性が混在）がある．

3．診　断
　糖尿病患者で，（1）複数の冠危険因子を有する（家族歴，高脂血症，高血圧，肥満），（2）血糖コントロールの悪い状態が長期（10年以上），（3）diabetic triopathyを有する場合，胸部症状がなくても積極的に無症候性心筋虚血の存在を疑う．まず安静時12誘導心電図をとり以前の心電図と比較する．一枚の心電図のみから，虚血性イベントがおきているか判断することはしばしば困難である．症状の変化，心電図の変化が最も大切であることに留意すべきである．糖尿病患者では安静時12誘導心電図を一年に一度は記録しておくほうがよい．次にHolter心電図をとり，労作性あるいは安静時の虚血性変化をスクリーニングする．無症状でも労作時あるいは心拍数増加にともなうST変化がみられた場合は，無症候性心筋虚血を疑う．Holter心電図は非特異的な変化も多いため，運動負荷試験で誘発されるかを確認する．この場合，段階的に運動負荷量がかえられるトレッドミルか自転車エルゴメータが望ましい．運動負荷がかけられない，運動負荷によるST変化の判定が困難（脚ブロック，ジゴキシン・β遮断薬・抗不整脈使用，低K血症）な症例では，循環器専門医に紹介し，最初から運動負荷あるいは薬剤負荷心筋シンチグラフィーを選択する．施設によってはドブタミン負荷心臓超音波をおこなわれ感度・特異度が優れるとされる．以上の検査で，虚血の存在が否定されない限りは，一度でいいから（何度もやる必要はない）冠動脈造影の適応を検討したほうがよい．上記の非侵襲的な検査は一般に感度が低くて特異度が高くひっかけられない可能性も高いこと，症例毎で心筋虚血とST変化の関係にバリエーションが大きいこと，検査による負担よりも放置した場合の影響が大きいこと（突然死，急性冠症候群），が理由である．

4．治　　療

　有症候性の心筋虚血の治療に準ずる．食事，薬物療法，適応があれば冠血行再建術をおこなう．治療の目標は，冠動脈および心筋血液灌流の回復，冠動脈疾患の一次あるいは二次予防のための冠危険因子軽減プログラム，プラーク安定化，不整脈の抑制，心不全の予防である．

問題の解説と解答

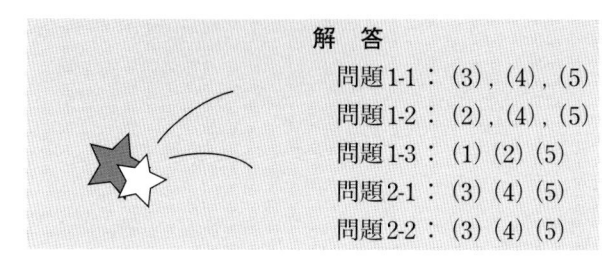

解　答
問題1-1：(3)，(4)，(5)
問題1-2：(2)，(4)，(5)
問題1-3：(1)(2)(5)
問題2-1：(3)(4)(5)
問題2-2：(3)(4)(5)

症例1解説

　本例は30年の糖尿病歴とtriopathyを有する2型糖尿病患者である．若年発症であり家族歴も濃厚であることから遺伝子検索を行ったがMODY遺伝子のスクリーニングでは陰性であった．これまで，あきらかな胸部症状がなく，安静時心電図や心臓超音波でも異常所見はみられない．本例では，糖尿病コントロール状態の悪い状態が10年以上続いている，他の冠危険因子を有する（加齢，喫煙，dyslipidemia，特にレムナントリポ蛋白増加を疑わせるpre-β分画の存在），心臓自律神経障害が存在する（cardiac autonomic neuropathy），他の動脈硬化性疾患が存在する（閉塞性動脈硬化症，足壊疽）ことから，冠動脈疾患の存在が強く疑われた．運動負荷心筋シンチグラフィをおこなったが，負荷不十分で判定は保留された．患者本人家族に，十分に説明しinformed concentを得た後，冠動脈造影検査をおこなった．

問題1-1

　無症候性心筋虚血を診断するため，(1) 安静時12誘導心電図，心臓超音波を定期的に実施する必要があるが，感度，特異度は高くない．心血管イベント発症前の安静時心室をベースラインとして，わずかな心電図所見の変化から新規イベントを疑うことが重要である．MIBG（^{123}I-metaiodobenzylguanidine）心筋シンチグラフィは，心臓交感神経の分布を見る検査で，無症候性心筋虚血そのものを診断するわけではない．Holter心電図は，無症候性心筋虚血を診断するうえで有用である．労作時，安静時（攣縮）何れも診断可能であり，繰り返し実施できる．運動負荷心筋シンチグラフィは，虚血を診断するうえで有効である（感度85％，特異度90％）．ダブルMaster試験は，運動負荷が不十分であったり，逆に重症冠動脈病変をもつ例で過重な負荷となる場合があり，特徴を理解したうえでスクリーニングのみに利用すべきである．treadmill試験は，感度（60％），特異度（85％）とも高くなるが，診断には熟練を要する．心臓カテーテル検査は，慢性安定狭心症，急性冠症候群（不安定狭心症，急性心筋梗塞）何れでも，狭窄病変の有無，形態，長さと血栓，側副血行の有無を調べ，無症候性心筋虚血の原因を判定する上で不可欠である．同時にイベント発生の予防戦略（薬物療法，PCI，CABG）を立てるうえで必須である．

問題1-2

　冠動脈造影検査では，左前下行枝に飛び石状に有意狭窄病変が複数みられる．特に造影剤がぼんやりと(hazy)抜ける所見がみられ血栓をともなう不安定プラークの可能性がある．無症候性のため新規病変（de novo）かはわからない．亜硝酸剤の内服が，冠動脈イベントを予防するというエビデンスは得られていない．厳格な血糖コントロールが冠動脈イベントを減らすというエビデンスは十分ではない．欧米のメガトライアルで，アスピリンの少量持続内服による心血管イベントの一次および二次予防効果が報告された（Hot study, ATT collaboration, BMJ 2002）．特に糖尿病患者での有用性が強調されている（ADA Clinical Practive Recommendations, 2003）．わが国では，小川らが心筋梗塞二次予防での有効性を示したが（JAMIS trial, Am J Cardiol 1999；83：1308-1313），糖尿病患者での一次予防効果は不明である（JPAOでトライアル中）．スタチンまたはフィブラート製剤はいずれも欧米のメガトライアルで心血管イベントの一次および二次予防効果があると報告されている．経皮的冠動脈インターベンション（PCI：percutaneous coronary intervention）には，経皮的冠動脈形成術（PTCAまたはPOBA）および冠動脈内ステント留置術がある．new device（ロタブレーター，アテレクトミー，drug-eluting stent）の臨床的効果についてコンセンサスが得られつつある．糖尿病患者では，明らかにPOBAの心事故発生率（死亡＋心筋梗塞）が高く再狭窄率が高い．一方，冠動脈内ステント留置術は糖尿病，非糖尿病患者いずれでも，心事故発生率（死亡＋心筋梗塞）を減らし再狭窄率を減らす．免疫抑制剤（シロリムス）をコートティングした薬剤溶出性ステントが近々本邦でも保険認可される．海外では再狭窄率が2～3％と良好な成績であるが，糖尿病患者では再狭窄率が高いと

いう．多枝冠動脈病変を有する糖尿病患者では，冠動脈バイパス手術（CABG：coronary artery bypass graft）がPOBAに比べ有効とされた（BARI試験）．しかし糖尿病患者でCABGと冠動脈内ステント留置術のいずれが有効かは不明である．（1）厳格な血糖コントロールとインスリン療法＋インスリン抵抗性改善剤，（2）血行再建術（POBA，ステント留置，CABG）の2×2要因分析が新しく計画されており，重要な知見が得られると期待される（BARI2D試験）．

問題1-3

退院後間もないこと，左前下行枝に複数の複雑病変がみられたことから，急性冠症候群とそれにともなう心室頻拍，心室細動の可能性が高いと考えられる．急性左心不全は，入院時の心臓超音波で心収縮能は保たれており，冠動脈イベントの合併がない限り考えにくい．血圧のコントロールは良好であり脳出血の可能性は低い．インスリン自己注射をおこなっており低血糖性昏睡の可能性は否定できない．

症例2解説

本例は，冠動脈造影上，右冠動脈近位部閉塞（seg 1 100％），左前下行枝（seg 7 90％，seg 8 75％，seg 9 99％），左回旋枝（seg 13 75％）と三枝病変を有していた．これまで糖尿病を放置しており，日頃から無痛性心筋虚血が存在し，今回無痛性心筋梗塞を発症したと考えられる．CCUとPCIの普及により急性心筋梗塞の救命率は現在90％以上に達する．しかし，本例のように緊急再灌流療法により再疎通が得られない場合は依然死亡率が高い．本例のように下壁梗塞に右室梗塞を合併した場合予後は悪く30-50％の院内死亡とされる（オッズ比9.27倍）（JACC 2001；37：37）．

問題2-1

意識消失の原因として，当日朝新しい胸部症状が起きていること，心電図所見で，房室解離（完全房室ブロック）にともなう徐脈，下壁領域（II，III，aVF），右側胸部誘導（V4R-V6R）でST上昇，V1-2のR波増高，ST低下があることより，右室および後下壁梗塞と診断される．心臓超音波は右心室，左心室下壁の壁運動を示しこれに合致する．本症例では，房室ブロック（接合部調律）による徐脈と右心不全により血圧低下を来している可能性がある．図3でみられる，wide QRS 頻拍は，左脚ブロック型，上方軸で梗塞部位に一致する右室起源の心室頻拍と考えられる．食後一過性に意識を消失したのは，食後一時的に冠血流が低下したか，心室性頻拍を合併した可能性がある．食後低血圧（postprandial hypotension）は，糖尿病自律神経障害にともなう食後一過性の低血圧で，これまで同様のエピソードがない本例とは違う．高血糖性高浸透圧性昏睡で数分以内に意識レベルが回復することはない．

問題2-2

本例は，急性冠症候群でありできるだけ早くCCUを備えた循環器専門施設への搬送が必要である．ショック状態を呈しており，亜硝酸剤の舌下が体血圧，冠血流をさらに減らす可能性もありむしろ禁忌である．完全房室ブロックがあり，できるだけ早く一時的ペースメーカーを挿入する．Htが低下し，肺うっ血，頸静脈怒張があることから，右心不全にともなうショック状態（low output症候群）と考えられた．右心系および動脈圧モニター下に大量輸液をおこない，大動脈内バルーンポンピング（IABP：intra-aortic balloon pumping）で冠血流の維持，心保護を図った．血行動態を安定化させながら，緊急心臓カテーテル検査をできるだけ早期におこなう．本例では，右冠動脈近位部に対して t-PAによる血栓溶解療法（PTCR）および direct stenting を行い，再疎通が得られた．右房圧 18 mmHg，肺動脈楔入圧 15 mmHg，心係数 1.87 L/min/m^2（＜2.2）（Forrester 分類 III），であり100〜200ml/時間の輸液負荷をおこなったが，心室頻拍が出現した後から左心不全，ショックが進行し入院3日後死亡した．高度の3枝病変による両心不全の進行と考えられた．

レベルアップをめざす方へ

糖尿病と急性冠症候群 acute coronary syndrome

・冠動脈粥腫の突然の破綻と局所の血栓形成，攣縮から急激に冠動脈閉塞をきたし，不安定狭心症から急性心筋梗塞，突然死に至る病態を，急性冠症候群と呼ぶ．急性冠症候群の86％は冠動脈造影上70％以下の狭窄部位におこる(Circulation 92：657, 1995)．不安定狭心症を有する糖尿病患者では血栓の関与が大きいことが血管内視鏡で確認されている．冠動脈粥腫のアテレクトミー切除標本でも，糖尿病患者

では脂質コアの容積が大きく，マクロファージの浸潤，血栓も多いと報告されている．糖尿病患者ではより急性冠症候群を来しやすいと考えられる．狭心症，心筋梗塞を冠動脈硬化という視点から見ると，sclerosis（硬化）とatherosis（粥腫）に分けられるが，糖尿病は両者を促進し，慢性安定型狭心症および急性冠症候群を増加させると考えられる．

糖尿病患者で急性心筋梗塞を発症した場合予後が悪い理由
1. 心臓自律神経障害を合併した場合，非定型的で無痛性となる可能性が高く，診断が遅れる．
2. 自律神経の不均衡が，致死的不整脈の出現閾値を下げ不整脈死を増やす．
3. 血栓形成傾向が高まり，血栓溶解療法後，血行再建術後の再梗塞リスクを高めている．
4. 心筋梗塞後リモデリングの決定因子である非梗塞領域も障害されている（収縮・拡張能障害，微小循環障害，多枝病変）．

どの段階で循環器専門医にコンサルトするか？
　外来主治医は早い段階で無症候性心筋虚血を見つけ出し心筋梗塞の発症を未然に防ぐ手段を探る．ある一定の労作で再現性を持って出現する症状なら，慢性安定狭心症が疑われる．運動負荷試験あるいはHolter試験を行い狭心症の可能性（らしいのかからしくないのか）を判定する．狭心症らしければ一度は循環器専門医にコンサルトする．これまでにない症状が出現した場合，症状の性質・持続時間が変化している場合，急性冠症候群（不安定狭心症，血栓形成）あるいは冠攣縮の可能性がある．できるだけ早めに循環器専門医にコンサルトする．早期の再灌流療法と致死性不整脈の管理が予後を決定する．血行動態，不整脈の管理をしながら，冠動脈造影で初期治療の方針を決め，緊急性があれば冠血行再建術（direct PTCA, stenting）またはPTCRを行う．

［島袋　充生］

疾患 25 母系遺伝と難聴

問題編

● 症例呈示

症 例
患　者：T. T. 45歳, 男性
家族歴（図1）：母親が42歳で糖尿病と診断されインスリン治療していたが, 48歳で突然死. 4人兄弟で姉は49歳で死亡, 1番目の兄は難聴, 肥大型心筋症, 糖尿病がありインスリン治療中. 2番目の兄はゴルフ中に突然死.

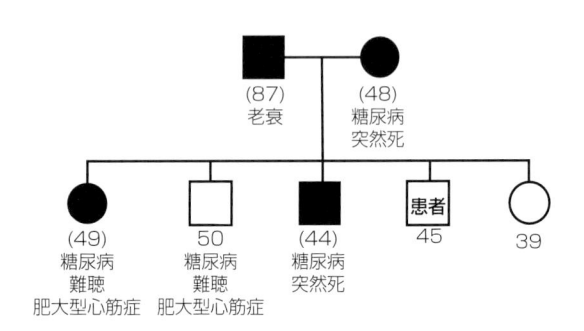

図1　家系図

既往歴：25歳時, 高血圧を指摘されて以来, 降圧薬を服用している. 28歳時, 感音性難聴を指摘. 33歳時, 肥大型心筋症を指摘

糖尿病歴：平成10年2月（32歳時）, 口渇, 体重減少（3カ月で5Kg）, めまいを主訴に近医を受診した. この時, 随時血糖値384 mg/dl, HbA1c 8.4 ％で糖尿病と診断された. 食餌療法1,800kcal, グリクラジド40mg朝1錠で血糖コントロールは改善した. めまいはすぐ消失したが, 外来で実施した脳CTとMRIにて小脳の萎縮, 基底核石灰化を認めている.

その後, 空腹時血糖160〜170 mg/dl, HbA1c 7.5〜8.5 ％と徐々に上昇, グリクラジド増量にてもHbA1c 8〜9 ％と血糖コントロール不良なために, 平成12年12月8日より血糖コントロールを目的に当院へ紹介され, 当科入院となった.

＜入院時検査＞
WBC 6600/μl, RBC 477万/μl, Hb 14.4g/dl, Ht 41.1％, Plt 22.1万/μl, TP 7.2g/dl, Alb 4.2g/dl, BUN 19.7 mg/dl, Cr 0.8 mg/dl, UA 7.2 mg/dl, Na 139 mEq/l, K 4.2 mEq/l, TC 157 mg/dl, TG 81 mg/dl, GOT 37 IU/l, GPT 33 IU/l, LDH 665 IU/l, ALP 179 IU/l, CK 144 IU/l

尿糖（2＋）, 尿蛋白（＋）, 尿ケトン（－）
身長162cm, 体重50Kg, 過去最大体重52kg（28歳）
胸部レントゲン写真：肺に異常所見なし, CTR 51％, ECG：洞性徐脈
心エコー：左室壁は著明な全周性の肥厚を認めた（図2）.

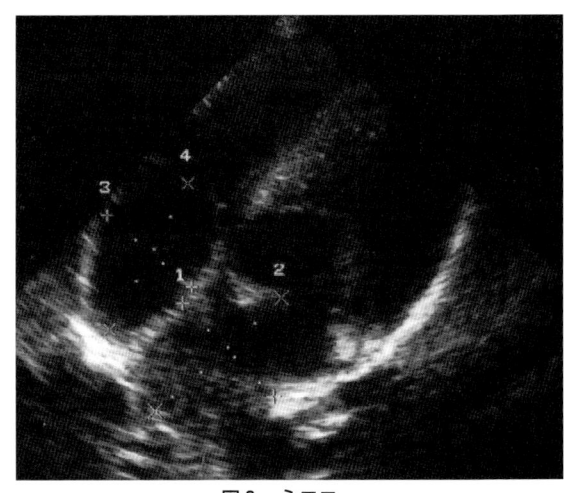

図2　心エコー
左室壁中隔壁厚 17mm, 後壁厚 18mm, 左室内径 38mmと全周性の左室壁肥厚を認める.

尿中Cペプチド 110 μg/day
グルカゴン負荷試験 負荷前 1.5 ng/ml, 負荷後 2.7 ng/ml
乳酸　16.2 μg/dl（4.0〜16.0）
ピルビン酸　1.1 μg/dl（0.3〜0.9）

設　問

問題1　難聴と糖尿病をよく合併する疾患はどれか？
1) ダウン症候群
2) 脂肪萎縮性糖尿病
3) ミトコンドリア遺伝子異常糖尿病
4) ウオルフラム症候群
5) グルコキナーゼ遺伝子異常糖尿病

問題2　一般的にミトコンドリア遺伝子3243点変異が疑われる場合はどれか？3つあげよ.
1) 25歳時のBMIが30であった
2) 25歳時に感音性難聴と診断
3) 先天性白内障と診断されている
4) 母, 母方祖母が糖尿病
5) 母が35歳で難聴と診断されている

本症例ではミトコンドリア糖尿病を疑い，遺伝子検査を実施した．ミトコンドリア遺伝子3243番にAからGへの変異を認め，末梢血変異率は約35％であった（図3）．全国調査でもミトコンドリア糖尿病の末梢血3243変異率は平均13％と比較的低い[2]．

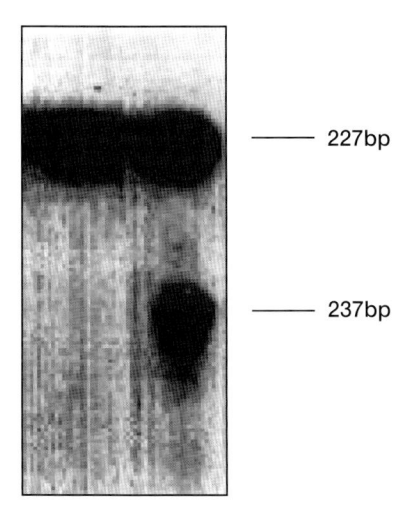

問題3　ミトコンドリア遺伝子3243点変異糖尿病患者の糖尿病治療で留意するべきポイントは？
1) 熱産生低下があり, 肥満を来しやすい
2) インスリン分泌障害は軽度で, 食事療法によく反応する
3) インスリン治療が必要になることが多い
4) 運動療法は禁忌である
5) GAD抗体陽性であり, インスリン分泌が進行性に低下する

＜入院中経過＞
1800kcalの食事療法とインスリン療法を導入し, ペンフィル30R 12-0-6にて血糖コントロール良好となった. 退院直前の血糖日内変動 135-119-92-154-101-116-90-128
心電図, ホルター心電図にて洞性徐脈（最低26／分）（図4）を認め, 洞不全症候群と診断された. 平成12年12月8日よりペースメーカー埋め込みのため, 循環器内科へ転科した. 12月22日心ペースメーカー埋め込み術を施行された.

＜退院後経過＞
退院後, ペンフィル30R 12-0-6にて血糖コントロール良好であったが, 平成14年3月12日, 発熱, 咳, 痰の感冒症状出現, 胃部不快感, 嘔気のためにまったく食事ができなくなった. 水分摂取に努めて, 血糖自己測定しながら, 速効型インスリンを少量皮下注して

図3　遺伝子検査
ミトコンドリア遺伝子3243を含む領域をPCRにて増幅後, ApaIにて制限酵素処理. 患者検体でミトコンドリア遺伝子3243番にAからGへの変異が認められる. 末梢血ヘテロプラスミー約35％と推定された.

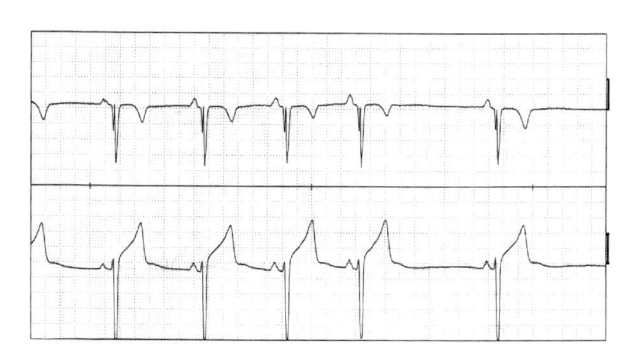

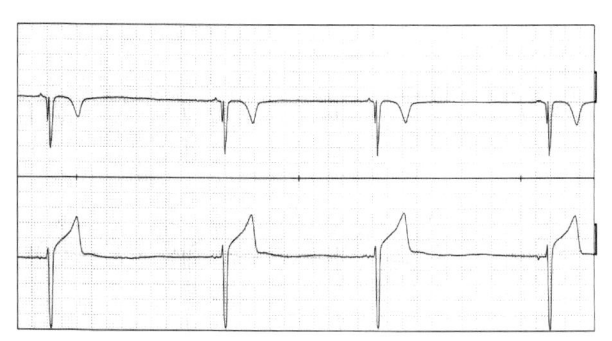

図4　ホルター心電図
洞性徐脈であり, 特に夜間に著しい徐脈を認める. 最低脈拍数26／分, 最大R-R間隔2.5秒

いた．13日昼急に言葉がうまく話せなくなり，救急外来を受診した．受診時の随時血糖値174 mg/dl．尿糖（＋），尿蛋白（＋），尿ケトン（＋）．血液ガス分析でアシドーシスを認めない．頭部CT検査を施行し，同日神経内科へ緊急入院した．

＜2回目入院時所見＞

WBC 9600/μl，RBC 455万/μl，Hb 14.0g/dl，Ht 40.7%，Plt 28.9万/μl，TP 6.9g/dl，Alb 4.4g/dl，BUN 25.9 mg/dl，Cr 1.3 mg/dl，UA 7.8 mg/dl，Na 137 mEq/l，K 4.9 mEq/l，TC 187 mg/dl，TG 171 mg/dl，GOT 27 IU/l，GPT 23 IU/l，LDH 665 IU/l，ALP 156 IU/l，CK 129 IU/l

尿糖（＋），尿蛋白（＋），尿ケトン（＋）
乳酸　29.8 μg/dl（4.0〜16.0）
ピルビン酸　1.4 μg/dl（0.3〜0.9）

頭部CTにて左前頭葉に低吸収域（図5）を認め，今回の責任病変と考えられた．他に右後頭葉皮質下，右頭頂葉皮質下にも低吸収域が散在，小脳の萎縮，基底核石灰化を認めた．発症20日後に施行されたSPECTではCTで認めた左前頭葉低吸収域に一致して血流集積欠損が認められた．入院後はグリセオール点滴静注が行われ症状の改善を認めたが，軽度の運動失語，失算は残存した．

問題4　本症例の中枢神経症状の診断は？
1）脳梗塞
2）脳卒中様発作症候群（MELAS）
3）単純ヘルペス脳炎
4）Wernicke脳症
5）脳腫瘍

問題5　本症例でミトコンドリア異常に関連していると考えられる合併症は？
1）洞不全症候群
2）感音性難聴
3）持続性蛋白尿
4）高血圧
5）肥大型心筋症

問題6　患者の妹が妊娠して来院した．75g経口糖負荷試験で耐糖能は正常だが，末梢血のミトコンドリア遺伝子3243点変異は16%．出産まで留意するべきポイントとして正しいのは？
1）妊娠糖尿病のリスクが高い
2）妊娠中毒症を合併しやすい
3）難聴が進行する
4）巨大児出産のリスクがある
5）悪阻の時も糖質補充を心がける

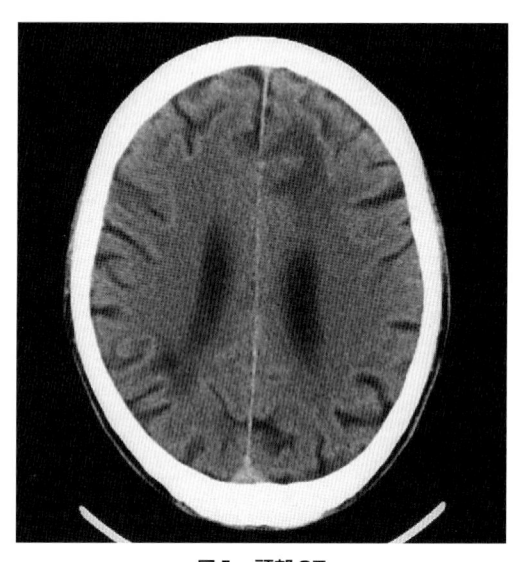

図5　頭部CT
左前頭葉内側に低吸収域を認める．

解説編

問題の解答と解説

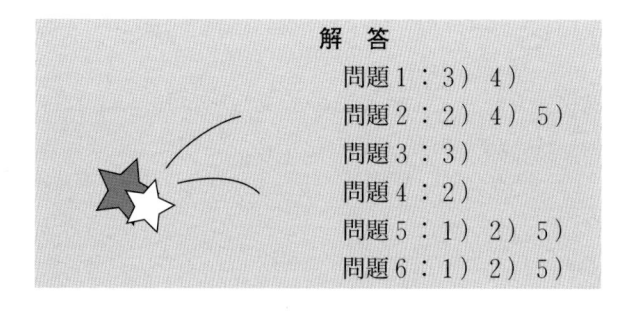

解答
問題1：3）4）
問題2：2）4）5）
問題3：3）
問題4：2）
問題5：1）2）5）
問題6：1）2）5）

問題 1

ミトコンドリアDNA（mt DNA）3243（A-G）点変異によるミトコンドリア遺伝子異常糖尿病は，日本人糖尿病患者の約1%に認められ[1]，単一遺伝子異常による糖尿病の中で，最も高頻度である．ミトコンドリア糖尿病とも呼ばれる．糖尿病の母系遺伝と感音性難聴を高率に合併する特徴的な臨床像を示す[2]．その他，感音性難聴と糖尿病をよく合併する遺伝子疾患として，ウオルフラム（Wolfram）症候群，アルストローム（Alstrom）症候群などがある．ウオルフラム症候

群は，若年性インスリン依存型糖尿病，視神経萎縮，感音性難聴,尿崩症などを合併する遺伝性疾患であり，これらの4主徴から，DIDMOAD（diabetes inspidus, diabetes mellitus, optic atrophy, deafness）症候群とも呼ばれる[3]．

難聴は糖尿病性神経障害の症状としても出現する．糖尿病患者では，非糖尿病症例に比べて，難聴の診断時年齢が約5年若いと報告されている．

問題　2

日本糖尿病学会「遺伝子異常による糖尿病」調査研究委員会の調査の結果，明らかになったミトコンドリア糖尿病の臨床像を表1に示す[2)4)]．ミトコンドリア糖尿病は低身長，やせの体型である．糖尿病発症は30代が多い．糖尿病の母系遺伝を約70％に認めた．感音性難聴の合併が約90％と高率である．感音性難聴の診断時期は30代が多い．感音性難聴の母系遺伝も約70％に認めた．ミトコンドリア糖尿病を疑う臨床所見としては，1）母系遺伝の糖尿病，2）50歳以下の感音性難聴，3）心筋症，心伝導障害，脳筋症などの合併が上げられる．このような症例では，ミトコンドリア糖尿病を疑い，遺伝子診断を実施すべきであると考える．

3243点変異では制限酵素 Apa-1 切断部位が出現するので，PCR-RFLP（Restriction-Fragment-Length-Polymorphism）法で簡便に診断される[2)]．遺伝子診断はBMLやSRLなど検査会社に依頼できるが，まだ健康保険適応でない．変異mtDNAと正常mtDNAは混在し（ヘテロプラスミー），変異mtDNAの割合がある閾値を超えると呼吸鎖活性低下により細胞機能不全を来す．末梢血3243変異率と糖尿病発症年齢，感音性難聴発症年齢は逆相関する[4)]．糖尿病未発症者の白血球3243変異率の測定により，糖尿病や感音性難聴の発症リスクが推定される可能性がある．

問題　3

ミトコンドリア糖尿病の臨床病型は1型,SPIDDM,2型と多様な病型をとる．半数が1型またはSPIDDMと診断されるが，GAD抗体は全例陰性である．インスリン分泌能は進行性に低下する．全国調査によると，糖尿病治療はインスリン治療例が約90％と高率であった．糖尿病診断からインスリン療法まで平均

表1　ミトコンドリアDNA3243(A-G)変異糖尿病の臨床像

頻　　度	糖尿病患者の約1％
身　　長	低身長
体　　型	やせ
糖尿病診断時年齢	30代が多い
糖尿病遺伝型	母系遺伝
病　　型	1型, SIDDMが半数，2型でもインスリン治療が必要になる
臨 床 検 査	
GAD抗体	陰性
インスリン分泌能	進行性に低下
白血球3243 A-G変異率	低いことが多い
血中乳酸値	高値
血中乳酸・ビリルビン酸比	高値
ミトコンドリア関連合併症	
感音性難聴	90％に合併（30歳代が多い）
心筋症，心刺激伝導障害（WPW症候群，SSS症候群）	30％に合併
脳筋小（MELAS，眼瞼下垂，筋萎縮）	25％に合併
基底核石灰化	70％に合併
Pigment retinal dystrophy, Optic nerve atrophy	25％に合併
糖尿病合併症	
末梢神経障害，自律神経障害	50％に合併
網膜症	罹病期間のわりに進行例が多い
腎　症	罹患期間のわりに進行例が多い
治　　療	
ほとんどインスリン治療	
糖尿病診断からインスリン療法開始まで，平均3年	

（日本糖尿病学会，2003[2)]）

3年で移行している．ミトコンドリア糖尿病は組織学的に膵ラ島の減少，β細胞数の減少が特徴である．ミトコンドリア糖尿病におけるインスリン分泌障害の機序として，1）電子伝達系の低下によるグルコース感受性の低下，2）mtDNA異常がアポトーシス誘導することによるβ細胞数の減少が考えられている[5]．

問題　4

既に同定されている3243変異の存在，血中乳酸値の上昇，脳CT所見などから今回の中枢神経症状は脳卒中様発作症候群（MELAS）と考えられる．MELASは一般的に小児期発症が多いが，ミトコンドリア糖尿病では，糖尿病と診断後にMELASを発症する中年発症型が多い．頭痛，嘔吐，痙攣，一過性半身麻痺，半盲などの脳卒中様発作を反復．脳卒中様発作を反復するにつれ，知的退行が起こり，神経症状も重篤になる．

MELASの脳画像所見としては，CTでは基底核の石灰化が見られ，卒中様発作時には脳梗塞様の低吸収域を認める．MRIではT1で低信号域，T2で高信号域を認める．また，SPECTでは急性期には高血流所見を呈し，その後血流低下が認められる．発作部位は慢性期には萎縮性の変化が認められるようになる．本症例では，CTにて血管の支配領域と一致しないと思われる低吸収域を認めた．SPECTでは血流低下の所見がみられたが，これはSPECTを施行されたのが発症から約20日後で急性期を過ぎていたためと考えられる．なお，本症例は心ペースメーカーが埋め込まれていたためMRIは施行されなかった．

ミトコンドリア糖尿病症例のMELASの半数はsick day時に発症しており，sick day時の糖質欠乏が誘発する機序が想定される．sick day時の糖質補充の徹底など，MELASの発症防止のための生活指導がのぞまれる．

問題　5

ミトコンドリア糖尿病ではミトコンドリア関連合併症を高率に合併し，かつ糖尿病性合併症も重症化しやすいことが明らかになっている．ミトコンドリア関連合併症では，感音性難聴の合併が約90％と高率である．難聴はほぼ糖尿病と同時期に診断されている．心筋症，Wolff-Parkinson-White（WPW）症候群，洞不全症候群など心刺激伝導障害の合併を約30％に認めた．MELAS，眼瞼下垂，筋萎縮など脳筋症合併を約25％に認めた．基底核石灰化を約70％に，Pigment retinal dystrophy，Optic nerve atrophy の合併を約25％に認めた．ミトコンドリア関連合併症の頻度の高さが注目されている[2)4)]．

慢性合併症では，末梢神経障害，自律神経障害を50％に認めた．有痛性末梢神経障害を比較的高率に認め，かつ神経因性膀胱，起立性低血圧，勃起障害，糖尿病性下痢，胃無力症など多彩な自律神経障害を認める．糖尿病罹病期間の割には網膜症，腎症など慢性合併症に進行例が多い[2)4)]．アルポート（Alport）症候群は難聴と進行性の腎障害を特徴とする遺伝子疾患である．3243点変異症例でも，初期症状として難聴と腎障害が先行する症例もあり，Alport-like症候群として報告されている．ミトコンドリア糖尿病で腎症が進行性で重症な場合，腎障害に3243変異によるミトコンドリア機能障害の関与を考慮する必要がある．

問題　6

全国調査などから，3243点変異陽性者は妊娠糖尿病発症リスクが高いこと，妊娠終了後も耐糖能が正常化しにくく，糖尿病へ移行しやすいことが明らかになった[2)6)]．妊娠合併症として，妊娠中毒症を合併しやすいこと，自然流産が多いこと，出産児は低体重（small for date）が多いことなどが報告されている．悪阻時のMELAS発症も報告されており，糖質補充を心がけるよう生活指導する必要がある．

◉ 遺伝子カウンセリング

生まれてくる子供に3243点変異が遺伝するか，糖尿病，心筋症，MELASなどミトコンドリア遺伝子異常による疾患を発症するか，など遺伝子カウンセリングが患者や家族から求められる機会が増えてくると思われる．

mtDNA変異は母系遺伝であり，異常mtDNAは母親から子供に伝えらる．子供の組織や細胞において，変異mtDNAと正常mtDNAは混在して存在する（ヘテロプラスミー）．変異mtDNAの割合がある閾値を超えた場合（3243点変異の場合は90％以上）のみ，呼吸鎖活性低下により細胞機能不全を来す．子供の組織や細胞の3243点変異率はさまざまであり，どの組織で3243点変異が閾値を超えて，ミトコンドリア機能異常を発症するかどうかは予測できない．したがって，ミトコンドリア糖尿病の場合，3243点変異が明らかにされても，子供の糖尿病やMELASの発症率についての正確な情報は得られないことを患者や家族へ正しくつたえる必要がある．現状をきちんと説明して，患者や家族に納得して受け止めていただくことが重要と思われる．

治　療

ミトコンドリア糖尿病に有効性が確立した治療はまだない．コエンザイムQ10大量投与が試みられている．進行性インスリン分泌障害をきたすミトコンドリア糖尿病に対して，CoQ10 150mg/day 3年間の長期投与は，グルカゴン負荷6分後血漿Cペプチド値，尿中Cペプチド排泄量，運動負荷後の乳酸値上昇，聴覚閾値の低下を有意に改善し，インスリン分泌障害と感音性難聴の進行を防止した[7]．その他，ニコチン酸アミド，イデベノン，コハク酸，リボフラビン，ジクロロ酢酸，サイアミン，カルニチン，タウリンなどが単独または併用療法で試みられているが，まだ治療効果に乏しい．

本症例では，MELASの乳酸アシドーシス予防のためコハク酸ナトリウムおよびジクロロ酢酸ナトリウムの内服投与が行われ，血中乳酸，ピルビン酸の改善を認めた．

● 文　献 ●

1) Kadowaki T, et al. : A subtype of diabetes mellitus associated with a mutation of mitochondrial DNA. N Engl J Med 330 : 962-968, 1994
2) 日本糖尿病学会編：ミトコンドリアDNA変異．P49-53．糖尿病遺伝子診断ガイド（第二版），文光堂，2003．
3) 日本糖尿病学会編：ウオルフラム症候群．P62-65．糖尿病遺伝子診断ガイド（第二版），文光堂，2003．
4) Suzuki S, et al. Clinical features of diabetes mellitus with the mitochondrial DNA 3243（A-G）mutation in Japanese : Maternal inheritance and mitochondria-related complications. Diabetes Res Clin Pract 59（3） : 207-217, 2003.
5) Otabe S, et al. ：Molecular and histological evaluation of pancreata from patients with a mitochondrial gene mutation associated with impaired insulin secretion. Biochem Biophys Res Commun 259 : 149-156, 1999
6) Yanagisawa K, et al : Mutation in the mitochondrial tRNA（leu）at position 3243 and spontaneous abortions in Japanese women attending a clinic for diabetic pregnancies. Diabetologia 38 : 809-815, 1995
7) Suzuki S, et a 1 : The effects of coenzyme Q10 treatment on maternally inherited diabetes mellitus and deafness, and mitochondrial DNA 3243（A to G）mutation. Diabetologia 41 : 584-588, 1998

［平井　完史／鈴　木　　進］

疾患 26 若年発症，優性遺伝

問題編

症例呈示

症例

患　者：O.Y. 47歳　男性　日本人
主　訴：血糖コントロール目的
家族歴：父方の祖父，父母が糖尿病(発症時期不明)．同胞6人兄弟のうち本症例(第5子)を含めて5人が糖尿病，うち本症例と妹(第6子)は30歳以下に発症しインスリン療法中．20歳と22歳の娘は糖尿病を指摘されていない(図1参照)．

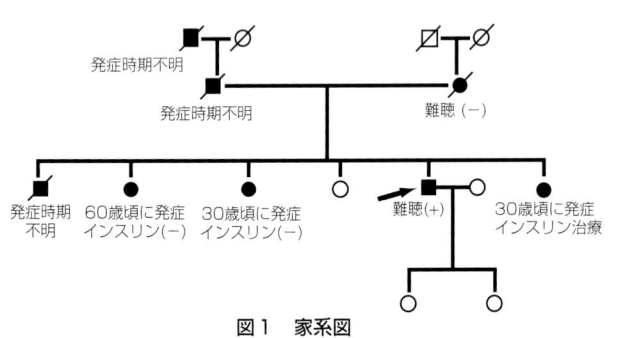

図1 家系図
矢印が本症例を示す．黒塗りは糖尿病発症者を示す．

既往歴：虫垂炎手術(4歳)，右大腿骨骨折(40歳)
嗜好歴：飲酒歴　なし．喫煙歴　20本/日×25年
現病歴：25歳の時，口渇，多飲，多尿，および1ヵ月間で72kgから68kgへと4kgの体重減少を認め，医療機関を受診し糖尿病と診断された．食事療法と経口血糖降下剤を開始されたが，血糖コントロールは不良で6ヵ月以内にインスリン療法が導入された．その後，中間型製剤(NPH)の朝食前，夕食前の2回注射を続けていたが，HbA1c 9〜11%とコントロールは不良であった．2002年転居を機に当院を受診し，血糖コントロールおよび合併症評価目的にて入院となった．

初診時現症：身長 173.0 cm，体重 68.7kg，Body mass index(BMI)：23.0 kg/m^2，体温 36.5℃，血圧 152/96mmHg，脈拍 76/分・不整，意識清明，栄養良，両耳感音性難聴，眼瞼結膜貧血なし，眼球結膜黄疸なし，咽頭口腔内特記すべき所見なし，甲状腺腫なし，表在リンパ節触知せず，心音　S1〜S2〜S3(−) S4(−)，心雑音なし，肺野　清，腹部　平坦・軟，肝脾触知せず，下腿浮腫なし，両側膝窩動脈触知可，両側足背動脈触知不良，両側膝蓋腱反射低下，両側アキレス腱反射低下，両側振動覚低下

＜入院時検査所見＞

検尿：pH 6.0，糖(3+)，蛋白(3+)，潜血(−)，ケトン(−)，沈渣　異常所見なし

末梢血：WBC 7,700/μL (Band＋Seg 72.1%，Lymph 20.9%，Mono 6.0%，Eosino 0.5%，Baso 0.5%)，RBC 539万/μL，Hgb 15.7 g/dL，Hct 46.7%，Plt 21.0万/μL

生化学：TP 6.2 g/dL，Alb 3.7 g/dL，TB 0.4 mg/dL，DB 0.1 mg/dL，GOT 12 IU/L，GPT 11 IU/L，ALP 409 IU/L，γGTP 67 IU/L，LDH 159 IU/L，BUN 34.2 mg/dL，CRTNN 3.1 mg/dL，UA 6.2 mg/dL，Na 140.2 mEq/L，K 5.8 mEq/L，Cl 105 mEq/L，TC 171 mg/dL，HDL-C 42 mg/dL，TG 123 mg/dL，Glu (fasting) 180 mg/dL，HbA1c 9.6%，抗GAD抗体＜0.4 U/mL，fT3 3.1 pg/mL，fT4 1.5 ng/dL，TSH 0.28 μIU/mL

＜食前後血糖推移＞

	空腹時食後	2時間値
Glucose (mg/dl)	161	264
CPR (ng/ml)	0.7	1.4

遺伝子検索：ミトコンドリア3243点変異　陰性
24時間蓄尿：蛋白 3.26 g/日，糖 24.2 g/日，CPR 29.2 μg/日
眼底所見：両側増殖性網膜症，光凝固療法施行後

設問

問題1 本症例の病態を診断する上で最も重要と思われるものを選択せよ．
(1) 家族歴
(2) 既往歴
(3) 飲酒歴
(4) 喫煙歴
(5) 現病歴

a (1)(2)，b (1)(5)，c (2)(3)，d (3)(4)，e (4)(5)

問題2 本症例の病態として最も可能性の低い診断名はどれか？
1．HNF-4α遺伝子異常（MODY 1）
2．グルコキナーゼ遺伝子異常（MODY 2）
3．HNF-1α遺伝子異常（MODY 3）
4．ミトコンドリア遺伝子異常
5．Prader-Willi 症候群

問題3 本症例への投薬として適切でないものはどれか？
1．カルシウム拮抗剤
2．アンジオテンシン変換酵素阻害剤
3．アルドース還元酵素阻害薬
4．超速効型インスリン製剤
5．αグルコシダーゼ阻害薬

解説編

総論：若年発症・優性遺伝を示す糖尿病，MODY

本症例は，同胞6人中5人が糖尿病で，かつ父母，祖父が糖尿病という家系であり，本症例を含めた3人が30歳未満の若年で発症している点に特徴がある．1975年，TattersallとFajansは，濃厚な家族歴を有し若年で発症する糖尿病に対し，その遺伝形式が常染色体優性遺伝であることを報告し[1]，初めてMaturity-onset type diabetes of young people（MODY）という言葉を用いた．現在では，MODYはMaturity onset diabetes of the youngの略として用いられている．

糖尿病は，成因論的に1型・2型糖尿病のように複数の遺伝因子（多因子遺伝）と環境因子との相互作用が影響しての発症と，MODYやミトコンドリア糖尿病のように単一遺伝子異常が発症を規定すると考えられる2種類に大別される．本稿では後者のうちMODYについて概説する．

MODY（Maturity onset diabetes of the young）について

1．疾患概念

25歳以下の若年で肥満を伴わない2型糖尿病を発症した患者で，複数の糖尿病患者を家族内に有し優性遺伝を呈している場合，MODYである可能性がある．

2．病因

人種差によって大きく異なるものの，単一遺伝子異常としてのMODYの原因遺伝子として現在までに6種類が報告されている[2]（表1）．各々の蛋白質をコ

表1　MODY関連遺伝子と臨床像

MODYのサブタイプ	原因遺伝子	遺伝子座	臨床的特徴
MODY1	HNF-4α	20q12-q13	糖尿病，しばしば要インスリン
MODY2	グルコキナーゼ	7p15	耐糖能異常，軽症糖尿病
MODY3	HNF-1α	12q24	糖尿病，しばしば要インスリン
MODY4	IPF-1	13q12	糖尿病，しばしば要インスリン
MODY5	HNF-1β	17q12-q21	糖尿病，腎機能障害
MODY6	NeuroD1, Beta 2	2q32	糖尿病，しばしば要インスリン

(Fajans SSら，2001[2]による)

ードする遺伝子内の塩基の異常がそれぞれの病態を引き起こすと考えられている．フランス人に多いMODY 2の原因遺伝子であるグルコキナーゼは，膵β細胞，肝細胞に発現しブドウ糖をリン酸化してブドウ糖-6-リン酸に変換する酵素であり，ことに膵β細胞においてはインスリン分泌時のグルコースセンサーとして働く．グルコキナーゼ遺伝子の異常は，膵β細胞におけるセンサーとしての機能が障害されインスリン分泌低下をきたす一方，肝における糖利用も障害される．

MODY 2以外のMODYの原因遺伝子はすべて細胞内転写因子（transcription factor）をコードする遺伝子である．連鎖解析法により明らかとなったMODY 3の原因遺伝子は，転写因子Hepatocyte nuclear factor 1α（HNF1α）をコードする遺伝子であった．HNFの一群はその名が示す通り，肝臓に発現する転写因子として単離されたが，その後，肝以外にも膵，腎，胃などにも発現していることが明らかとなった．HNF 1αは他の転写因子と相互に作用しながら，膵β細胞でのインスリン遺伝子の発現や細胞内での糖代謝に影響をおよぼす蛋白質の遺伝子発現を制御すると考えられている．HNF4αは，HNF1α遺伝子の転写調節を行う蛋白質で，連鎖解析によるMODY1の遺伝子座周辺にコードされていたことから見い出された．糖尿病発症におよぼす影響はHNF1αとほぼ同じ機序によると考えられている．MODY 5の原因遺伝子であるHNF1βは，HNF1αと類似の構造をもつ転写因子であり，HNF1αとヘテロダイマーを形成して転写調節を行う．

MODY 4の原因遺伝子であるinsulin promoter factor 1（IPF-1）（pancreas and duodenum homeobox-1（PDX-1），islet and duodenum homeobox-1（IDX-1）とも呼ばれる）は，膵臓の発生における初期の段階に発現し，膵臓の発育・増殖に重要な役割を果たすと同時に，膵β細胞でのインスリン遺伝子やグルコキナーゼ遺伝子，GLUT2遺伝子などの発現を調節している．IPF-1遺伝子の異常は膵臓の形成不全やインスリン分泌不全を引き起こすことが報告されている．

neuroD1（neurogenic differentiation factor 1）またはBETA2（beta-cell E-box transactivator 2）は，膵臓の発育・増殖に影響し，インスリン遺伝子の転写活性に関与する．MODY 6の原因遺伝子として報告され，サブタイプの一つとして確立されつつある．

これら以外にもpaired box gene 4（Pax 4）やislet 1（ISL1）などがMODYの候補遺伝子として検討されている．

3．症　　候

MODYは，単一遺伝子異常が原因で同じ異常を有していても臨床像・症候が必ずしも一致せず，1型糖尿病のように発症する例や軽度の耐糖能障害までのさまざまな病状を呈するが，一般的には非肥満でインスリン分泌低下が糖尿病発症の主体である．グルコキナーゼ遺伝子異常（MODY 2）の症例においては，耐糖能障害は比較的軽度で内服薬やインスリンを必要とすることは少なく，合併症も少ない．MODYの中では日本人に最も多いHNF1α遺伝子異常（MODY3），およびHNF4α遺伝子異常（MODY1）は重症糖尿病となり，インスリン加療を要することが多い．IPF-1遺伝子異常（MODY 4），neuroD 1またはBETA 2遺伝子異常（MODY 6）は症例数が少ないもののインスリン加療を要する病態をきたす．HNF1β遺伝子異常（MODY 5）は，糖尿病の病状と解離した腎機能障害の進行が特徴とされる．

4．診　　断

MODYは，臨床的にはFajansらによる「25歳以前の若年で2型糖尿病様に発症し，3世代以上にわたり発症を認め，優性遺伝形式を呈する」という診断基準[1]が一般的である．

しかし，実際には発症時期と診断される時期との間に時間差があることが多く，30歳以下の若年で非肥満の糖尿病を指摘され，家族歴が濃厚な症例ではMODYを疑う必要がある．

診断確定のためには，1塩基変異（single nucleotide polymorphism）を含めた遺伝子異常を確認するが，前述のように人種差が大きく，ことに日本人においてはMODY3が多い一方で，臨床的にMODYが疑われる症例の約80％で既知の遺伝子異常を認めず，未知の遺伝子異常が存在する可能性がある．

5．治　　療

遺伝子異常の有無にかかわらず，現在，MODYに特別な治療法なく，各症例の血糖コントロール状況，インスリン分泌能，合併症の有無，社会的背景に応じた糖尿病に対する一般の治療を行う．しかし，MODYでは若年発症でインスリン分泌能が低下していることが多いので，早期よりインスリン治療が必要となる場合が多い．

6．予　　後

現在，予後に関してMODYの症例と2型糖尿病の症例とを長軸的に比較検討した報告はない．ただし，MODYのサブタイプによっては膵機能低下や腎機能

障害が進行し，予後に影響をおよぼす可能性がある．

その他の疾患（類縁疾患）

若年発症し，優性遺伝形式を呈する糖尿病はそのものがMODYというカテゴリーに含まれる．単一遺伝子異常による糖尿病として，インスリン遺伝子異常，インスリン受容体異常，ミトコンドリア遺伝子異常などが類縁疾患として挙げられる．

患者の生活指導 その他（インフォームドコンセント）

糖尿病教育，食事・運動療法については一般の糖尿病患者と同様に行う．MODYに特徴的な遺伝子の確認については，サブタイプが明らかになると同時に個々の症例にふさわしい治療法を選択できる一方，遺伝情報を得ることでの不利益を含めてインフォームドコンセントを取得する必要がある．医療従事者側は，遺伝情報の保護および遺伝カウンセリングへの対応など充分な知識と体制が必要である．

問題の解説と解答

すべての疾患にそうであるように，MODYにおいても詳細な問診が重要である．臨床的な診断基準の確認には，ことに現病歴・家族歴の聴取が重要である．前述のように発症時期と診断される時期（医療機関を受診する時期）とに時間差があることが経験されるので，詳細な聴取が重要である．

ミトコンドリア遺伝子異常による糖尿病は，母系遺伝を呈し難聴を伴うことが特徴である（前章参照）．3243変異による発症の報告が多いが，他にも3256変異，3264変異，8344変異などの報告がある．本症例では，3243変異は陰性であったが，他の変異が潜在する可能性を否定できない．Prader-Willi症候群は，floppy infant，1〜5歳頃から著明になる肥満，性腺発育不全，精神発達遅滞を主徴とする症候群である．ほとんどが孤発例で15番染色体構造異常が報告されている．

MODYに特別な治療法はなく，各症例の血糖コントロール状況，インスリン分泌能，合併症に応じた治療を行う．アンジオテンシン変換酵素阻害剤は，腎保護作用を有すると共に末梢でインスリン抵抗性を改善することが示唆されている糖尿病患者への投薬が合理的と思われる薬剤である．一方で，腎機能障害の進行した例では慎重に投与する必要がある．本症例において，血清クレアチニン値が3 mg/dL以上であり血清カリウム値も上昇しており，本剤投与は適切ではない．

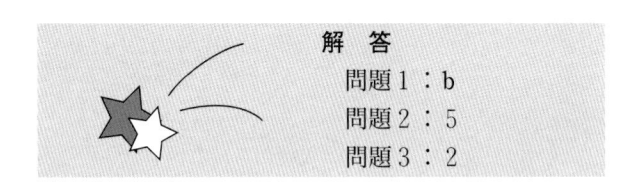

解　答
問題1：b
問題2：5
問題3：2

レベルアップをめざす方へ

　MODYの頻度は人種によって異なるが，糖尿病全体の1〜10％と推定されている．既知の遺伝子および遺伝子変異であってもその機能は依然として不明であること，および転写因子としての機能を考慮すると思いがけない点に結びつく可能性があることから，MODYは転写因子病として糖尿病の新しい側面を開拓しうる．この点から，MODYの研究が，糖代謝調節機能の解明に重要な役割を果たす可能性がある．若年発症のため，数世代にわたり糖尿病患者がいる家系を得ることが可能であることも原因遺伝子の同定には好都合である．しかし，生活習慣の変化や核家族化などにより，家系の調査，検体の収集などには多大な根気と労力を要する．また，前述のように患者情報の保護には充分な配慮が必要である．

●文　献●

1) Tattersall RB, Fajans SS : A difference between the inheritance of classical juvenile-onset and maturity-onset type of diabetes of young people. Diabetes 24(1) : 44-53, 1975
2) Fajans SS, Bell GI, Polonsky KS : Molecular mechanisms and clinical pathophysiology of maturity-onset diabetes of the young. N Engl J Med 345(13) : 971-980, 2001

［河合　俊英／島田　朗］

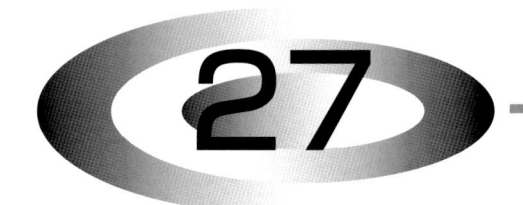

疾患 27 運動は体に毒？

問題編

症例呈示と設問

症 例
患　者：K.T.　62歳　男性
職　業：自動車整備工場経営
家族歴：母　糖尿病，父　高血圧症　心筋梗塞，弟　高血圧症
既往歴：21歳　右肩関節脱臼
嗜好品：喫煙10～20本を現在まで35年間．アルコール：ビール大瓶1本/日．
運動歴：中学，高校時代　短距離陸上選手，大学時代　ラグビー選手，卒業後はとくに運動せず，自宅から徒歩3分の距離にある整備工場へ往復する以外ほとんど歩かない生活．

＜現病歴＞
　8年前（54歳）の検診にて尿糖陽性を指摘されたがとくに気にかけていなかった．4年前（58歳）の検診で空腹時血糖が170mg/dlと糖尿病の治療が必要といわれたが，自覚症状がなかったため放置していた．本年の検診で朝食後2時間血糖288mg/dl，血圧160/92mmHg，尿糖・尿蛋白陽性であったため「要加療」の判定を受けたが，医療機関は受診せず，諸般の健康食品と自己流のダイエットを開始していた．とくに口渇や多尿はなく，視力障害や四肢の痺れや知覚鈍麻，下腿浮腫も自覚していない．
　その後，知人よりウォーキングによって糖尿病がよくなったとの体験談を聞き，夕食後に30～40分間のウォーキングを開始した．しかし，歩き始めて10分間程すると左下腿に疼痛が生じることに気づき，歩行スピードを落とすことで対処した．また，坂道を登る途中で，ときに前胸部に締めつけるような重苦しさが生じることに気づいたため，精査を希望して当科を受診した．

　体重は生下時2900g，大学時代ラグビーのため意識して体重を増やし卒業時72kg，その後自然に62～63kgまで減少しその体重が長く続いた．社員に自動車整備を任せるようになった50歳頃から体重が増加し，最近7，8年間は69～71kg程度で推移している．

問題1　本患者は運動療法の開始とともに前胸部圧迫感や左下腿痛を自覚するようになった．病歴から判断して，それぞれ最も可能性の高い疾患はどれか．
1．労作性狭心症
2．下肢閉塞性動脈硬化症
3．腰部脊椎管狭窄症
4．慢性閉塞性肺疾患
5．糖尿病性神経障害

＜身体所見＞
　身長161cm，体重69.3kg，BMI 26.7，血圧168/88mmHg・脈拍64拍/分（臥位），170/92mmHg　脈拍72拍/分（立位）．
　視力右眼1.0，左眼1.0．対光・輻輳反射正常．
　右頸部に駆出性収縮期雑音Levine 1/6度．甲状腺腫，頸部リンパ節触知せず．
　心雑音なし．呼吸音正常．肝脾腫なし．腹部血管雑音なし．
　左大腿動脈に一致して駆出性収縮期雑音Levine 2/6度．左足背動脈触知せず．
　膝蓋腱反射やや減弱・アキレス腱反射減弱・下肢遠位部振動覚は低下するも温痛覚は正常．筋萎縮を認めず筋力も正常．下腿浮腫なし．

＜検査所見＞

血液所見：空腹時血糖 176 mg/dl，HbA1c 10.3％，総コレステロール 243 mg/dl，HDLコレステロール 36 mg/dl，中性脂肪 221 mg/dl，GOT 45 IU/L，GPT 67 IU/L，γGTP 76 IU/L，血清クレアチニン 0.9 mg/dl，BUN 15 mg/dl，尿酸 6.8 mg/dl

尿所見：尿糖（＋），尿蛋白（＋），尿潜血（－），ケトン（－）

心電図：正常洞調律（ST-T変化なし，不整脈なし）

心エコー：軽度左室肥大，壁運動良好

腹部エコー：中等度脂肪肝，腎の萎縮・辺縁不整なし

胸部X線：肺野著変なし，心胸郭比47％

本患者では，トレッドミル運動負荷心電図においてV4-6にて2mmを超えるST水平低下を呈し，検査中に前胸部圧迫感と左下腿の疼痛が出現した．心臓カテーテル検査において，前下行枝起始部に90％狭窄が存在し，3枝とも75％までのびまん性狭窄を認めた．同時に行った下肢動脈造影にて左大腿動脈の高度狭窄所見が得られた．また，頸動脈エコーにて右内頸動脈25％狭窄，左総頸動脈50％狭窄が存在した．眼底所見として糖尿病性網膜症（非増殖性網膜症：福田分類A1）を認めた．腎機能についてはクレアチニンクリアランス80ml/minと比較的保たれていたが，尿蛋白0.47グラム/日と顕性蛋白尿を呈した．

前下行枝に対して経皮的冠動脈形成術（PCI），左大腿動脈に対して経皮的動脈形成術（PTA）が施行され，運動時の胸部，下肢症状がともに消失した．運動負荷心電図においてもST-T変化が認められなくなった．血糖値は1700kcalの糖尿病食（蛋白55グラム，塩分7グラム制限）とビグアナイド剤，αグルコシダーゼ阻害剤の投与にて空腹時血糖100〜120mg/dl，食後2時間血糖160〜190mg/dlにコントロールされた．

問題2 本患者では，PCI，PTAにて心筋・下肢の虚血徴候が消失した．今後の運動療法に関して正しい考え方はどれか．
1．運動制限は必要なく，血糖値の低下を目指して積極的に運動すべきである
2．糖尿病性網膜症があるので運動制限をすべきである
3．糖尿病性腎症があるので運動制限をすべきである
4．糖尿病性神経障害があるので運動制限をすべきである
5．狭心症の再発予防のため運動制限をすべきである

問題3 運動療法として行う種目として，本患者の病態改善に最も適したものはどれか．
1．ランニングやスピードサイクリングなどによる中〜高強度持久運動
2．ウォーキングや自転車などによる低〜中等度持久運動
3．ダンベルや筋トレマシンを用いた筋力トレーニング
4．関節の柔軟性を高めるためのストレッチング
5．以前に親しんだ競技であるラグビーをシニアチームに参加して行う

問題4 本患者の運動療法に関するフォローアップにおいてとくに留意すべき点を3つ選択せよ．
1．運動中に低血糖を生じないよう食後に運動するよう注意する
2．血圧コントロールに注意し，必要に応じて十分な降圧剤を使用する
3．尿蛋白の増加，腎機能の悪化に注意する
4．胸部不快，下肢痛の出現など虚血症状の再発に注意する
5．運動による網膜症の悪化に注意する

解説編

糖尿病患者における運動療法は，血糖コントロールを改善させるのみならず，心血管系疾患のリスクを軽減させる観点からも重要である．また，運動によって得られる「健康感」や「爽快感」などの心理的効果は，患者のQOL向上の観点から大きな意義を有する（表1）．しかしながら，糖尿病患者では初診時にすでにさまざまな合併症や併発症を有していることが多く，安易に運動を開始するとかえってそれらの病態を悪化させる可能性がある．本患者では，狭心症と閉塞性動脈硬化症の自覚症状が運動療法開始を契機として出現した．さらに，非増殖性網膜症の存在が明らかにされるとともに，顕性腎症，下肢対称性末梢神経障害の合

表1 運動療法の臨床効果

持久運動（有酸素運動）によって得られやすい効果
- 耐糖能改善
- 血清脂質プロフィール改善（HDLコレステロール増加，中性脂肪減少）
- 収縮期・拡張期圧降下
- インスリン感受性亢進
- 抗肥満効果（体脂肪減少）
- 呼吸循環機能改善

筋力トレーニングによって得られやすい効果
- 筋力・筋持久力の向上
- 加齢に伴う基礎代謝・筋肉量減少・骨塩量減少の軽減
- 減量時の除脂肪体重の維持

ストレッチによって得られやすい効果
- 関節可動域の保持
- 柔軟性の向上

共通した効果
- 心理的効果（健康感の高まり，不安・抑うつの軽減，爽快感など）

表2 運動療法のデメリット

- **心血管系疾患**
  ……とくに虚血性心疾患・閉塞性動脈硬化症）の発症・増悪
- **突然死や失神**
  ……とくに高度の自律神経障害や虚血性心疾患，不整脈，心機能障害を有する場合
- **運動中の過度の血圧上昇**
  ……とくに安静時においてすでに高血圧を認める場合
- **糖尿病性網膜症の悪化**
  ……とくに不安定な増殖性網膜症を有する場合
- **糖尿病性腎症の悪化**
  ……とくに顕性蛋白尿期3A以降の場合
- **運動中，運動後の低血糖**
  ……とくにインスリン注射やインスリン分泌促進剤使用中の場合
- **運動誘発性高血糖あるいはケトーシスの出現**
  ……とくに血糖コントロール不良（空腹時血糖250 mg/dl以上）の場合
- **糖尿病性足病変の発症・増悪**
  ……とくに下肢末梢神経障害，血行障害，浮腫がある場合
- **整形外科的疾患（変形性膝関節症，腰痛症など）の発症・増悪**

併が示唆された．

合併症や併発症が存在するからといって，必ずしも運動制限が必要と限らない．したがって，適切なメディカルチェックを行って運動療法の適否を判定することが重要である．メディカルチェックは，運動療法による障害が生じやすい臓器や器官（表2）を中心に検索する．とくに，糖尿病患者では常に無症候性心筋虚血の可能性を念頭に置くべきであり，症状の有無にかかわらず，可能な限り心エコーや運動負荷心電図など

を施行して，虚血性心疾患を含めた心機能障害の早期発見に努めるべきである．

問題の解答と解説

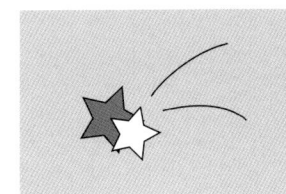

解 答
問題1：1，2
問題2：3
問題3：2
問題4：2，3，4

問題 1

本患者は多くの心血管系危険因子（糖尿病，高血圧症，高脂血症，肥満症，喫煙，家族歴，運動習慣のない生活）を有しており，胸部圧迫感や下肢の間歇性跛行は，それぞれ狭心症と閉塞性動脈硬化症によるものの可能性が高い．本患者の喫煙歴から慢性閉塞性肺疾患の存在が示唆されるが，この場合胸を締め付ける感じよりも運動時の呼吸困難感（息苦しさ）が前面に出ることが多い．間歇性跛行を生じる疾患として，腰部脊椎管狭窄症を念頭に置くことが重要であるが，この場合，歩行スピードを落とすのみでは症状が改善せず，腰部の前屈や後屈運動を行って，神経圧迫を解除することが必要な場合が多い．糖尿病性神経障害は，運動中に症状が悪化することはまれであり，本患者においては否定的である．

問題 2

本患者はPCI，PTAによって心筋・下肢の虚血症状が消失しており心機能も良好と考えられる．したがって，血管リスク軽減の観点から運動療法の好適応患者である[1]．しかしながら，本患者では糖尿病性腎症の合併が示唆され，その病期は第3期A（顕性腎症前期：糸球体ろ過率60ml/分以上，尿蛋白1g/日未満）と考えられる（表3）．この病期においては原則的に運動可であるが，過激な運動は不可で，蛋白尿や高血圧の程度に応じて運動制限を強化することが必要とされる[2]．これは，運動療法によって得られる血糖降下や血圧降下よりも，運動中の血圧上昇や腎血流低下によって腎機能障害が進行する懸念を踏まえてのものである．病期が第3期B（顕性腎症後期：糸球体ろ過率60ml/分未満，尿蛋白1g/日以上）になると，「体力を維持する程度の運動」が推奨され，いっそう慎重に運動を行うことが要求される．なお，腎症を有する患者では，安静時の至適血圧は125/75mmHg以下とされているが[2]，運動中の血圧をどの程度まで抑制すべきかについての基準は確立していない．筆者らは収縮期

表3 糖尿病性腎症の病期と運動制限

病　期	検査値（GFR, 尿蛋白）	運　動
1期（腎症前期）	正常～高値，陰性	原則として糖尿病の運動療法を行う
2期（早期腎症期）	正常～高値，微量アルブミン尿	原則として糖尿病の運動療法を行う
3期A（顕性腎症前期）	60 ml/分以上，1g/日未満	原則として運動可 尿蛋白，高血圧の程度をみて運動制限を強化する 過激な運動は不可
3期B（顕性腎症後期）	60 ml/分未満，1g/日以上	運動制限 体力を維持する程度の運動は可
4期（腎不全期）	蛋白尿を伴う高窒素血症	運動制限 散歩やラジオ体操は可
5期（透析療法期）		原則として軽運動 過激な運動は不可

（日本糖尿病学会（編）：糖尿病治療ガイド2002-2003[2]より改変引用）

150mmHg以下を一応の目安としている．

糖尿病性網膜症は，本患者のように中等症以下の非増殖性網膜症の場合，急激な血圧上昇を伴う運動を行わないかぎり，運動制限の必要はないとされる[3]．重症非増殖性網膜症以上の網膜症では，その程度に応じて，運動による血圧上昇や衝撃を考慮した運動制限を行う（筆者らは収縮期170mmHg以下を目安としている）．また，新鮮な眼底出血や不安定な新生血管ある場合，運動療法は原則として禁忌とする．しかしながら，運動制限に関するコンセンサスは確立したものではなく[3]，実際には眼科医と相談の上で，個々の患者ごとに判断することになる．

糖尿病性神経障害による下肢知覚障害を有する患者には，足病変の発生を念頭において十分なフットケアを指導するとともに，病態に応じた運動制限を行う．本患者では振動覚が低下しているのみで温痛覚低下がないことから，とくに運動制限は必要としない．高度の自律神経障害を有する患者（起立性低血圧　収縮期差30mmHg以上，呼吸性心拍変動　CV_{RR}＜2％以下）では，無症候性心筋虚血や重篤な不整脈，失神の誘発を念頭におき，より慎重な運動処方が必要になる．

問題　3

本患者においては，血糖コントロールを改善するとともに心血管リスクを軽減させることが重要であり，この目的では持久運動（有酸素運動）がもっとも効果的である．しかし顕性腎症，高血圧症を合併しているため，運動強度を過度に上げることは避け，ウォーキングや自転車などによる軽～中等強度（40～60％ VO_2max）の持久運動が推奨される．この強度は，無酸素性作業閾値（anaerobic threshold），あるいは乳酸閾値（lactate threshold）に相当し，自覚的にも「まあまあ楽～少しきつい」と感じるレベルであり，運動を持続することは容易である．運動時間は1日1回30分を目安とし，患者の病態やコンプライアンス等を考慮しながら適宜増減する．

筋力トレーニングは，筋力・筋持久力の維持・向上のみならず，体組成を改善し，糖脂質代謝に好影響をもたらすため，本患者においても可能な限り運動療法に取り入れるべきである[4)5]．しかし，筋力トレーニングは，急激な血圧や心拍数の上昇を伴う可能性があるため，慎重な適用が必要である．

ストレッチングは，関節可動域の確保や柔軟性の向上に有用であり本患者においても取り入れるべきプログラムである．しかし，本患者の病態改善という観点からは，持久運動にとってかわるものではない．

患者が大学時代に親しんだラグビーは，運動を楽しむという観点からはぜひとも選択すべき運動種目であろう．しかし，競技の性格上，ダッシュとストップ（急激な運動の開始と停止）の繰り返しや高強度筋力トレーニング類似の動作を必要とするため，本患者においては適用とはならない．ただ，「運動を楽しむ」という観点は運動療法の継続にきわめて重要であり，本患者に適した運動，すなわち低～中等度の持久運動がきわめて単調な運動になりがちなことに留意すべきである．本患者においては，単に運動方法や運動時間を指示するのみならず，「夫人とともにウォーキングする」「テレビを見ながら自転車エルゴメーターをこぐ」など運動継続を目指した何らかの創意工夫を行うよう働きかけることが重要である．

問題　4

本患者では，まず第1に，狭心症状と下肢虚血症状の再発に留意が必要である．また腎障害の増悪をきた

していないか，定期的な血液検査や尿検査を行う．高血圧については，糖尿病性腎症の増悪因子の是正，心血管系リスクの軽減という観点から，必要に応じて十分な降圧剤を使用すべきである．運動に伴う低血糖の出現については，本患者ではビグアナイドとαグルコシダーゼ阻害剤を使用しており，ともに低血糖を生じにくい薬剤であるため，特別の注意は不要である．一般に，インスリン注射やインスリン分泌促進剤（スルホニルウレア剤，グリニド系薬剤）服用中の患者では低血糖の発生に十分注意する．本患者の網膜症はstage A1であり，低～中等度の持久運動が網膜症を悪化させる可能性は少なく，眼科受診の頻度を増やすなどの対応は不要である．

レベルアップをめざす方へ

チェア・エクササイズの有用性

内科的に問題がなくても，変形膝関節症や足関節痛など整形外科的疾患によってウォーキングや自転車運動など下肢に力学的負荷のかかる運動療法が行いにくい場合がある．筆者らは，このような患者に対してチェア・エクササイズを用いた持久運動・筋力トレーニングプログラムを推奨している[4)6)]．チェア・エクササイズは，家庭内の椅子を利用して容易に行える，天候を気にせず都合のよいときにいつでも行えるなどの利点もある．

独立危険因子としての「運動不足」「運動耐容能の低下」

近年，2型糖尿病患者や肥満症患者において，「運動習慣の少なさ」や「運動耐容能の低さ」（= low cardiopulmonary fitness）が，高血糖，高血圧，高脂血症，肥満，喫煙等の既知の危険因子とは独立した，かつこれらと同様に強力な心血管系死亡・総死亡の危険因子であることが報告されるようになった[7)]．このことは，他の危険因子の改善の有無とは無関係に，cardiopulmonary fitnessの向上を目指して運動療法を続けることの重要性を示唆するものである．

● 文　献 ●
1) 中尾一和監訳，桝田　出・林　達ほか：校閲編集代表：ADA最新糖尿病の運動療法ガイド，メジカルビュー，129-136，1997．
2) 日本糖尿病学会（編）　糖尿病治療ガイド2002-2003，文光堂，55-57，2002．
3) 中尾一和監訳，桝田　出・林　達也校閲編集代表：ADA最新糖尿病の運動療法ガイド，メジカルビュー，121-127，1997．
4) 林　達也，鴨田佳津子，梅田陽子，ほか：肥満症運動療法に何を期待するのか―有酸素運動 vs. レジスタンス運動―．肥満研究．9：275-282，2003．
5) Pollock ML, Franklin BA, Balady GJ, et al. : Resistance exercise in individuals with and without cardiovascular disease. Circulation 2000, 101：828-833.
6) 林　達也：生活習慣病改善のためのチェア・エクササイズ「すわろビクス」．肥満研究．9：84-85，2003．
7) Wei M, Gibbons LW, Kampert JB, et al. : Low cardiorespiratory fitness and physical inactivity as predictors of mortality in men with type 2 diabetes. Ann Intern Med 132：605-611, 2000.

［林　　達也］

疾患 28 わが国でも何例か

問題編

症例呈示

症例
患者：30歳 男性
主訴：膵腎同時移植
家族歴：特記事項なし
既往歴：特記事項なし
現病歴：昭和58年（13歳時），突然の激しい口渇・多尿が出現したため近医を受診し，1型糖尿病と診断された．直ちにインスリン療法が開始され，以後インスリン療法を継続したが，血糖コントロールは不良であった．平成7年糖尿病に伴う慢性腎不全を指摘された．平成8年，血液透析が導入された．平成11年に膵腎同時移植適応評価を申請し適応と判定され，平成11年10月，日本臓器移植ネットワークへ登録した．平成12年4月25日くも膜下出血による脳死ドナー（50歳代後半女性，152 cm 43 kg，HLA typing：A(2,—)，B(55, 52)，DR(9, 8)）が現れた．血液型が同じでHLA-A2，DR8の2マッチでレシピエント第一候補となり膵腎同時移植目的に同日入院となった．

入院時現症：身長168cm，体重67.5kg，血圧216/94mmHg，脈拍87/分・整，四肢浮腫あり．
＜検査所見＞
検血：WBC 5650/μl，RBC 334×10^4/μl，Hb 10.2g/dl，Ht 31.0%，Plt 16.1×10^4/μl
生化学：TP 7.2g/dl，Alb 3.6g/dl，Na 137mEq/l，K 5.8mEq/l，Cl 98mEq/l，BUN 56mg/dl，Cr 13.3mg/dl，Glucose 304mg/dl，HbA$_{1c}$ 8.6%．
＜入院後経過＞
症例から膵臓・腎臓移植手術承諾書によるinformed consentを取得した．4月25日15時56分ドナー手術を開始した．University of Wisconsin（UW）液で臓器を灌流し，冷保存した．18時31分救急車，新幹線にて搬送し，22時49分ドナー膵腎が当院に到着した．23時13分にドナー膵腎の血管再建をふくむbench surgeryを開始し，膵腎同時移植術を翌日0時35分より開始した．レシピエントの右内・外腸骨動脈を各々膵グラフトの腹腔動脈と上腸間膜動脈に吻合し，またレシピエントの外腸骨静脈に門脈グラフトを吻合，さらに膵液はグラフト十二指腸を膀胱に側々吻合してドレナージした．後腹膜経路で左腸骨窩にドナー腎臓が移植され，9時2分手術終了した．

膵グラフトの血流再開後，血糖値は速やかに80mg/dlに安定した．また，移植腎も血流再開後，ただちに自尿が出現し，術後より尿量は2000ml/日以上を保持できた．免疫抑制剤は，移植直後はmethylprednisolone（MP）パルス療法，抗ヒトリンパ球抗体（ALG）の大量療法と維持療法としてprednisolone（PSL）100 mg/日，tacrolimus（TAC）0.06mg/kg/日の持続静注，mycophenolate mofetil（MMF）2g/日を開始した（図1）．TACは12病日から0.2mg/kg/日の経口投与へ切り替えた．術後急性期の血栓症など術後合併症予知のため，人工膵島（STG-22，日機装社）により経時的血糖値モニターを行った．術直後のMPパルス療法により血糖値が上昇すると，人工膵島の管理下にインスリン持続静注を開始した．特に術後2から3病日にかけて，インスリン必要量が約200単位/日に増大した（図2）．術後4病日，食事の開始とともに速効型インスリン皮下注を開始した．インスリン皮下注射量は30単位/日を最大に，術後27病日には，食事（1,760kcal）・運動療法（各食後10分程度のエルゴメーター）の併用によりインスリン離脱にまで改善した（図3）．移植膵を膀胱にドレナージした場合，

176　Ⅱ．疾　患　編

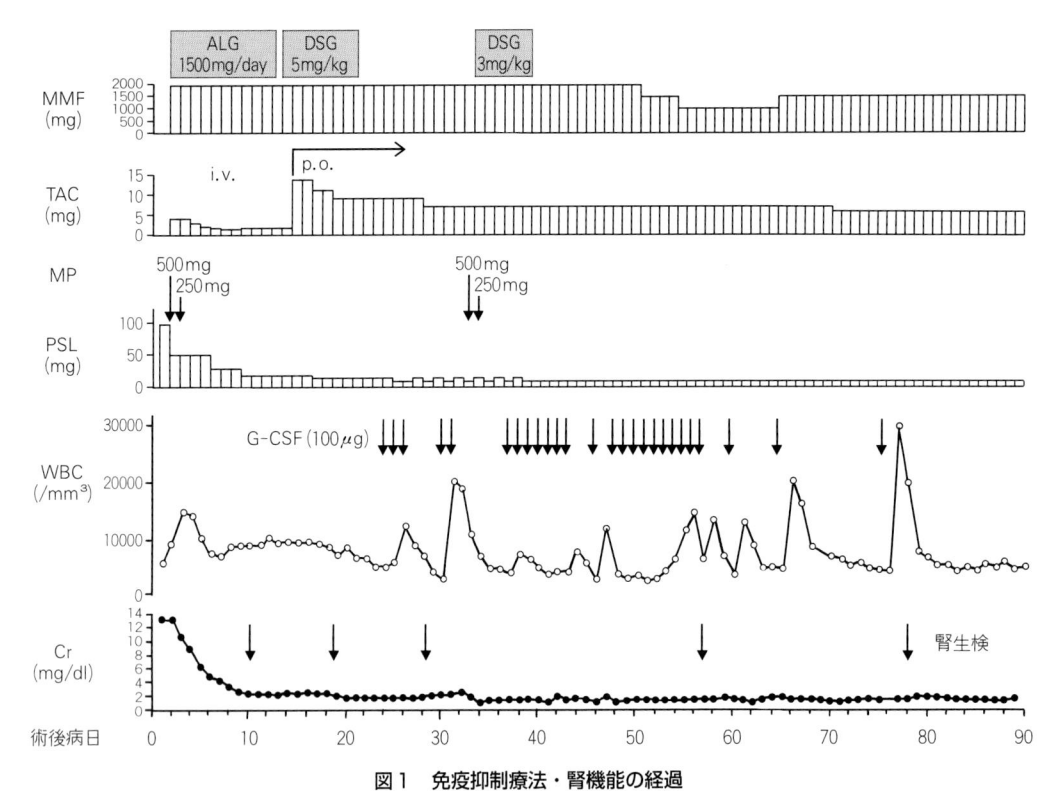

図1　免疫抑制療法・腎機能の経過

免疫抑制剤は，移植直後はmethylprednisolone（MP）パルス療法，抗リンパ球抗体（ALG）の大量療法と維持療法としてprednisolone（PSL），tacrolimus（TAC），mycophenolate mofetil（MMF）を開始した．腎機能の改善を確認しながらPSL，TAC，MMFを減量した．拒絶反応が疑われた第10病日と第29病日にdeoxyspergualin（DSG）により免疫療法を強化した．

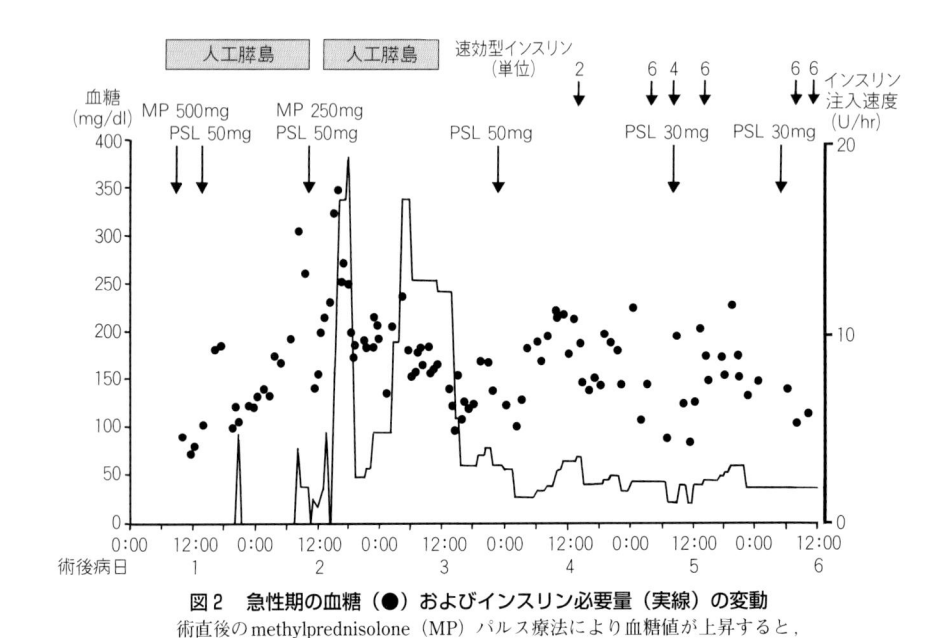

図2　急性期の血糖（●）およびインスリン必要量（実線）の変動

術直後のmethylprednisolone（MP）パルス療法により血糖値が上昇すると，インスリン持続静注を開始し目標血糖150mg/dlを目指し血糖管理を行った．インスリン必要量は最高200単位/日にまで上昇した．PSL：prednisolone

尿中アミラーゼ値の低下が膵グラフト障害や拒絶の指標となる．術翌日の尿中アミラーゼは3937単位/日で徐々に増加し術後11病日以降20,000単位/日前後となり，以後も血栓症や拒絶反応を疑わせるような変動は認めなかった（図3）．

血清クレアチニン値は術後13.3mg/dlから速やかに改善した．経時的に行った5回の腎生検のうち，第10病日の腎生検ではborderlineの細胞浸潤がみられたた

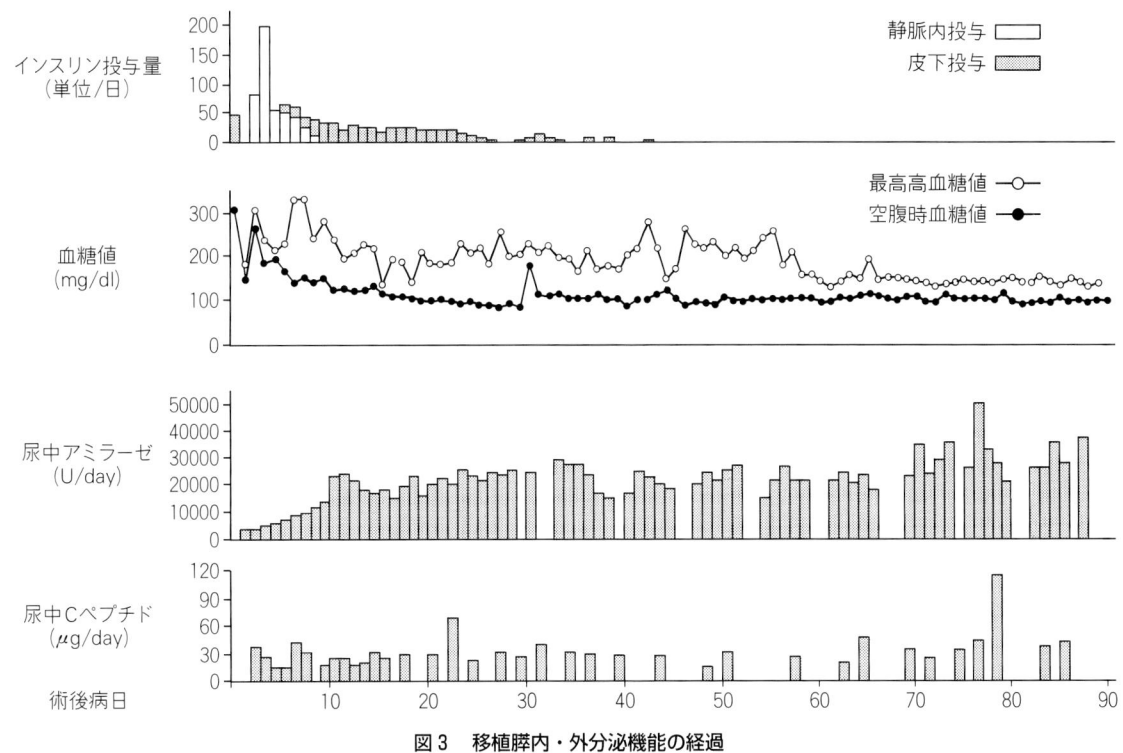

図3 移植膵内・外分泌機能の経過
移植膵外分泌機能の指標1日尿中アミラーゼ量は術直後より徐々に上昇し，20,000U/day以上を維持した．
インスリン必要量は徐々に低下し，第27日に離脱し，空腹時血糖は100mg/dl前後で推移した．

めdeoxyspergualin (DSG) 300mg/日を投与した（図1）．第30病日の血清クレアチニン軽度上昇時，拒絶反応を疑いMPパルス＋DSG療法を追加したが，腎生検の結果，TACによる腎毒性と考えられた．この時，血糖値の上昇に対しインスリン皮下注射を一時的に行った．また，MMFによると考えられる白血球数減少がみられたため，顆粒球コロニー刺激因子（G-CSF）を投与した．

第78病日の日内変動では各食前平均血糖値96mg/dl，最高血糖値は150mg/dlと良好にコントロールされていた．一方血中インスリン濃度は7〜19μU/mlと低値であった．HbA1cは入院時8.6％から退院時5.4％まで改善し，糖尿病網膜症の増悪は認めなかった．腎機能は退院時血清クレアチニンが1.4mg/dlまで低下し，免疫抑制剤は退院時PSL 10mg，TAC 6mg，MMF 1.5gとした．

設 問

問題1 1型糖尿病に対する移植治療として現在わが国で施行が可能な治療法を選択せよ．
(1) 脳死ドナーからの膵腎同時移植
(2) 脳死ドナーからの腎移植後膵移植
(3) 心停止ドナーからの膵島移植
(4) ES細胞を用いた細胞移植
(5) 脳死ドナーからの膵島移植

a(1),(2),(3)　　b(1),(2),(5)　　c(1),(4),(5)
d(2),(3),(4)　　e(3),(4),(5)

問題2 腎不全に至った1型糖尿病の治療法のうち最も予後の良い治療法はどれか？
a. 透析療法
b. 膵腎同時移植
c. 腎移植後膵移植
d. 生体腎移植
e. 死体腎移植

問題3 血糖値の不安定性を示す指標はどれか？
(1) 血清インスリン値
(2) SchlichtkrullのM値
(3) 血糖日内変動
(4) ヘモグロビンA1c
(5) 尿中Cペプチド値

a(1),(2)　　b(2),(3)　　c(3),(4)
d(4),(5)　　e(1),(5)

解　説　編

1型糖尿病症例に対する移植医療について

　1型糖尿病症例は膵臓からのインスリン分泌能が全くないためにインスリンを打たないと高血糖となる．しかし，たとえインスリンを注射して血糖値を低く保てていても低血糖を繰り返して無自覚性の低血糖を惹き起こし，生活の質が著しく低下する症例も多い．一方，長期にわたる高血糖が続くと，細小血管合併症で眼の障害や神経障害や腎障害が出現する．これら合併症のために1型糖尿病症例の血糖コントロールはより困難になる．このようにインスリンを打つだけではコントロールができないため，生理的なインスリン分泌動態を可能とする医療が望まれる．現在，そのような生理的なインスリン分泌動態を可能とするのは膵臓あるいは膵島の移植医療の他にはない．

　このような中，わが国でも平成9年10月臓器移植法が制定され脳死ドナーからの移植医療への道が開かれた．糖尿病を根治的に治療するために膵臓そのものを移植する膵移植と，インスリンを分泌する組織であるランゲルハンス氏島のみを膵臓から分離して移植する膵島移植という2種類の方法がある．わが国の基準ではインスリン分泌能の枯渇した1型糖尿病症例を対象として膵移植あるいは膵島移植が行われる．

膵　移　植

　膵臓移植は米国ミネソタ大学において1966年初めて行われ，近年，世界的には年間約1800例の，主として膵腎同時移植が行われている．移植成績も著しく向上し，5年生存率，1年生着率（インスリン離脱率）ともに80％以上に達している．わが国での膵移植の適応はインスリン分泌の枯渇した1型糖尿病患者であるとされている．インスリン分泌能の枯渇は適応判定基準に明記されていないがグルカゴン（1mg）負荷前の血中Cペプチド値が0.5ng/ml未満で，グルカゴン負荷にて無反応であることとされている．この基準を満たし，なおかつ長期間の罹病歴から腎透析を要する症例に膵臓，腎臓を同時に移植する膵腎同時移植と1型糖尿病の症例で腎移植を受けた後の症例を対象として行われる腎移植後膵移植がある．また腎障害を伴わない血糖コントロールのきわめて不安定な1型糖尿病症例に対して膵単独移植が考慮される場合がある．実際に平成16年8月現在で105人の症例が全国的に登録されており，それらの症例の大多数は膵腎同時移植で登録されており，残りは腎移植後膵移植で登録されており，膵単独移植で登録されている症例はいない．

　臓器移植で問題となるのは「拒絶反応」である．同じドナーからの膵臓と腎臓を一緒に移植するとそれらの臓器に対する拒絶反応は同じように出てくると考えられている．すなわち腎臓に拒絶反応があれば，膵臓にも拒絶反応があると推測することが可能である．一方腎移植後膵移植や膵単独移植の場合，膵臓に拒絶反応があるかどうかを推測する方法がないため，膵腎同時移植に比べて移植後の成績がよくないと考えられる．実際にインスリン離脱率で検討すると世界的には膵腎同時移植の場合にもっとも良好な成績となっている．また手術の施行例数をみても膵腎同時移植が最も多く，手技的にも安定していることも原因の一つと考えられる．わが国では臓器移植法案制定されて以来，15例の脳死ドナーからの膵移植と2例の心停止ドナーからの膵移植が施行された．平成15年10月現在，17例中16例でインスリンを離脱しており，欧米の成績を勝るとも劣らない成績を残している．

膵 島 移 植

　膵島移植は1型糖尿病で破壊される膵島を移植するというものであり，きわめて理にかなった方法である．日本の適応基準ではグルカゴン（1mg）負荷前の高感度血中Cペプチド値が0.1ng/ml未満で，グルカゴン負荷にて無反応であることとされている．膵移植よりもより厳しい基準であるように見えるが，測定法の違いであって，この基準は膵移植の基準とほとんど変わらない．膵移植では1人の症例がインスリンから離脱するために概ね1人のドナーからの膵臓で十分だが，膵島移植では分離作業が困難なことなどから1人のドナーから全ての膵島が効率よく分離できるわけではなく1人のドナーで1人の症例のインスリンを離脱させるのは困難である．しかしたとえインスリンを離脱できなくても，ほんのわずかのインスリンの分泌能があれば少量の外来性インスリンを使用するのみで血糖値の不安定性がなくなり，安定したコントロール状態を得ることが可能である．日本人の場合には欧米人に比して膵β細胞の予備能が少なく容易に糖尿病状態

になりやすいことが知られている．また欧米でのドナーの平均年齢が20歳代であるのに比して，日本人のドナーは高齢であるため，インスリン離脱に時間を要する場合が多いと考えられる．今後，日本人での膵・膵島移植症例を蓄積してその特徴を検証する必要があると思われる．

生体膵・膵島移植

脳死ドナーの出現の少ない昨今，症例の近親者をドナーとした生体膵・膵島移植が大阪，神戸，京都大学で検討されている．わが国では生体膵・膵島移植の経験がないため，ドナーの適応基準は生体膵移植で100症例以上の経験があるミネソタ大学の基準をいずれの施設も参考にして作成されている．

異種膵島移植

同じくドナー不足の現状を打破すべく，動物種からの異種膵島移植が考慮されていた．従来，実験的にブタからサルなどへの膵島移植は盛んに行われていたが，実際にブタからヒトへの移植については未知のレトロウイルスなどが問題となり，臨床応用は現実的ではないと考えられてきた．しかし昨年のメキシコからのグループの報告によると12人の小児1型糖尿病症例を対象として，ブタから膵島を分離して拒絶反応を抑制する作用のあるとされるブタのセルトリ細胞とともに移植したところ，12人中で1例でインスリンが離脱できたと報告された．今後のさらなる報告が待たれるところである．

問題の解説および解答

現在の日本では脳死ドナーからの膵移植と心停止ドナーからの膵島移植が施行可能である．厳密に言えば脳死ドナーからの膵島移植は施行できないが，脳死ドナーでは心臓摘出後は心停止ドナーと見なすことができる．

腎透析導入後の1型糖尿病の予後はわが国でも芳しくなく現在でも5年生存率は65.3％（DERI研究班：私信）である．治療法のうち最も予後の良い治療法は膵腎同時移植であり，5年生存率が80％を超える．

「SchlichtlrullのM値」とは血糖日内変動から得られた血糖値の不安定性を定量的に表した指標で120 mg/dlからどれくらい変動しているかを表すものである．

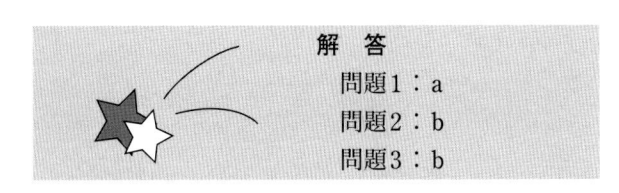

解　答
問題1：a
問題2：b
問題3：b

[黒田　暁生／松久　宗英／山崎　義光]

索 引

和文索引

ア

αグルコシダーゼ阻害薬　7, 51, 92
アキレス反射　127
アディポサイトカイン　53
アディポネクチン　4
アニオン・ギャップ（AG）　102
アミリン　28
アルコール性ニューロパチー　131
アルゴリズム　98
アンジオテンシンⅡ受容体拮抗薬（ARB）　17
アンジオテンシン変換酵素（ACE）阻害薬　17
暁現象　84, 112

イ

1塩基変異　168
1型糖尿病　10, 13, 66, 87, 178
　劇症——　104
　緩徐進行——　61, 145
　高齢発症——　60
イェンドラシック手技　129
インスリン　28
インスリンアスパルト　65
インスリンニューロパチー　131
インスリンリスプロ　65
インスリン強化療法　62, 65
インスリン抗体　61
インスリン自己抗体（IAA）　145
インスリン受容体異常症　30
インスリン抵抗性　25, 49, 69, 71, 91, 136, 142, 152
インスリン抵抗性改善薬　8
インスリン分泌　25
インスリン分泌障害　3
インスリン分泌動態　4
インスリン分泌能　146
　低下　138
インスリン療法　9, 65, 92
インスリン拮抗ホルモン　71, 111
インターベンション　148
異常インスリン症　28
異常プロインスリン症　28

ウ

ウオルフラム症候群　30, 162
運動制限　171
運動耐容能　173
運動負荷心筋シンチグラフィ　157
運動療法　22, 170
　トレーニング効果　22

エ

エネルギー摂取量　36

オ

黄斑症　117, 118

カ

外食　37
感音性難聴　162
緩徐進行1型糖尿病　61, 145
肝硬変　141
肝糖取り込み率　4
肝糖放出率　4

キ

奇形発生率　80
起立性低血圧　83
起立負荷試験　127
急性冠症候群　154, 158
急性感染症　87
急性心筋梗塞　159
拒絶反応　176
境界型　12
強化インスリン　84
筋糖取り込み率　4
筋力トレーニング　173
緊急手術　97

ク

グリコアルブミン（GA）　5, 24
グリコーゲンの分解　141
グリコヘモグロビン値　3
グリニド　8
グルカゴン負荷試験　61
グルコキナーゼ　28
グルタミン酸脱炭酸酵素抗体　61
躯幹神経障害　128
熊本study　42, 118

ケ

ケトアシドーシス昏睡　149
ケトン体　102
経口血糖降下薬　45
経皮的冠動脈インターベンション　157
経皮的冠動脈形成術　157
計画妊娠　79
頸椎症　129
劇症1型糖尿病　104
血管障害マーカー　26
血管新生緑内障　117, 118
血清浸透圧　102

血糖コントロール　5
血糖値と症状　112
血漿高浸透圧　107
原因遺伝子　27

コ

後天性失明　117
交感性皮膚反応　130
高ナトリウム血症　107
高血圧　135
高血糖　107
高血糖ニューロパチー　128
高脂血症　135
高浸透圧非ケトン性昏睡（HONK）　107
高尿素窒素血症　107
高齢者　73
　全人的医療　76
　平均余命　75
高齢者糖尿病　74
　治療のガイドライン　75
　治療方針　74
高齢者発症1型糖尿病　60
高齢発症糖尿病　74

サ

細小血管症　42
細小血管障害　15
細胞蛋白解離　127

シ

シャルコーマリートゥース病　131
嗜好食品　37
思春期・青年期糖尿病　70
糸球体内血行動態異常　121
持久運動（有酸素運動）　172, 173
持続皮下インスリン注入療法　66
治療後ニューロパチー　131
自己抗体　61
自己免疫　69
自律神経症状　111
手根管症候群　129
処置作用確認人数（NNT）　21
初期治療　39
少量持続静脈内注入法　108
消化管術前術後食の処方　97
食後過血糖　91
食事療法　21, 36
食習慣　37
食品交換表　36
心筋症　163
心室細動　154

182 索引

心室頻拍　154
心臓自律神経障害　156
神経原性疼痛　129
神経障害　17
神経伝導検査　127
人工膵島　175
腎移植後膵移植　178
腎症　15
腎生検　125

ス
ステロイド糖尿病　5, 91
ストレッチング　173
スライディングスケール　84, 88, 98
スルフォニルウレア薬（SU薬）　9, 51, 92
膵β細胞の疲弊　55
膵摘出後糖尿病　83
膵移植　178
膵腎同時移植　175, 178
膵単独移植　178
膵島移植　178
膵島細胞（質）抗体（ICA）　61, 145
推定罹病期間　73

セ
性教育　79
正常型　12
清涼飲料水ケトーシス　150
生活習慣　37
生活習慣病　20
生命予後　75
生理活性物質　53
精神・神経症状　107
遷延性低血糖　113

ソ
ソモジー効果　84, 112
増殖前網膜症　117
増殖網膜症　117
速効型インスリン　65

タ
対称性ポリニューロパチー　128
耐糖能異常　135
大血管症　42
大血管障害　17
脱水　107
単純網膜症　117
蛋白制限食　122
蛋白糖化反応　121

チ
チアゾリジン誘導体（TZD）　8, 51
チェア・エクササイズ　174
テーラーメイド医療　74
中枢神経症状　111
調味加工食品　37
超速効型アナログインスリン　84
超速効型インスリン　65
超低カロリー食療法　51

テ
手袋靴下状分布　127
低血糖　142
　分類　113
　要因　111
低血糖症　111
低血糖症状を起こす主な薬剤　114
低蛋白食　122
低張性食塩水（0.45％食塩水）
　補液　108

ト
糖のながれ　3
糖化タンパク　24
糖産生　141
糖新生　141
糖尿病
　合併症　15
　診断基準　11
　成因分類　27
　分類　12
糖尿病患者
　眼科手術　98
　手術前後の管理　95
　術後の管理　97
　術中の管理　96
糖尿病型　11
糖尿病合併妊娠　77
糖尿病治療
　厳格な――　75
糖尿病神経障害　44
糖尿病腎症合併妊娠　80
糖尿病性ケトアシドーシス　87, 102
糖尿病性腎症　3, 121
糖尿病網膜症　3, 117
洞不全症候群　163

ナ
75g経口ブドウ糖負荷試験（75gOGTT）　3, 11, 24
内臓脂肪型肥満　51
内臓脂肪症候群　52

ニ
2型糖尿病　13, 67
乳酸閾値　173
尿中C-ペプチド　69
尿中微量アルブミン　26
尿路感染症　87
妊娠糖尿病（GDM）　13, 79

ネ
ネフローゼ症候群　121

ノ
脳卒中様発作症候群（MELAS）　163

ハ
発症年齢　69
反応性低血糖　111

ヒ
ヒトインスリンアナログ　65
肥満　135, 150
肥満合併糖尿病　49
肥満症　51
微量アルブミン尿　15, 122

フ
ブドウ糖毒性　57, 151
不安定型糖尿病　83
複合感覚神経電位　130
複合筋電位　130

ヘ
ヘテロプラスミー　163
平均余命　74
閉鎖型睡眠時無呼吸症候群　51

ホ
ポリニューロパチー　128
母系遺伝　163

マ
マルチプルリスク症候群　135
慢性炎症性脱髄性ポリニューロパチー　131
慢性肝疾患　141

ミ
ミトコンドリア　28
ミトコンドリアDNA 3243（A-G）点変異　162
ミトコンドリア遺伝子異常　169
ミトコンドリア遺伝子異常糖尿病　162
ミトコンドリア糖尿病　162

ム
無酸素性作業閾値　173
無自覚性低血糖　79, 111
無症候性心筋虚血　153
無痛性心筋梗塞　156

メ
メタボリック症候群　49, 135
メディカルチェック　172
メトホルミン　8

モ
モノニューロパチー　128
網膜症　15

リ
リスク管理　136

レ
レジスチン　4
レニン－アンジオテンシン系阻害薬　17
レプチン　4

英文索引

B
BETA2（beta-cell E-box transactivator 2） 168
beyond glucose 5
BMI 37

C
C-ペプチド 61
CD 4 陽性T細胞 147
CD 8 陽性T細胞 147
CSII 84
Cushing症候群 91
Cペプチド/インスリン比 142

D
dawn phenomenon 84, 12
DCCT 42, 118
DECODE study 42
diabetes prevention program（DPP） 20

F
Finnish Diabetes Prevention Study 20
Foxo 1 91
F波潜時 130

G
75g OGTT 3, 11, 24
GAD（glutamic acid decarboxilase）抗体 24, 145

H
11β-hydroxysteroid dehydrogenase 91
HbA1c 24, 142
hepatocyte nuclear factor 1α（HNF 1α） 168
HLA 69

Holter心電図 157
HOMA-IR 45
HONK 107

I
insulin promoter factor 1（IPF-1） 168
insulinogenic index（I.I.） 45

J
JDCS 118

K
Kumamoto study 42, 118

L
LA-2抗体 61, 145

M
MAGE 84
Malmo study 21
MODY（naturity onset diabetes of the young） 28, 167
M値 84

N
neuro D 1（neurogenic differentiation factor 1） 168
NNT（number needed to treat） 21

O
OGTT 3

P
PEL（post exersise late onset hypoglycemia） 23
PEPCK（phospho-enolpyruvate carboxykinase） 91

Q
QOL（quality of life） 74, 75

S
4S（Scandinavian Simbastatin survival Study） 43
Schellong test 83
SchlichtlrullのM値 179
sick day 87
sick day rules 88
sick day対策 89
single nucleotide polymorphism 167
slowly progressive IDDM 145
Somogyi effect 84, 112
SPIDDM
　進展予防 147
　治療 147
SU薬 9, 51, 92
　二次無効 55

T
TGF-β 121
TNF-α 4
Tokyo Study 147

U
UKPDS 42, 118

V
VEGF 117

W
Wolfram症候群 30, 162

シミュレイション内科
糖尿病を探る
とうにょうびょう　さぐ

ISBN4-8159-1699-3 C3347

平成16年11月15日　初版発行　　　　　　　　　　　＜検印省略＞

編 著 者 ——— 河 盛 隆 造
発 行 者 ——— 松 浦 三 男
印 刷 所 ——— 株式会社 太 洋 社
発 行 所 ——— 株式会社 永 井 書 店
　　　　　〒553-0003　大阪市福島区福島8丁目21番15号
　　　　　電話大阪(06)6452-1881(代表)/Fax(06)6452-1882
東京店
〒101-0062　東京都千代田区神田駿河台2-10-6
　　　　　御茶ノ水Sビル
　　　　　電話(03)3291-9717/Fax(03)3291-9710

Printed in Japan　　　　　　　　　　　　©KAWAMORI Ryuzo, 2004

・本書の複製権・翻訳権・上映権・譲渡権・公衆送信権（送信可能化権を含む）は
　株式会社永井書店が保有します．
・**JCLS** ＜(株)日本著作出版権管理システム委託出版物＞
　本書の無断複写は著作権法上での例外を除き禁じられています．複写される場合に
　は，その都度事前に (株)日本著作出版権管理システム (電話 03-3817-5670, FAX 03-
　3815-8199)の許諾を得て下さい．